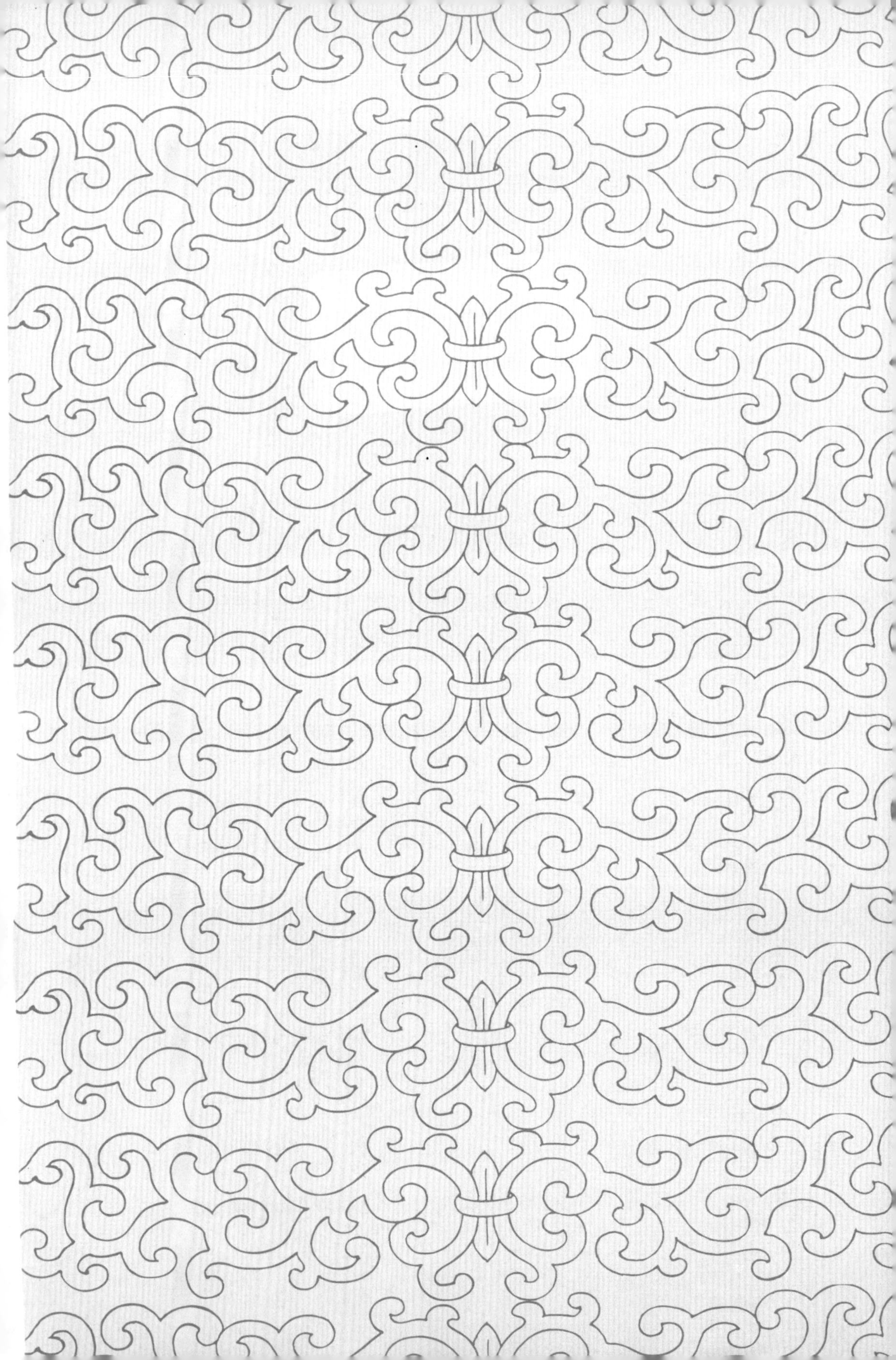

圖書在版編目(CIP)數據

難經/(東周盧國)秦越人撰；邱浩校注. 難經集註/(東周盧國)秦越人撰；(三國吳)呂廣等注；(北宋)王惟一集注；趙懷舟等校注. —北京：學苑出版社，2014.1(2022.7重印)
(醫道傳承/王心遠主編. 醫道準繩)
ISBN 978-7-5077-4154-4

Ⅰ. ①難… Ⅱ. ①邱…②趙… Ⅲ. ①《難經》②《難經》-註釋
Ⅳ. ①R221.9

中國版本圖書館CIP數據核字(2014)第012479號

責任編輯：付國英
出版發行：學苑出版社
社　　址：北京市豐臺區南方莊2號院1號樓
郵政編碼：100079
網　　址：www.book001.com
電子信箱：xueyuanpress@163.com
電　　話：010-67603091(總編室)、010-67601101(銷售部)
印 刷 廠：廊坊市都印印刷有限公司
開本尺寸：787×1092　1/16
印　　張：18.75
字　　數：220千字
版　　次：2014年3月第1版
印　　次：2022年7月第6次印刷
定　　價：88.00圓

醫道傳承叢書

干祖望 名譽總主編

王心遠 總主編

第二輯 醫道準繩

難經

難經集註

〔東周盧國〕秦越人 撰

邱浩 校注

〔東周盧國〕秦越人 撰

〔三國吳〕呂廣等 注

〔北宋〕王惟一 集注

趙懷舟 王小蕓 王象禮 任光榮 校注

學苑出版社

醫道傳承叢書

《醫道傳承叢書》專家顧問委員會（按姓氏筆畫排序）

干祖望　王子瑜　王玉川　孔光一　印會河　朱良春　朱南孫　李今庸　李振華　李　鼎
李濟仁　何　任　余瀛鰲　金世元　周仲瑛　孟景春　胡海牙　馬繼興　馬鬱如　郭子光
唐由之　陸廣莘　陳大啟　陳彤雲　許潤三　張士傑　張志遠　張紹重　張　琪　張舜華
張學文　程莘農　費開揚　賀普仁　路志正　劉士和　劉志明　錢超塵　顏正華　顏德馨

《醫道傳承叢書》編輯委員會

名譽總主編　干祖望
總　主　編　王心遠
副總主編　邱　浩
編　　委　王心遠　付國英　李　雲　李順保　邱　浩　姜　燕　陳居偉
　　　　　陳　輝　趙懷舟　趙　艷

第二輯《醫道准繩》

主　　編　邱　浩
編　　委　李　雲　邱　浩　尚元勝　尚元藕　陳居偉　趙懷舟　蕭紅艷

總目錄

《醫道傳承叢書》序……一
《醫道傳承叢書》前言……三
難經……一
校注説明……三
《難經》目次……一一
《難經》正文……一七
難經集註……五九
校注説明……六一
《難經集註》目次……六七
重刊《難經集註》序（丹波元簡）……七三
重刊《難經集註》序（千田恭）……七七
《集註難經》序（楊玄操）……七九
《集註難經》目録……八一

王翰林集註黄帝八十一難經卷之一……八三
王翰林集註黄帝八十一難經卷之二……一二一
王翰林集註黄帝八十一難經卷之三……一六八
王翰林集註黄帝八十一難經卷之四……二一〇
王翰林集註黄帝八十一難經卷之五……二五六
《醫道傳承叢書》跋……一

《醫道傳承叢書》序

醫之道奚起乎？造物以正氣生人，而不能無夭劄疫癘之患，故復假諸物性之相輔相制者，以爲補救；而寄權於醫，夭可使壽，弱可使強，病可使痊，困可使起，醫實代天生人，參其功而平其憾者也。

夫醫教者，源自伏羲，流於神農，注於黄帝，行於萬世，合於無窮，本乎大道，法乎自然之理。孔安國序《書》曰：伏羲、神農、黄帝之書，謂之三墳，言大道也。前聖有作，後必有繼而述之者，則其教乃得著於世矣。惟張仲景先師，上承農、軒之理，又廣《湯液》爲《傷寒卒病論》十數卷，然後醫方大備，率皆倡明正學，以垂醫統。茲先聖後聖，若合符節。仲師，醫中之聖人也。理不本於《内經》，法未熟乎仲景，縱有偶中，亦非不易矩矱。儒者不能捨至聖之書而求道，醫者豈能外仲師之書以治療。間色亂正，靡音忘倦。醫書充棟汗牛，可以博覽之，以廣見識，知其所長，擇而從之。

醫，大道也！農皇肇起，軒岐繼作，醫聖垂範，薪火不絕。懷志悲憫，不揣鄙陋，集爲是編，百衲成文，聖賢遺訓，吾志在焉！凡人知見，終不能免，途窮思返，斬絶意識，直截皈禪，通身汗下，險矣！險矣！尚敢言哉？

《醫道傳承叢書》編委會

《醫道傳承叢書》前言

《醫道傳承叢書》是學習中醫的教程。中醫學有自身的醫學道統、醫宗心要，數千年授受不絕，有一定的學習方法和次第。初學者若無良師指點，則如盲人摸象，學海無舟。編者遵師所教，總結數代老師心傳，根據前輩提煉出的必讀書目，請教中醫文獻老前輩，選擇最佳版本，聘請專人精心校讎，依學習步驟，次第成輯。叢書以學習傳統中醫的啓蒙讀本爲開端，繼之以必學經典、各家臨證要籍，最終歸於《易經》，引導讀者進入『醫易大道』的高深境界。

叢書編校過程中，得到中醫界老前輩的全面指導。長期以來，編者通過各種方式求教於他們，師徒授受、臨證帶教、授課講座、耳提面命、電話指導。他們對本叢書的編輯、刊印給予了悉心指導，提出了寶貴的修改意見。三十餘位老先生一致認同：『成爲真正的、確有資格的中醫，一定要學好中國傳統文化！首先做人，再言學醫。應以啓蒙讀本如脈訣、藥性、湯頭爲開端，基本功要紮實；經典是根基，繼之以必學的中醫四大經典；各家臨證要籍、醫案等開拓眼界，充實、完善自己師承的醫學理論體系。趁著年輕，基礎醫書、經典醫書背熟了，終生受益！』『始終不可脫離臨床，早臨證、多臨證、勤臨證、反復臨證，不斷總結。中醫的生命力在臨床。』幾位老中醫強調：行有餘力，可深入研讀《易經》、《道德經》等。

百歲高齡的國醫大師干祖望老師談到：要成爲合格的中醫接班人，需具備『三萬』：『讀萬卷書，行萬里路，肉萬人骨。』並且諄諄告誡中醫學子：『首先必讀陳修園的《醫學三字經》。這本一定要讀！一定讀，非讀不可！對！熟記這一本，基礎紮實了，再讀《內經》、《本草》、《傷寒》，可以重點做讀書筆記。經典讀熟了，要讀「溫病」的書，我臨床上使用「溫病」的方子療效更好。』作爲《醫道傳承叢書》名譽總主編，他的理念思路代表了老一代的傳統學醫路徑。

國醫大師鄧鐵濤老先生強調了中醫的繼承就是對中華優秀傳統文化的繼承，中醫學是根植于中華文化、不同於西方現代醫學，臨床上確有療效，獨立自成體系的醫學。仁心仁術，溫故知新，繼承不離本，創新不離宗。

老先生們指出：『夫生者，天地之大德也；醫者，贊天地之生者也。』（《類經圖翼·序》）中醫生生之道的本質就是循生生之理，用生生之術，助生生之氣，達生生之境。還指出：中醫學術博大精深，是爲民造福的寶庫。學好中醫一要有悟性，二要有仁心，三要具備傳統文化的功底。只有深入中醫經典，用中醫自身理論指導臨床，才會有好的中醫療效。只有牢固立足中醫傳統，按照中醫學術自身規律發展，中醫才會有蓬勃的生命力。否則，就會名存實亡。

在此，叢書編委會全體成員向諸位老前輩表示誠摯的謝意。

本叢書在編輯、聘請顧問過程中得到北京中醫藥大學圖書館古籍室邱浩老師鼎力支持、大力協助，在此特致鳴謝！感謝書法家羅衛國先生爲本叢書題簽（先生系國學大師羅振玉曾孫，愛新覺羅·溥儀外孫，大連市文化促進會副會長，大連墨緣堂文化藝術中心負責人）。

古人廣藏書、精校書是爲了苦讀書、得真道。讀醫書的最終目的，在於領悟古人醫學神韻，將之施用於臨床，提高療效，造福蒼生。人命關天，醫書尤其要求文字準確。本套叢書選擇善本精校，豎版、繁體字排印，力求獻給讀者原典範本，圍繞臨證實踐，展示傳統中醫學教程的原貌，以求次第引導學習者迅速趣入中醫學正途。學習中醫者手此一編，必能登堂入室，一探玄奧；已通醫術的朋友，亦可置諸案頭，溫故知新，自然終生受益。限於條件，內容有待逐漸豐富，疏漏之處，歡迎大家批評指正。

學習方法和各輯簡介

良師益友，多方請益。勤求古訓，博采眾方。慎思明辨，取法乎上。學而時習，學以致用。大慈惻隱，濟世救人。（道生堂學規）。

古人學醫的基本形式爲半日侍診，半日讀書。行醫後還要堅持白天臨証，晚間讀書，終生學習。《朱子讀書法》說：『於中撮其樞要，厘爲六條：曰循序漸進，曰熟讀精思，曰虛心涵泳，曰切己體察，曰著緊用力，曰居敬持志。……大抵觀書，先須熟讀，使其言皆若出於吾之口。繼以精思，使其意皆若出於吾之心。然後可以有得爾。』讀書先要誦讀，最好大聲地念，抑揚頓挫地念，能夠吟誦更好。做到眼到、口到、心到，和古人進入心息相通的境界，方可謂讀書入門。叢書大部分採用白文本，不帶註釋，更有利於初學者誦讀原文；特別是四大經典，初學者不宜先看註釋，以防先入爲主。書讀百遍，其義自見。在成誦甚至背熟後，文意不明，才可參看各家註釋，或請教師長。

在讀書教程方面，一般分三個學習階段，即基礎課程、經典課程、臨證各家。

第一輯：醫道門徑

本輯對應基礎課程，初學者若不從基礎入手，則難明古經奧旨。

《醫學三字經》是清代以來公認的醫學正統入門書，其内容深入淺出，純正精粹。

《瀕湖脈學》是傳統脈訣代表，脈學心法完備、扼要。

《藥性賦·藥性歌括》，其中《藥性賦》是傳統本草概説，兼取《藥性歌括》，更適於臨證應用。

《醫方集解》之外，又補充了《長沙方歌括》、《金匱方歌括》、《時方歌括》，歌訣便於背誦記憶。經方法度森嚴，劑量及煎服法都很重要！包含了經方劑量、煎服法的歌括，初學者要注意掌握。

第二輯：醫道準繩

本輯對應經典課程。《黄帝内經》（包括《素問》、《靈樞》）、《神農本草經》、《傷寒論》、《金匱要略》、《難經》，爲中醫必學經典，乃醫道之根本、萬古不易之準繩。

醫道淵深，玄遠難明，故本輯特編附翼：《太素》《甲乙經》《難經集注》《脈經》等，詳爲校注，供進一步研習中醫四大經典之用。

第三輯：醫道圓機

本輯首選清代葉、薛、吴、王溫病四大家著作，以爲圓機活法之代表，尤切當今實用。歷代各家著作，日後將擇期陸續刊印。明末清初大醫尊經崇原，遂有清代溫病學説興起。各家學説、臨證各科均爲經典的靈活運用，在學習了經典之後，才能融會貫通，悟出圓機活法。

第四輯：醫道溯源

本輯對應醫道根源、醫家修身課程。

《易經》乃中華文化之淵藪，『醫易相通，理無二致，可以醫而不知易乎？』（《類經附翼》）

《黃帝內經》夙尚『恬淡虛無，真氣從之；精神內守，病安從來』之旨；《道德經》一本『道法自然』、『清靜爲天下正』之宗，宗旨一貫，爲學醫者修身之書。《漢書・五行志》：『《易》曰：「天垂象，見吉凶，聖人象之；河出圖，雒出書，聖人則之。」劉歆以爲虙羲氏繼天而王，受《河圖》，則而畫之，八卦是也；禹治洪水，賜《雒書》，法而陳之，《洪範》是也。』《尚書・洪範》爲『五行』理論之源頭。

隋代蕭吉《五行大義》集隋以前『五行』理論之大成，是研究『五行』理論必讀之書。

繁體字的意義

傳承醫道的中醫原典，採用繁體字則接近古貌，故更爲準確。

以《黃帝內經・靈樞・九針十二原》爲例：

繁體字版：『知機之道者，不可掛以髮；不知機道，叩之不發。』

簡體字版：『知机之道者，不可挂以发；不知机道，叩之不发。』

《靈樞經》在這裏談到用針守機之重要。邪正之氣各有盛衰之時，其來不可迎，其往不可及。宜補宜瀉，須靜守空中之微，待其良機。當刺之時，如發弩機之速，不可差之毫髮，於邪正往來之際而補瀉之；稍差毫髮則其機頓失。粗工不知機道，敲經按穴，發針失時，補瀉失宜，則血氣盡傷而邪氣不除。簡體字把『髮』、『發』統寫爲『发』字，給理解經文造成了障礙。

繁體字版：『方刺之時，必在懸陽，及與兩衛，神屬勿去，知病存亾。』

簡體字版：『方刺之时，必在悬阳，及与两卫，神属勿去，知病存亡。』

『衛』，《甲乙經·卷五第四》《太素·卷二十一》均作『衡』。『陽』『衡』『亾』皆在段玉裁《六書音韻表》古韻第十部陽韻；作『衛』則於韻不協。『衡』作『眉毛』解，《靈樞·论勇第五十》曰：『勇士者，目深以固，長衡直揚。』『兩衡』即『兩眉』，經文的意思是：『准備針刺之時，一定要仔細觀察患者的鼻子與眉毛附近的神彩；全神貫注不離開，由此可以知道疾病的傳變、愈否。』於醫理爲通；『衡』又作『眉上』解，《戰國策·中山策》鮑彪注：『衡，眉上。』『兩衡』指『兩眉之上』，於醫理亦通。作『兩衛』則於上下文句醫理難明。故『衛』乃『衡』形近鈔誤之字，若刊印爲簡化字『卫』，則難以知曉其當初爲『衡』形近致誤。

《醫道傳承叢書》編委會　壬辰正月

東周盧國·秦越人 撰
邱浩 校注

難經

學苑出版社

校注說明

一、《難經》簡介

《難經》，古稱《八十一難》、《黃帝八十一難經》①、《八十一問》②，傳世諸書多題：『盧國秦越人撰③。』《史記·扁鵲倉公列傳·扁鵲傳》云：『扁鵲者，勃海郡鄭人也。姓秦氏，名越人。』未言及扁鵲具體著述書名。《漢書·藝文志·方技略》著錄：『《扁鵲内經》九卷，《外經》十二卷。』無同名之書。先秦兩漢六經、傳注、史書、諸子、文賦等傳世文獻亦乏更多相關資料。然《難經》問答脉診、經絡、藏府、榮衛、俞穴、疾病、針法内容，頗多古義，其與扁鵲醫學淵源頗深，限於篇幅，此不鋪陳論述，可參凌耀星主編、張燦玾主審之《難經校注·校注後記》（人民衛生出版社一九九一年二月第一版）。

戊子年臘月，北京大學入藏一批抄寫於西漢武帝前後古竹書，其中長二十三釐米左右之短簡均記載有醫方。據報導，載有單方之少數章末簡正面下部，有『秦氏方』、『令遊方』、『翁壹方』等字樣，此當爲傳授醫方之古代名醫稱號，其中『秦氏』或即是戰國名醫秦越人（扁鵲）。壬辰夏、癸巳秋之間，成

① 《黃帝八十一難經》：《太平御覽·卷七百二十一·方術部二·醫一》引《帝王世紀》：『又曰：黃帝有熊氏命雷公岐伯，論經脉傍通，問難八十一爲《難經》。教制九針，著《内外術經》十八卷。』

② 《八十一問》：隋·蕭吉《五行大義》、唐·李善《文選·七發》注、北宋《太平御覽》等書，引用《難經》文字稱其書作《八十一問》。

③ 秦越人撰：《文苑英華·卷七百三十五·雜序一》引唐王勃《黃帝八十一難經》序云：『《黃帝八十一難經》是醫經之秘錄也。昔者，岐伯以授黃帝，黃帝歷九師以授伊尹……醫和歷六師以授秦越人。秦越人始定立章句，歷九師以授華佗。』

都老官山西漢古墓出土一批竹簡，歸類爲九部古醫書、一部醫馬書。除《五色脉診》外，其他八部醫書均無書名，經初步整理暫定名爲《敝昔醫論》、《脉死候》、《六十病方》、《尺簡》、《病源》、《經脉書》、《諸病症候》、《脉數》。據報導，學者考證『敝昔』即爲『扁鵲』之通假字，結合九部醫書内容分析，其中部分醫書極有可能是失傳之古代扁鵲學派醫學典籍。因上述兩批西漢古竹書具體内容截止本文殺青前尚未見公佈，故此其與《難經》、秦越人（扁鵲）相關細節，尚待他日詳考。

後漢張仲景《傷寒雜病論集》開篇：『論曰……撰用《素問》、《九卷》、《八十一難》、《陰陽大論》……』始見書名。魏晉王叔和《脉經》中多有與今《難經》相同文字。西晉皇甫謐《甲乙經》亦引用《八十一難》釋文解經。則最遲後漢、三國之際，此書即於醫界廣泛流行。

《隋書·經籍志·子部·醫方》載：『《黄帝八十一難》二卷。』下小字文曰：『《黄帝衆難經》一卷，呂博望注。亡。』唐高宗之際楊上善注《黄帝内經太素》①數次引用：『呂廣所注《八十一難》本云。』唐初楊玄操演《黄帝八十一難經呂注》序文曰：『吴太醫令呂廣爲之注解。』北宋《太平御覽·卷七百二十四·方術部五·醫四》録有：『《玉匱針經》序曰：呂博……吴赤烏二年爲太醫令，撰《玉匱針經》及注《八十一難經》。』三國東吴·呂廣②爲目前所知《難經》之最早注家。唐開元間張守節《史記正義》注《扁鵲傳》時，大量引用《八十一難》原文及呂廣注、楊玄操演文。《難經》呂注多賴楊氏演繹以傳，原書已佚，呂、楊二家之注及楊氏序文後爲宋《難經十家補注》收録，即保存於今傳《王翰林集注八十一難經》（習稱《難經集注》）之中。據《日本國見在書目録》楊玄操尚有《八十一難音義》一卷，然今已佚失。

---

① 《黄帝内經太素》：其引用《八十一難》之文大致可見《難經》隋唐之際文字面貌。

② 呂廣：隋人避『楊廣』國諱，故稱『呂博』。例：隋·曹憲爲魏·张揖《廣雅》作音釋，其書稱《博雅音》。

《舊唐書・經籍志・丙部子錄・醫術類》載：『《黃帝八十一難經》一卷，秦越人撰。』《新唐書・藝文志・丙部子錄・醫術類》載：『秦越人《黃帝八十一難經》二卷。』《巢氏諸病源候論》、《備急千金要方》、《千金翼方》、《外臺秘要方》、《醫心方》等書中亦散見引用《難經》原文。是《難經》隋唐之際廣爲醫林傳習。

南宋・王應麟《玉海》卷六十三載：『天聖四年十月十二日乙酉，命集賢校理晁宗慤、王舉正校定《黃帝內經素問》、《難經》、《巢氏元方病①源候論》《唐志》五十卷。五年四月乙未，令國子監摹印頒行。』據《崇文總目輯釋》、《郡齋讀書後志》、《直齋書錄解題》、《通志・藝文略》、《宋史・藝文志》、《文獻通考》、《中國醫籍考》、《宋以前醫籍考》、《難經集注》、《難經本義》等書所錄，《難經》注疏之書宋代大致有：嘉祐間丁德用《難經補注》、治平間虞庶《難經注》、元符間楊康侯《難經注解》，以及侯自然《難經疏》、龐安時《難經解義》、宋庭臣《黃帝八十一難經注釋》、王宗正《難經疏義》、高承德《難經疏》、佚名《劉氏難經解》、周與權《難經辨證釋疑》、馮玠《難經注》、謝復古《難經注》、李駉《黃帝八十一難經纂圖句解》（《難經句解》）、《王翰林集注八十一難經》等；金代大致有：紀天錫《難經集注》②、張元素《難經藥注》等；元代大致有：王少卿《難經重玄》、袁坤厚《難經本旨》、謝縉孫《難經說》、陳瑞孫《難經辨疑》、滑壽《難經本義》等。北宋尚有《難經》校訂音釋之作：王九思『校正』、王鼎象『再校正』、王惟一『重校正』、東京道人石友諒『音釋』等。

由此可見，宋金元時期《難經》注釋、校定之書曾大行於世。然完整流傳至今者，僅有《王翰林集

① 病：原文『病』上脫『諸』字。
② 紀天錫《難經集注》：今臺灣故宮博物院善本書庫藏有日本考古齋抄本一冊，不分卷，未詳其實。

注八十一難經》、《黄帝八十一難經纂圖句解》、《難經本義》等。有關《王翰林集注八十一難經》，可參考《醫道準繩・附翼》之趙懷舟先生《難經集註》校注。

明清時代，《難經》圖釋注解、啟幽疏證者燦若群星，大約同時期日本《難經》注疏發凡者亦是名家濟濟，此不展開介紹。

《難經》之確切著者、成書年代、早期面貌、版本流傳、醫學傳承、學術思想、歷代注家等問題，未暇深入考證，僅陳數語如上。

二、校勘版本

值得重視的是，《全國中醫古籍總目》載有明代内府司禮監經廠刻本《醫要集覽》，内有世所罕見之白文①《難經》一冊，于研讀《難經》本文，頗資參考。明末宦官劉若愚《酌中志・卷十八内板经书纪略》載：『《醫要集覽》六本，二百八十頁。』此六本書以『禮樂射御書數』排序，『禮』字一本，合刊有《脉賦》、《王叔和脉訣》、《復真劉三點先生脉訣》；『樂』字一本，刊有《用藥歌訣》；『射』字一本，刊有《藥性賦珍珠囊》；『御』字一本。刊有《傷寒活人指掌提綱》；『書』字一本，刊有《諸病論》；『數』字一本，刊有《難經》白文。明内府司禮監掌管刻書，總體校讎水平尚屬認真。其用紙、選墨、雕版、刷印、裝幀俱佳，開本大氣，極具皇家氣派。《醫要集覽》版式宏闊，行格疏朗，半頁十行，行二十字，字大如錢，雕工精美，上承元代遺風，刻以行楷趙體字，四周雙欄，版心上下大黑口，雙黑魚尾，中嵌書名、頁碼，綿紙白如玉，佳墨黑如漆，書香沁人心脾，讀來悦目爽神。綜觀《醫要集覽》所刻諸書，較之後世版本，其校定刊刻尚屬佳善。其中《難經》白文，不失爲傳世《難經》諸多版本中極具參考價

① 白文：底本無序言，無目録，無注文，僅有《難經》經文。

值者。又因今人傅景華等編《中國科學院圖書館館藏善本醫書·五》將其影印出版（中醫古籍出版社影印本一九九一年六月第一版），參考查看方便，故此次《醫道準繩》點校古代醫經，即選明內府本《難經》做爲校勘底本。

因本次點校爲簡校，故此僅以元代之前成書，且傳刻至今之《王翰林集注八十一難經》、《黄帝八十一難經纂圖句解》、《難經本義》爲對校本，他本《難經》從略。底本、對校本皆有疑問者，參考他校本。他校本選取宋以前有代表性之古書。

底　本：明內府司禮監經廠《醫要集覽》刻本禮樂射御書數之『數』卷《難經》白文

對校本：

（一）《王翰林集注八十一難經》（簡稱《集注》）：日本慶安五年武村市兵衛刻本。參見日本大東文化大學人文科學研究所《研究報告書·二》，日本大東文化大學人文科學研究所影印本，一九九九年三月二十日發行

（二）《黄帝八十一難經纂圖句解》（簡稱《句解》）：明正統《道藏》本。參見民國商務印書館涵芬樓影印本，一九二三至一九二六年第一版

（三）《難經本義》（簡稱《本義》）：《古今醫統正脉全書》四十四種之一，明萬曆二十九年辛丑新安吴勉學校刻本。參見人民衛生出版社排印本，一九六三年十月第一版

他校本：

（一）《黄帝內經靈樞》（簡稱《靈樞》）：明嘉靖間趙康王朱厚煜趙府居敬堂刻本。參見人民衛生出版社影印本，一九五六年三月第一版

（二）《重廣補注黄帝內經素問》（簡稱《素問》）：明嘉靖二十九年庚戌武陵顧從德翻宋刻本。參見

《中華再造善本》國家圖書館影印本，二〇一一年六月第一版

（三）《傷寒論》（簡稱《傷寒》）：明萬曆二十七年己亥海虞趙開美刻、沈琳仝校《仲景全書》第一之翻宋本《傷寒論》。參見中醫古籍出版社影印本，二〇一一年八月第二版

（四）《新編金匱方論》（簡稱《金匱》）：元末後至元六年庚辰樵川鄧珍序刻、明嘉靖修補本。參見《中華再造善本》國家圖書館影印本，二〇〇五年十二月第一版

（五）《脉經》：明嘉靖間佚名氏據南宋嘉定十年丁丑何大任翻刻北宋『紹聖小字監本』刊本之重刻本。參見日本《東洋醫學善本叢書・七》，日本東洋醫學研究會影印本，一九八一年十月十日發行

（六）《黄帝三部針灸甲乙經》（簡稱《甲乙》）：《古今醫統正脉全書》四十四種之一，明萬曆二十九年辛丑新安吴勉學校刻本。參見人民衛生出版社影印本，一九五六年二月第一版

（七）《巢氏諸病源候論》（簡稱《病源》）：南宋紹興坊間據北宋天聖刊本之重刻本。參見日本《東洋醫學善本叢書・六》，日本東洋醫學研究會影印本，一九八一年十月十日發行

（八）《黄帝内經太素》（簡稱《太素》）：民國十三年甲子蘭陵蕭延平校注刻本。參見人民衛生出版社影印本，一九五五年七月第一版

（九）《備急千金要方》（簡稱《千金》）：日本嘉永二年己酉江戸醫學館據北宋刊本影刻本。參見人民衛生出版社影印本，一九五五年五月第一版

（十）《千金翼方》（簡稱《千金翼》）：日本文政十二年己丑江戸醫學館據元大德梅溪書院刊本影刻本。參見人民衛生出版社影印本，一九五五年五月第一版

（十一）《外臺秘要方》（簡稱《外臺》）：南宋紹興間據北宋刊本之重刻本。參見日本《東洋醫學善本叢書・四、五》，日本東洋醫學研究會影印本，一九八一年十月十日發行

（十二）《太平聖惠方》：人民衛生出版社排印本，一九五八年九月第一版

（十三）《聖濟總録》：民國八年己未文瑞樓石印本

（十四）《太醫局諸科程文》：《當歸草堂醫學叢書初編》十種之一，清光緒四年戊寅丁丙丁氏當歸草堂刻本

（十五）《五行大義》：清嘉慶十二年丁卯阮元《宛委別藏》影鈔日本《佚存叢書》本。參見《續修四庫全書・子部・術數類》第一〇六〇册，上海古籍出版社影印本，二〇〇二年三月第一版

（十六）《史記正義》：《二十四史》之《史記》，中華書局排印本，一九五九年九月第一版

（十七）《太平御覽》：民國二十四年商務印書館張元濟據南宋蒲叔獻蜀刊本、配以南宋閩刊本、補以日本文久間喜多氏活字本影印本。參見中華書局據一九三五年商務印書館《四部叢刊三編》上述影印本再縮印本，一九六〇年二月第一版

三、出校原則

（一）底本明顯錯誤，據對校本或他校本改并出注，或出校注説明『當從』。

（二）底本不誤但對校本或他校本爲優，出校注説明某本『義勝』，或某本『似更義長』。

（三）諸本各有優劣、可參考其説者，列舉其文，不作校斷按語。

（四）底本據文義、醫理顯誤，又無他本可參者，根據本校、理校，列其疑誤，或指明當作某、當補某。

（五）底本不誤或底本爲優，一律不出校注。

（六）校異引書，據成書時間先後爲序排列。且先列對校本，後列他校本；先列醫學書，後列其他文籍。

（七）同一注中，引文出處首次出現標明卷、章細節，之後再引，出處同者，僅列書名。

四、字形標點

本次點校採用豎排版式，統一使用中國大陸通行規範繁體字，并以通行新式標點斷句。字形處理如下：

（一）底本原文『脉』字一律作『脉』，徵諸《靈樞》、《素問》、《傷寒》、《金匱》等古醫書均同，今不作更改。

（二）因刻工致誤屬於古代刻板司空見慣者，如：己、已、巳等，徑改作本字，不出注。

（三）個別字體，屬形誤者，詳見隨文校注。

（四）對於異體字、俗寫字、行楷字等統一改作中國大陸規範繁體字，不出注說明。大致如下：

乆（久）　㓜（幼）　𣥂（此）　秊（年）　𤴓（足）　兊（兌）　牀（床）　来（來）　杼（杼）　刺（刺）　柰（奈）　竒（奇）

狀（狀）　徃（往）　尅（剋）　扵（於）　㝎（定）　𡧍（定）　勁（勁）　欬（咳）　後（後）　柔（柔）　莖（莖）　剛（剛）

乗（乘）　候（候）　衂（衄）　殺（殺）　隂（陰）　陷（陷）　能（能）　焉（焉）　處（處）　從（從）　将（將）　叅（參）

葉（葉）　虚（虛）　俻（備）　脾（脾）　溲（溲）　寐（寐）　㡬（幾）　盖（蓋）　與（與）　微（微）　徵（徵）　會（會）

腦（腦）　觧（解）　禀（稟）　経（經）　輙（輒）　輒（輒）　輕（輕）　緊（緊）　裏（裏）　滯（滯）　瘖（瘖）　盡（盡）

榖（穀）　瞋（瞋）　舉（舉）　環（環）　藏（藏）　膽（膽）　歸（歸）　濇（濇）　瀉（瀉）　難（難）　關（關）　譫（譫）

髓（髓）　属（屬）　變（變）等等

由於點校時間較緊，筆者學識有限，所見資料不多，校注不周之處，誠請海內賢達君子不吝賜教爲幸。

癸巳年冬至日　邱浩

《難經》目次①

一難 …… 一七
二難 …… 一七
三難 …… 一八
四難 …… 一八
五難 …… 一九
六難 …… 二〇
七難 …… 二〇
八難 …… 二一
九難 …… 二一
十難 …… 二一
十一難 …… 二三
十二難 …… 二三

①《難經》目次：底本無以下目次，今據正文每難題首語補。

十三難……………………二二
十四難……………………二三
十五難……………………二五
十六難……………………二七
十七難……………………二八
十八難……………………二八
十九難……………………二九
二十難……………………三〇
二十一難…………………三〇
二十二難…………………三〇
二十三難…………………三一
二十四難…………………三二
二十五難…………………三三
二十六難…………………三三
二十七難…………………三四
二十八難…………………三四
二十九難…………………三五
三十難……………………三六

三十一難……三六
三十二難……三六
三十三難……三七
三十四難……三七
三十五難……三八
三十六難……三八
三十七難……三九
三十八難……三九
三十九難……四〇
四十難……四〇
四十一難……四〇
四十二難……四一
四十三難……四二
四十四難……四二
四十五難……四三
四十六難……四三
四十七難……四三
四十八難……四四

四十九難……四四
五十難……四五
五十一難……四六
五十二難……四六
五十三難……四六
五十四難……四七
五十五難……四七
五十六難……四七
五十七難……四九
五十八難……四九
五十九難……五〇
六十難……五〇
六十一難……五一
六十二難……五一
六十三難……五一
六十四難……五一
六十五難……五二
六十六難……五二

六十七難……五三
六十八難……五三
六十九難……五三
七十難……五三
七十一難……五四
七十二難……五四
七十三難……五五
七十四難……五五
七十五難……五五
七十六難……五六
七十七難……五六
七十八難……五六
七十九難……五七
八十難……五七
八十一難……五八

難經

周盧國扁鵲秦越人撰①

一難②

一難曰：十二經中皆有動脉，獨取寸口，以决五臟六腑死生吉凶之法③，何謂也？

然：寸口者，脉之大會④，手太陰之脉動⑤也。人一呼脉行三寸，一吸脉行三寸，呼吸定息，脉行⑥六寸。人一日一夜凡一萬三千五百息，脉行五十度周於身，漏水下百刻，榮衛行陽二十五度，行陰亦二十五度，爲一周也，故五十度復會於手太陰。寸口者⑦，五臟六腑之所終始，故取法⑧於寸口也。

二難

二難曰：脉有尺寸，何謂也？

然：尺寸者，脉之大要會也。從關至尺，是尺內，陰之所治也；從關至魚際，是寸口內，陽之所治

---

① 周盧國扁鵲秦越人撰：底本無。據《本義》補。《集注》、《句解》作：『盧國秦越人撰。』
② 一難：底本無此標題，據每難題首語補，以醒目。下文每難同。
③ 法：《脉經・卷一・第四》作：『候者。』
④ 大會：《集注》虞庶注引、《句解》作：『大要會。』似更義長。
⑤ 脉動：《脉經・卷一・第四》、《千金・卷二十八・第一》作：『動脉。』律以上文，似更義長。
⑥ 脉行：《甲乙・卷一・第九》作：『氣行。』下句同。
⑦ 寸口者：《脉經・卷一・第四》、《千金・卷二十八・第一》作：『太陰者，寸口也。』
⑧ 取法：《集注》、《句解》、《本義》作：『法取。』

也。故分寸爲尺，分尺爲寸。故陰得尺中①一寸，陽得寸內九分，尺寸終始一寸九分，故曰『尺寸』也。

三難

三難曰：脉有太過，有不及，有陰陽相乘，有覆有溢，有關有格，何謂也？

然：關之前者，陽之動也，脉當見九分而浮。過者，法曰大②過；減者，法曰不及。遂上魚爲溢，爲外關內格，此陰乘之脉也。關以後者，陰之動也，脉當見一寸而沉。過者，法曰太過；減者，法曰不及。遂入尺爲覆，爲內關外格，此陽乘之脉也。故曰『覆溢』，是其真臟之脉，人不病而③死也。

四難

四難曰：脉有陰陽之法，何謂也？

然：呼出心與肺，吸入腎與肝，呼吸之間，脾受穀味也，其脉在中。浮者，陽也；沉者，陰也，故曰『陰陽』也。

心肺俱浮，何以別之？

然：浮而大散者，心也；浮而短濇者，肺也。

腎肝俱沉，何以別之？

---

① 尺中：《集注》、《句解》、《本義》作：『尺內。』似更義長。
② 大：通『太』。《集注》、《句解》、《本義》、《脉經·卷一·第四》、《千金翼·卷二十五·第二》作：『太。』當從。
③ 而：《脉經·卷一·第四》、《千金翼·卷二十五·第二》作：『自。』

然：牢而長者，肝也；按之濡①，舉指來實②者，腎也；脾者中州，故其脈在中③。是陰陽之法也。

脈④有一陰一陽，一陰二陽，一陰三陽；有一陽一陰，一陽二陰，一陽三陰。如此之言⑤，寸口有六脈俱動耶？

然：此言者，非有六脈俱動也，謂⑥浮、沉、長、短、滑、濇也。浮者，陽也；滑者，陽也；長者，陽也。沉者，陰也；短者，陰也；濇者，陰也。所謂一陰一陽者，謂脈來沉而滑也；一陰二陽者，謂脈來沉滑而長也；一陰三陽者，謂脈來浮滑而長、時一沉也。所謂一陽一陰者，謂脈來浮而濇也；一陽二陰者，謂脈來長而沉濇也；一陽三陰者，謂脈來沉濇而短、時一浮也。各以其經所在，名病逆順也。

五難

五難曰：脈有輕重，何謂也？

然：初持脈，如三菽之重，與皮毛相得者，肺部⑦也。如六菽之重，與血脈相得者，心部也。如九菽之重，與肌肉相得者，脾部也。如十二菽之重，與筋平者，肝部也。按之至骨，舉指來疾者，腎部也。故曰『輕重』也。

---

① 濡：《脈經・卷一・第九》、《千金・卷二十八・第二》均作：『耎。』
② 實：《太平聖惠方・卷一・診五臟脈輕重法》作：『疾。』本經『五難』亦作：『疾。』
③ 脾者……在中：此九字《千金翼・卷二十五・第二》作：『迟緩而長者脾也。』
④ 脈：《脈經・卷一・第九》作：『經言脈。』
⑤ 如此之言：《脈經・卷一・第九》作：『經言如此者。』
⑥ 謂：《句解》作：『謂脈來。』似更義長。
⑦ 部：《千金翼・卷二十五・第二》作：『脈。』下句同。

六難

六難曰：脉有陰盛陽虛，陽盛陰虛，何謂也？

然：浮之損小，沉之實大，故曰『陰盛陽虛』。沉之損小，浮之實大，故曰『陽盛陰虛』。是陰陽虛實之意也。

七難

七難曰：《經》言：『少陽之①至，乍大乍小②，乍短乍長。陽明之至，浮大而短。太陽之至，洪大而長。太陰之至，緊大③而長。少陰之至，緊細而微。厥陰之至，沉短而敦④。』此六者，是平脉也？將病脉耶？

然：皆王脉也。

其氣以何月？各王幾日？

然：冬至之後，初得甲子少陽王，復得甲子陽明王，復得甲子太陽王，復得甲子太陰王，復得甲子少陰王⑤，復得甲子厥陰王。王各六十日，六六三百六十日，以成一歲。此三陽三陰之王時日大要也。

① 之：《素問·平人氣象論》作：『脉。』下句同。
② 乍大乍小：《素問·平人氣象論》作：『乍數乍疎。』
③ 大：《脉經·卷五·第二》、《素問·平人氣象論》新校正引《扁鵲陰陽脉法》作：『細。』
④ 敦：《脉經·卷五·第二》、《素問·平人氣象論》新校正引《扁鵲陰陽脉法》作：『緊。』
⑤ 太陰王……少陰王：《脉經·卷五·第二》、《素問·平人氣象論》新校正引文《扁鵲陰陽脉法》順序爲：『少陰之脉……七月八月甲子王。太陰之脉……九月十月甲子王。』

八難

八難曰：寸口脉平而死者，何謂也？

然：諸十二經脉者，皆係於生氣之原。所謂生氣之原者，謂①十二經之根本也，謂腎間動氣也。此五臓六腑之本，十二經②之根，呼吸之門，三焦之原，一名守邪之神。故氣者，人之根本也，根絕則莖葉枯矣，寸口脉平而死者，生氣獨絕於內也。

九難

九難曰：何以別知③臓腑之病也？

然：數者，腑也；遲者，臓也。數則爲熱，遲則爲寒④。諸陽爲熱，諸陰爲寒。故以別知臓腑之病也。

十難

十難曰：一脉爲十變者，何謂也？

然：五邪剛柔相逢之意也。假令心脉急甚者，肝邪干心也；心脉微急者，膽邪干小腸也；心脉大甚者，心邪自干心也；心脉微大者，小腸邪自干小腸也；心脉緩甚者，脾邪干心也；心脉微緩者，胃邪干小腸也；心脉濇甚者，肺邪干心也；心脉微濇者，大腸邪干小腸也；心脉沉甚者，腎邪干心也；心脉微沉者，膀胱邪干小腸也。五藏各有剛柔邪，故令一脉輒變爲十也。

① 謂：《脉經·卷四·第一》作：『非謂。』
② 十二經：《集注》、《句解》、《本義》作：『十二經脉。』當從。
③ 何以別知：《脉經·卷一·第八》作：『脉何以知。』
④ 數則爲熱，遲則爲寒：《脉經·卷一·第八》作：『數即有熱，遲即生寒。』

十一難

十一難曰：《經》言『脉不滿五十動而一止，一臟無氣』者，何臟也？

然：人吸者隨陰入，呼者因陽出，今吸不能至腎，至肝而還，故知『一臟無氣』者，腎氣先盡也。

十二難

十二難曰：《經》言：『五臟脉已絕於內，用鍼者反實其外。五臟脉已絕於外，用鍼者反實其內。』內外之絕，何以別之？

然：五臟脉已絕於內者，腎肝脉①絕於內也，而醫反補其心肺。五臟脉已絕於外者，心肺脉②絕於外也，而醫反補其腎肝。陽絕補陰，陰絕補陽，是謂：『實實虛虛，損不足而益有餘。』如此死者，醫殺之耳！

十三難

十三難曰：《經》言：『見其色而不得其脉，反得相勝之脉者，即死；得相生之脉者，病即自已。色之與脉，當參相應。』爲之奈何？

然：五臟有五色，皆見於面，亦當與寸口、尺內相應。假令色青，其脉當弦而急；色赤，其脉浮大而散；色黃，其脉中緩而大；色白，其脉浮濇而短；色黑，其脉沉濡而滑。此所謂『五色之與脉，當參相應』也。

脉數，尺之皮膚亦數。脉急，尺之皮膚亦急。脉緩，尺之皮膚亦緩。脉濇，尺之皮膚亦濇。脉滑，

---

① 脉：《集注》、《句解》、《本義》作：『氣已。』似更義長。

② 脉：《集注》、《句解》、《本義》作：『脉已。』似更義長。

尺之皮膚亦滑。

五臟各有聲色臭味，當與寸口、尺內相應，其不相應者，病也。假令色青，其脉浮濇而短，若大而緩，爲相勝；浮大而散，若小而滑，爲相生也。

《經》言：『知一爲下工，知二爲中工，知三爲上工。上工者十全九，中工者十全八，下工者十全六。』此之謂也。

十四難

十四難曰：脉有損至，何謂也？

然：至之脉，一呼再至曰『平』，三至曰『離經』，四至曰『奪精』，五至曰『死①』，六至曰『命絕』，此謂死②之脉也。何謂損？一呼一至曰『離經』，二呼一至曰『奪精』，三呼一至曰『死』，四呼一至曰『命絕』，此謂損之脉也。至脉從下上，損脉從上下也。

損脉之爲病奈何？

然：一損：損於皮毛，皮聚而毛落。二損：損於血脉，血脉虛少，不能榮於五臟六腑也。三損：損於肌肉，肌肉消瘦，飲食不能爲肌膚。四損：損於筋，筋緩不能自收持。五損：損於骨，骨痿不能起於床。反此者，至於收病也③。從上下者，骨痿不能起於床者，死；從下上者，皮聚而毛落者，死。

然治損之法奈何？

---

① 死：《太平聖惠方·卷一·辨損至脉法》作：『困。』可與下文互參。
② 死：《句解》、《本義》、《脉經·卷四·第五》、《千金翼·卷二十五·第七》作：『至。』當從。
③ 至於收病也：語義未詳，似有脫文。然諸本均同，惟《句解》作：『至脉之病也。』

然：損其肺者，益其氣。損其心者，調其榮衛。損其脾者，調其飲食，適其寒溫。損其肝者，緩其中。損其腎者，益其精①。此治損之法也。

脉有一呼再至，一吸再至；有一呼三至，一吸三至；有一呼四至，一吸四至；有一呼五至，一吸五至；有一呼六至，一吸六至；有一呼一至，一吸一至；有再呼一至，再吸一至；有呼吸再至。脉來如此，何以别知其病也？

然：脉來一呼再至，一吸再至，不大不小曰『平』。一呼三至，一吸三至，爲適得病，前大後小，即頭痛、目眩；前小後大，即胸滿、短氣。一呼四至，一吸四至，病欲甚②，脉洪大者，苦煩滿；脉沉細者，腹中痛；滑者，傷熱；濇者，中霧露。一呼五至，一吸五至，其人當困，沉細夜加，浮大晝加，不大不小，雖困可治；其有小大者，爲難治。一呼六至，一吸③六至，爲死④脉也，沉細夜死，浮大晝死。一呼一至，一吸一至，名曰『損』，人雖能行，猶當⑤著床，所以然者，血氣皆不足故也。再呼一至，再吸一至⑥，名曰『無魂』，無魂者，當死也，人雖能行，名曰『行屍』。

上部有脉，下部無脉，其人當吐，不吐者死；上部無脉，下部有脉，雖困無能爲害⑦。所以然者，

---

① 精：《脉經・卷四・第五》、《千金翼・卷二十五・第七》作：『精氣。』
② 欲甚：《脉經・卷四・第五》作：『適欲甚。』
③ 吸：原作『及』，形近致誤。據《集注》、《句解》、《本義》、《脉經・卷四・第五》改。
④ 死：《脉經・卷四・第五》作：『十死。』
⑤ 猶當：《脉經・卷四・第五》下有小注作：『一作獨未。』
⑥ 再吸一至：《本義》下有：『呼吸再至。』
⑦ 無能爲害：《脉經・卷一・第十三、卷四・第一》均作：『無所苦。』

人之有尺，譬如樹之有根，枝葉雖枯槁①，根本將自生，脉有根本，人有元氣，故知不死。

十五難②

十五難曰：《經》言：『春脉弦，夏脉鈎，秋脉毛，冬脉石。』是王脉耶？將病脉也？

然：弦、鈎、毛、石者，四時之脉也。『春脉弦』者，肝③，東方木也，萬物始生，未有枝葉，故其脉之來，濡弱而長，故曰『弦』。『夏脉鈎』者，心，南方火也，萬物之所茂④，垂枝布葉，皆下曲如鈎，故其脉之來疾去遲，故曰『鈎』。『秋脉毛』者，肺，西方金也，萬物之所終，草木華葉，皆秋而落，其枝獨在，若毫毛也，故其脉之來，輕虛以浮，故曰『毛』。『冬脉石』者，腎，北方水也，萬物之所藏也，極⑤冬之時，水凝如石，故其脉之來，沉濡而滑，故曰『石』。此四時之脉也。如有變奈何？

然：春脉弦，反者爲病。

何謂『反』？

然：其氣來實強，是謂太過，病在外；氣來虛微，是謂不及，病在內。氣來厭厭聶聶，如循榆葉曰『平』；益實而滑，如循長竿曰『病』；急而勁益強，如新張弓弦曰『死』。春脉微弦曰『平』，弦多胃氣

---

① 槁：原作『稿』，形近致誤。據《集注》、《句解》、《本義》改。
② 此難內容，又見於《素問・平人氣象論、玉機真藏論》、《脉經・卷三・第一至五》、《甲乙・卷四・第一上》、《太素・卷十四・四時脉形、真藏脉形》。然上述四種書文字相近甚多，而與本難差異稍大，限於篇幅，此處不做詳校。
③ 肝：《素問・玉機真藏論》新校正引越人云無，且本段以下同句式『心』、『肺』、『腎』均無。
④ 茂：《集注》、《句解》、《素問・玉機真藏論》新校正引越人云作：『盛。』
⑤ 極：《集注》、《句解》、《素問・玉機真藏論》新校正引越人云作：『盛。』

少曰『病』，但弦無胃氣曰『死』，春以胃氣爲本。

夏脉鉤，反者爲病。

何謂反？

然：氣來實強，是謂太過，病在外；氣來虚微，是謂不及，病在内。其脉來累累如環，如循琅玕曰『平』；來而益數，如雞舉足曰『病』；前曲後居，如操帶鉤曰『死』。夏脉微鉤曰『平』，鉤多胃氣少曰『病』，但鉤無胃氣曰『死』，夏以胃氣爲本。

秋脉毛，反者爲病。

何謂反？

然：其氣來實強，是謂太過，病在外；氣來虚微，是謂不及，病在内。其脉來藹藹如車蓋，按之益大曰『平』；不上不下，如循雞羽曰『病』；按之蕭索，如風吹毛曰『死』。秋脉微毛曰『平』，毛多胃氣少曰『病』，但毛無胃氣曰『死』，秋以胃氣爲本。

冬脉石，反者爲病。

何謂反？

然：其氣來實強，是謂太過，病在外；氣來虚微，是謂不及，病在内。脉來上大下兑，濡滑如雀之啄曰『平』；啄啄連屬，其中微曲曰『病』；來如解索，去如彈石曰『死』。冬脉微石曰『平』，石多胃氣少曰『病』，但石無胃氣曰『死』，冬以胃氣爲本。

胃者，水穀之海，主稟，四時[1]皆以胃氣爲本，是謂四時之變，病、死、生之要會也。脾者，中州

[1] 四時：《集注》、《句解》作：『四時故。』

也，其平和不得見，衰乃見耳。來如雀之啄，如水之下漏，是脾之衰見也。

十六難

十六難曰：脉有三部九候，有陰陽，有輕重，有六十日①，一脉變爲四時，離聖久②遠，各自是其法，何以別之？

然：是其病有內外證。

其病爲之奈何？

然：假令得肝脉，其外證：善潔，面青，善怒；其內證：臍左有動氣，按之牢若痛；其病：四肢滿閉，淋③溲，便難，轉筋。有是者肝也，無是者非也。

假令得心脉，其外證：面赤，口乾，喜笑；其內證：臍上有動氣，按之牢若痛；其病：煩心，心痛，掌中熱而啘。有是者心也，無是者非也。

假令得脾脉，其外證：面黃，善噫，善思，善味；其內證：當臍上④有動氣，按之牢若痛；其病：腹脹滿，食不消，體重節痛，怠墮嗜臥，四肢不收。有是者脾也，無是者非也。

假令得肺脉，其外證：面白，善嚏，悲愁不樂，欲哭；其內證：臍右有動氣，按之牢若痛；其病：喘咳，洒淅，寒熱。有是者肺也，無是者非也。

---

① 日：《集注》、《句解》、《本義》作：『首。』當從。《素問・方盛衰論》王冰注：『奇恒勢六十首，今世不傳。』

② 久：原作『乂』，形近致誤。據《集注》、《句解》、《本義》改。

③ 淋：《集注》、《句解》作：『癃。』

④ 臍上：《集注》、《句解》、《本義》作：『臍。』似更義長。

假令得腎脉，其外證：面黑，善恐、欠①；其內證：臍下有動氣，按之牢若痛；其病：逆氣，小②腹急痛，泄如下重，足脛寒而逆。有是者腎也，無是者非也。

十七難

十七難曰：《經》言：『病或有死，或有不治自愈，或連年月③而不已。』其死生存亡，可切脉而知之耶？

然：可盡④知也。診病⑤若閉目，不欲見人者，脉當得肝脉，強⑥急而長；而反得肺脉，浮短而濇者，死也。病若開目而渴，心下牢者，脉當得緊實而數；而反得沉濡⑦而微者，死也。病若吐血，復鼽衄血者，脉當沉細；而反浮大而牢者，死也。病若譫言妄語，身當有熱，脉當洪大；而反手足厥逆，脉⑧沉細而微者，死也。病若大腹而洩者，脉當微細而濇；反⑨緊大而滑者，死也。

十八難

十八難曰：脉有三部，部有四經。手有太陰、陽明，足有太陽、少陰，爲上下部，何謂也？

① 欠：《集注》、《句解》作：『善欠。』義勝。
② 小：《集注》、《句解》作：『少。』
③ 年月：《句解》作：『歲。』
④ 盡：《脉經・卷五・第五》作：『具。』
⑤ 診病：《脉經・卷五・第五》作：『設病者。』義勝。
⑥ 強：《脉經・卷五・第五》作：『弦。』義勝。
⑦ 濡：《本義》作：『濇。』《脉經・卷五・第五》作：『滑。』
⑧ 脉：《脉經・卷五・第五》作：『脉反。』
⑨ 反：《脉經・卷五・第五》作：『反得。』

然：手太陰、陽明，金也，足少陰、太陽，水也，金生水，水流下行而不能上，故在下部也。足厥陰、少陽，木也，生手太陽、少陰火，火炎上行而不能下，故爲上部。手心主、少陽火，生足太陰、陽明土，土主中宫，故在中部也。此皆五行子母更相生養者也。

脉有三部九候，各何所主？

然：三部者，寸、關、尺也；九候者，浮、中、沉也。上部法天，主胸已上至頭之有疾也；中部法人，主膈下至臍之有疾也；下部法地，主臍下至足之有疾也。審而刺之者也。

人病有沉滯、久積聚，可切脉而知之耶？

然：診病在右脇有積氣，得肺脉結，脉結甚則積甚，結微則氣微。

診不得肺脉，而右脇有積氣者，何也？

然：肺脉雖不見，右手脉當沉伏。

其外痼疾同法耶？將異也？

然：結者，脉來去時一止，無常數，名曰『結』也；伏者，脉行筋下也；浮者，脉在肉上行也。左右表裏，法皆如此。假令脉結伏者，内無積聚；脉浮結者，外無痼疾。有積聚，脉不結伏；有痼疾，脉不浮結。爲脉不應病，病不應脉，是爲死病也。

十九難

十九難曰：《經》言：『脉有逆順，男女有恒。』而反者，何謂也？

然：男子生於寅，寅爲木，陽也；女子生於申，申爲金，陰也。故男脉在關上，女脉在關下。是以男子尺脉恒弱，女子尺脉恒盛，是其常也。反者，男得女脉，女得男脉也。

其爲病何如？

然：男得女脉爲不足，病在内。左得之，病在左；右得之，病在右，隨脉言之也。女得男脉爲太過，病在四肢。左得之，病在左；右得之，病在右，隨脉言之。此之謂也。

二十難

二十難曰：《經》言：『脉有伏匿。』伏匿於何臟？而言伏匿耶？

然：謂陰陽更相乘、更相伏也。脉居陰部，而反陽脉見者①，爲②陽乘陰也；脉雖③時沉濇而短，此謂陽中伏陰也。脉居陽部，而反陰脉見者④，爲陰乘陽也；脉雖⑤時浮滑而長，此謂陰中伏陽也。重陽者狂，重陰者癲。脱陽者見鬼，脱陰者目盲。

二十一難

二十一難曰：《經》言：『人形病⑥，脉不病，曰生。脉病，形不病⑦，曰死。』何謂也？

然：人形病，脉不病，非有不病者也，謂息數不應脉數也。此大法。

二十二難

二十二難曰：《經》言：『脉有是動，有所生病。』一脉輒變爲二病者，何也？

---

① 而反陽脉見者：《脉經·卷一·第十一》作：『反見陽脉者。』似更義長。
② 爲：《史記·扁鵲倉公列傳》正義引文下有：『陽入陰中，是。』
③ 脉雖：《千金翼·卷二十五·第二》、《史記·扁鵲倉公列傳》正義引文作：『雖陽脉。』義勝。
④ 而反陰脉見者：《脉經·卷一·第十一》作：『反見陰脉者。』似更義長。
⑤ 脉雖：《千金翼·卷二十五·第二》、《史記·扁鵲倉公列傳》正義引文作：『雖陰脉。』義勝。
⑥ 人形病：《脉經·卷五·第五》作：『人病。』
⑦ 形不病：《集注》虞庶注、《脉經·卷五·第五》引作：『人不病。』

然：《經》言『是動』者，氣也；『所生病』者，血也。邪在氣，氣爲是動；邪在血，血爲所生病。氣主呴之，血主濡之。氣留而不行者，爲氣先病也；血滯①而不濡者，爲血後病也。故先爲是動，後所生②也。

二十三難

二十三難曰：手足三陰三陽脉之度數，可曉以不？

然：手三陽之脉，從手至頭，長五尺，五六合三丈。手三陰之脉，從手至胸中，長三尺五寸，三六一丈八尺，五六三尺，合二丈一尺。足三陽之脉，從足至頭，長八尺，六八四丈八尺也。足三陰之脉，從足至胸，長六尺五寸，六六三丈六尺，五六三尺，合三丈九尺。人兩足蹻脉，從足至目，長七尺五寸，二七一丈四尺，二五一尺，合一丈五尺。督脉、任脉各長四尺五寸，二四八尺，二五一尺，合九尺。凡脉長一十六丈二尺，此所謂經脉長短之數也③。

經脉十二，絡脉十五，何始何窮也？

然：經脉者，行血氣，通陰陽，以榮於身者也。其始從中焦，注手太陰、陽明，陽明注足陽明、太陰，太陰注手少陰、太陽，太陽注足太陽、少陰，少陰注手心主、少陽，少陽注足少陽、厥陰，厥陰復還注手太陰。別絡十五，皆因其原，如環無端，轉相灌溉，朝於寸口、人迎④，以處百病，而決死生也。

《經》云：『明知終始，陰陽定矣。』何謂也？

① 滯：《集注》、《句解》、《本義》作：『壅。』
② 後所生：《集注》作：『後所生病。』當從。
③ 此所……也：《靈樞·脉度》、《甲乙·卷二·第三》、《太素·卷十三·脉度》作：『此氣之大經隧也。』
④ 寸口、人迎：《句解》作：『寸部氣口。』下句同。

然：終始者，脉之紀也。寸口、人迎，陰陽之氣，通於朝使，如環無端，故曰『始』也。終者，三陰三陽之脉絶，絶則死，死各有形，故曰『終』也。

二十四難

二十四難曰：手足三陰三陽氣已絶，何以爲候？可知其吉凶不？

然：足少陰氣絶，則骨枯。少陰者，冬①脉也，伏行而温於②骨髓。故骨髓不温③，即肉不著骨；骨肉不相親，即肉濡而却；肉濡而却，故齒長而枯④，髮無潤澤；無潤澤者，骨先死。戊日篤，己日死。

足太陰氣絶，則脉不營其口唇。口唇者，肌肉之本也。脉不營，則肌肉不滑澤⑤；肌肉不滑澤，則⑥肉滿⑦；肉滿，則唇反；唇反，則肉先死。甲日篤，乙日死。

足厥陰氣絶，則筋縮⑧、引卵與舌卷⑨。厥陰者，肝脉也；肝者，筋之合也；筋者，聚於陰器而絡於舌本。故脉不營，即筋縮急；筋縮急即引卵與舌卷；故舌卷⑩卵縮，此筋先死。庚日篤，辛日死。

手太陰氣絶，則皮毛焦。太陰者，肺也，行氣温於皮毛者也。氣弗營，則皮毛焦；皮毛焦，則津液

---

① 冬：律以上下文例，并據《集注》虞庶注、《太平聖惠方·卷二十六·治骨極諸方》，當作：『腎。』

② 温於：《靈樞·經脉》、《脉經·卷三·第五》、《甲乙·卷二·第一》作：『濡於。』《外臺·卷十六·骨極論》作：『濡滑。』

③ 温：《靈樞·經脉》、《脉經·卷三·第五》、《甲乙·卷二·第一》、《外臺·卷十六·骨極論》作：『濡。』

④ 枯：《靈樞·經脉》、《脉經·卷三·第五》、《甲乙·卷二·第一》、《外臺·卷十六·骨極論》作：『垢。』

⑤ 不滑澤：《靈樞·經脉》作：『軟。』《脉經·卷三·第三》、《甲乙·卷二·第七》、《外臺·卷十六·肉極論》作：『濡。』下句同。

⑥ 則：《靈樞·經脉》下有：『舌萎。』

⑦ 肉滿：《靈樞·經脉》、《脉經·卷三·第三》、《甲乙·卷二·第七》、《外臺·卷十六·肉極論》作：『人中滿。』下句同。

⑧ 縮：《靈樞·經脉》作：『絶。』《甲乙·卷二·第一》作：『弛。』

⑨ 舌卷：《脉經·卷三·第一》、《千金·卷十一·第一》、《外臺·卷十六·筋極論》作：『舌。』下句同。義勝。

⑩ 故舌卷：《靈樞·經脉》、《甲乙·卷二·第一》、《外臺·卷十六·筋極論》作：『故唇青舌卷。』似更義長。

去，津液去，即皮節傷；皮節傷，則皮①枯毛折；毛折者，則毛②先死。丙日篤，丁日死。

手少陰氣絕，則脉不通③，脉不通則血不流，血不流則色澤去④，故面色黑如黧⑤，此血先死。壬日篤，癸日死。

三⑥陰氣俱絕，則目眩⑦轉、目瞑⑧。目瞑者爲失志，失志者則志先死，死即目瞑也⑨。

六陽氣俱絕，則陰與陽相離。陰陽相離即腠理泄⑩，絕汗乃出，大如貫珠，轉出不流，即氣先死。旦占夕死，夕占旦死。

二十五難

二十五難曰：有十二經，五臟六腑十一耳，其一經者，何等經也？

然：一經者，手少陰與心主別脉也。心主與三焦爲表裏，俱有名而無形，故言『經有十二』也。

二十六難

二十六難曰：經有十二，絡有十五，餘三絡者，是何等絡也？

---

① 皮：《靈樞·經脉》、《脉經·卷三·第四》、《甲乙·卷二·第一》、《外臺·卷十六·氣極論》作：『爪。』

② 毛：《脉經·卷三·第四》、《千金·卷十七·第一》、《外臺·卷十六·氣極論》作：『氣。』

③ 脉不通：《脉經·卷三·第二》、《外臺·卷十六·脉極論》下有：『手少陰者，心脉也，心者，脉之合也。』似更義長。

④ 色澤去：《靈樞·經脉》作：『髦色不澤。』《脉經·卷三·第二》、《外臺·卷十六·脉極論》作：『髮色不澤。』

⑤ 黧：《集注》作：『梨。』《靈樞·經脉》、《脉經·卷三·第二》、《外臺·卷十六·脉極論》作：『漆柴。』

⑥ 三：《靈樞·經脉》、《甲乙·卷二·第一》、《千金·卷十九·第四》、《外臺·卷十六·精極論》作：『五。』似更義長。

⑦ 眩：《靈樞·經脉》、《甲乙·卷二·第一》、《千金·卷十九·第四》、《外臺·卷十六·精極論》作：『系。』

⑧ 目瞑：《靈樞·經脉》、《甲乙·卷二·第一》作：『轉則目運。』《千金·卷十九·第四》、《外臺·卷十六·精極論》作：『轉則目睛奪。』

⑨ 爲失志……目瞑也：《靈樞·經脉》、《甲乙·卷二·第一》作：『爲志先死，志先死則遠一日半死矣。』

⑩ 腠理泄：《靈樞·經脉》、《甲乙·卷二·第一》作：『腠理發泄。』

然：有陽絡，有陰絡，有脾之大絡。陽絡者，陽蹻之絡也；陰絡者，陰蹻之絡也。故絡有十五焉。

二十七難

二十七難曰：脉有奇經八脉者，不拘於十二經，何謂也？

然：有陽維，有陰維，有陽蹻，有陰蹻，有衝，有督，有任，有帶之脉，凡此八脉者，皆不拘於十二經，故曰『奇經八脉』也。

經有十二，絡有十五，凡二十七氣，相隨上下，何獨不拘於經也？

然：聖人圖設溝渠，通利水道，以備不然①，天雨降下，溝渠滿溢，當此之時，雱霈妄行，聖人不能復圖也。此絡脉滿溢，諸經不能復拘也。

二十八難

二十八難曰：其奇經八脉者，既不拘於十二經，皆何起何繼②也？

然：督脉者，起於下極之俞，並於脊裏③，上至風府，入於腦④。任脉者，起於中極之下，以上至

---

①然：《脉經·卷二·第四》作：『虞。』義勝。
②繼：《脉經·卷二·第四》作：『繫。』
③脊裏：《脉經·卷二·第四》下有：『循背。』
④入於腦：《集注》、《句解》、《本義》作：『入屬於腦。』《甲乙·卷二·第二》引《難經》作：『入屬於腦，上巔循額至鼻柱，陽脉之海也。』均義勝。《脉經·卷二·第四》作：『衝脉者陰脉之海也，督脉者陽脉之海也。』《太素·卷十·督脉》杨注引《八十一難》作：『爲陽脉之海。』

毛際，循腹裏，上關元，至咽喉①。衝脉者，起於氣衝②，並足陽明③之經，夾臍上行，至胸中而散也④。帶脉者，起於季脇，廻身一周。陽蹻脉者，起於跟中，循外踝上行，入風池。陰蹻脉者，亦起於跟中，循内踝上行，至咽喉⑤，交貫衝脉。陽維、陰維者，維絡于身，溢畜不能環流灌溉諸經者也，故陽維起於諸陽會，陰維起於諸陰交也。比于聖人圖設溝渠，溝渠滿溢，流于深湖，故聖人不能拘通也；而人脉隆盛，入於八脉而不環周，故十二經亦不能拘之。其受邪氣，畜則腫熱，砭射之也。

二十九難

二十九難曰：奇經之爲病何如？

然：陽維維於陽，陰維維於陰，陰陽不能自相維，則悵然失志，溶溶不能自收持⑥。陽維爲病苦寒熱，陰維爲病苦心痛⑦。陰蹻爲病，陽緩而陰急；陽蹻爲病，陰緩而陽急。衝之爲病，逆氣而裏急。督之爲病，脊強而厥。任之爲病，其内苦結，男子爲七疝，女子爲瘕聚。帶之爲病，腹滿⑧，腰溶溶若坐

---

① 起於……至咽喉：《素問・骨空論》、《甲乙・卷二・第二》下有：『上頤循面入目。』義勝。《脉經・卷二・第四》、《太素・卷十・任脉》杨注引呂廣注《八十一難》一作：『起於胞門、子户，夾臍上行至胸中。』《脉經》小注、《太素》杨注引皇甫謐所録與本經同。

② 氣衝：《素問・骨空論》、《太素・卷十・衝脉》杨注引文作：『氣街。』

③ 足陽明：《素問・骨空論》、《甲乙・卷二・第二》作：『少陰。』《甲乙》小注、《太素・卷十・衝脉》杨注引文、《素問》新校正引《難經》作：『陽明。』

④ 起於……而散也：《脉經・卷二・第四》、《太素・卷十・衝脉》杨注引呂廣注《八十一難》一作：『起於關元，循腹裏直上，至咽喉中。』《脉經》小注、《太素》杨注引皇甫謐所録與本經同。

⑤ 至咽喉：《甲乙・卷二・第二》引《難經》作：『入喉嚨。』

⑥ 收持：《甲乙・卷二・第二》下接：『帶之爲病，腰腹縱容如囊水之狀。一云：腹滿腰溶溶，如坐水中狀。』

⑦ 陽維……心痛：此二句《集注》在『腰溶溶若坐水中』之后。

⑧ 腹滿：《脉經・卷二・第四》作：『苦腹滿。』義勝。

水中。此奇經八①脉之爲病也。

三十難

三十難曰：榮氣之行，常與衛氣相隨不？

然：《經》言：『人受氣於穀，穀入於胃，乃傳與五臟六腑②。五臟六腑皆受於氣，其清者爲榮，濁者爲衛。榮行脉中，衛行脉外，營周不息，五十而復大會，陰陽相貫，如環無端。』故知榮衛相隨也。

三十一難

三十一難曰：三焦者何稟？何生③？何始？何終？其治常在何許？可曉以不？

然：三焦者，水穀之道路，氣之所終始也。上焦者，在心下，下膈，在胃上口，主內而不出，其治在膻中，玉堂下一寸六分，直兩乳間陷者是。中焦者，在胃中脘，不上不下，主腐熟水穀，其治在臍傍。下焦者，在臍下，當膀胱上口，主分別清濁，主出而不內，以傳道也，其治在臍下一寸。故名曰『三焦』，其府在氣衝④。

三十二難

三十二難曰：五臟俱等，而心肺獨在膈上者，何也？

---

① 八：原作『入』，形近致誤。據《集注》、《句解》、《本義》改。
② 五臟六腑：《靈樞・營衛生會》作：『肺。』
③ 生：律以上下『文義』，并參考本難下文答詞，當作：『主。』
④ 衝：《集注》作：『街。一本曰衝。』《句解》作：『街。一本云衝。』《本義》作：『街。一本作衝。』

然：心者血，肺者氣①，血爲榮，氣爲衛②，相隨上下，謂之榮衛，通行經絡，營周於外③，故令心肺在膈上也。

三十三難

三十三難曰：肝青象木，肺白象金，肝得水而沉，木得水而浮，肺得水而浮，金得水而沉，其意何也？

然：肝者，非爲純木也，乙角也，庚之柔，大言陰與陽，小言夫與婦，釋其微陽，而吸其微陰之氣，其意樂金，又行陰道多，故令肝得水而沉也。肺者，非爲純金也，辛商④也，丙之柔，大言陰與陽，小言夫與婦，釋其微陰，婚而就火，其意樂火，又行陽道多，故令肺得水而浮也。

肺熟而復沉，肝熟而復浮者，何也？故知辛當歸庚，乙當歸甲也。

三十四難

三十四難曰：五藏各有聲、色、臭、味⑤，皆可曉知以不？

然：《十變》言：『肝色青，其臭臊，其味酸，其聲呼，其液泣。心色赤，其臭焦，其味苦，其聲言，其液汗。脾色黃，其臭香，其味甘，其聲歌，其液涎。肺色白，其臭腥，其味辛，其聲哭，其液

① 心者血，肺者氣：《五行大義·卷三·第四》作：『心主血，肺主氣。』
② 血爲榮，氣爲衛：《五行大義·卷三·第四》作：『血行脉中，氣行脉外。』
③ 外：《句解》作：『身。』
④ 商：原作『商』，形近致誤。據《集注》、《句解》、《本義》改。
⑤ 味：律以上下文義，并參考本經『四十難』，『味』下當有『液』字。下句同。

涕。腎色黑，其臭腐，其味鹹，其聲呻，其液唾。是五藏聲、色、臭、味也。

五藏有七神，各何所藏耶？

然：藏者，人之神氣所舍藏也，故肝藏魂，肺藏魄，心藏神，脾藏意與智，腎藏精與志也。

三十五難

三十五難曰：五臟各有所，腑皆相近，而心肺獨去大腸小腸遠者，何也？

《經》言①：『心榮肺衛，通行陽氣，故居在上；大腸小腸傳陰氣而下，故居在下。』所以相去而遠也。

又諸腑者，皆陽也，清淨之處，今大腸、小腸、胃與膀胱皆受不淨，其意何也？

然：諸腑者爲是，非也。《經》言：『小腸者，受盛之腑也。大腸者，傳瀉行道之腑也。膽者，清淨②之腑也。胃者，水穀之腑也。膀胱者，津液之腑也。』一腑猶無兩名，故知非也。小腸者，心之腑。大腸者，肺之腑。胃者，脾之腑。膽者，肝之腑。膀胱者，腎之腑。小腸謂赤腸，大腸謂白腸，膽者謂青腸，胃者謂黃腸，膀胱者謂黑腸，下焦之所治也。

三十六難

三十六難曰：臟各有一耳，腎獨有兩者，何也？

然：腎兩者，非皆腎也，其左者爲腎，右者爲命門。命門者，諸神、精③之所舍④，原氣之所係也，

① 經言：律以上下文例，并據《本義》，當作：『然經言。』
② 清淨：《靈樞·本輸》、《甲乙·卷一·第一》、《太素·卷十一·本輸》作：『中精。』
③ 諸神精：本經《三十九難》作『謂精神』。
④ 舍：《五行大義·卷三·第四》作：『會。』

故男子以藏精，女子以繫胞。故知腎有一也。

三十七難

三十七難曰：五臟之氣，於何發起？通於何許？可曉以不？

然：五臟者，當上關於九竅也。故肺氣通於鼻，鼻和則知香臭矣；肝氣通於目，目和則知黑白矣；脾氣通於口，口和則知穀味矣；心氣通於舌，舌和則知五味矣；腎氣通於耳，耳和則知五音矣；三焦之氣通於喉，喉和則聲鳴矣。五臟不和，則九竅不通；六腑不和，則留結爲癰。

邪在六腑，則陽脉不和，陽脉不和，則氣留之，氣留之，則陽脉盛矣。邪在五臟，則陰脉不和，陰脉不和，則血留之，血留之，則陰脉盛矣。陰氣太盛，則陽氣不得相營也，故曰『格①』。陽氣太盛，則陰氣不得相營也，故曰『關②』。陰陽俱盛，不得相營也，故曰『關格』，關格者，不得盡其命而死矣。

《經》言『氣獨行於五臟，不營於六腑』者，何也？

然：夫氣之行，如水之流，不得息也。故陰脉營於五臟，陽脉營於六腑，陰陽相貫，如環無端，莫知其紀，終而復始，而不覆溢。人氣內溫於臟腑，外濡於腠理。

三十八難

三十八難曰：臟唯有五，腑獨有六者，何也？

然：所以腑有六者，謂三焦也。有原氣之別③焉，主持諸氣，有名而無形，其經屬手少陽。此外腑

---

① 格：據《靈樞·脉度》、《靈樞·終始》、《靈樞·禁服》、《素問·六節藏象論》等，并律以上下文義，當作：『關。』

② 關：據《靈樞·脉度》、《靈樞·終始》、《靈樞·禁服》、《素問·六節藏象論》等，并律以上下文義，當作：『格。』

③ 原氣之別：本經『六十六難』作：『原氣之別使。』

也，故言『腑有六』焉。

三十九難

三十九難曰：《經》言『腑有五，臟有六』者，何也？

然：六腑者，正有五腑也。五臟①亦有六臟②者，謂腎有兩臟也，其左爲腎，右爲命門。命門者，謂精、神③之所舍也，男子以藏精，女子以繫胞，其氣與腎通。故言『臟有六』也。

腑有五者，何也？

然：五臟各一腑，三焦亦是一腑，然不屬於五臟，故言『腑有五』焉。

四十難

四十難曰：《經》言：『肝主色，心主臭，脾主味，肺主聲，腎主液。』鼻者，肺之候，而反知香臭；耳者，腎之候，而反聞聲，其意何也？

然：肺者，西方金也，金生於巳，巳者，南方火，火者心，心主臭，故令鼻知香臭。腎者，北方水也，水生於申，申者，西方金，金者肺，肺主聲，故令耳聞聲。

四十一難

四十一難曰：肝獨有兩葉，以何應也？

然：肝者，東方木也，木者春也，萬物始生，其尚幼小，意無所親，去太陰尚近，離太陽不遠，猶

① 五臟：《集注》、《句解》作：『然五臟。』似更義長。
② 六臟：《太素·卷十一·本輸》楊注引《八十一難》作：『六。』
③ 謂精神：本經《三十六難》作『諸神精』。

有兩心，故令有兩葉，亦應木葉也。

四十二難

四十二難曰：人腸胃長短，受水穀多少，各幾何？

然：胃大一尺五寸，徑五寸，長二尺六寸，橫屈受水穀三斗五升，其中常留穀二斗，水一斗五升。小腸大二寸半，徑八分分之少半，長三丈二尺①，受穀二斗四升，水六升三合合之大半。迴腸大四寸，徑一寸半②，長二丈一尺，受穀一斗，水七升半。廣腸大八寸，徑二寸半③，長二尺八寸，受穀九升三合八分合之一。故腸胃凡長五丈八尺四寸④，合受水穀八斗七升六合八分合之一⑤。此腸胃長短，受水穀之數也。

肝重四斤四兩，左三葉，右四葉，凡七葉，主藏魂。心重十二兩，中有七孔三毛，盛精汁三合，主藏神。脾重二斤三兩，扁廣三寸，長五寸，有散膏半斤，主裹血，溫五臟，主藏意。肺重三斤三兩，六葉兩耳，凡八葉，主藏魄。腎有兩枚，重一斤二兩⑥，主藏志。

膽在肝之短葉間⑦，重三兩三銖，盛精汁三合。胃重二斤十四兩⑧，紆曲屈伸，長二尺六寸，大一尺

---

① 三丈二尺：《千金·卷十四·第一》新校正引《難經》作：『二丈二尺。』下句同。
② 一寸半：《靈樞·平人絕穀》、《甲乙·卷二·第七》作：『一寸寸之少半。』《千金·卷十八·第一》新校正引《難經》作：『一寸之少半。』律以直徑周長比，當從。
③ 二寸半：《靈樞·平人絕穀》、《甲乙·卷二·第七》作：『二寸寸之大半。』律以直徑周長比，當從。
④ 五丈八尺四寸：《集注》楊曰引文、《甲乙·卷二·第七》作：『六丈四寸四分。』
⑤ 八斗……之一：《靈樞·平人絕穀》、《甲乙·卷二·第七》作：『九斗二升一合合之大半。』合計胃腸所受水谷，當從。
⑥ 二兩：《集注》、《句解》、《本義》作：『一兩。』
⑦ 短葉間：《素問·痿論》王注引《八十一難經》、《千金·卷十二·第一》作：『短葉間下。』
⑧ 十四兩：《集注》作：『二兩。』《句解》作：『一兩。』

五寸，徑五寸，盛穀二斗，水一斗五升。小腸重二斤十四兩，長三丈二尺，廣二寸半，徑八分分之少半，左迴疊積十六曲，盛穀二斗四升，水六升三合合之大半。大腸重二斤①十二兩，長二丈一尺②，廣四寸，徑一寸半③，當臍右迴疊積十六曲，盛穀一斗，水七升半。膀胱重九兩二銖，縱廣九寸，盛溺九升九合。口廣二寸半，脣至齒長九分，齒以後至會厭深三寸半，大容五合。舌重十兩，長七寸，廣二寸半。咽門重十兩④，廣二寸半，至胃長一尺六寸。喉嚨重十二兩，廣二寸，長一尺二寸，九節。肛門重十二兩，大八寸，徑二寸大半，長二尺八寸，受穀九升三合八分合之一。

四十三難

四十三難曰：人不食飲，七日而死者，何也？

然：人胃中常存留穀二斗，水一斗五升。故平人日再至圊，一行二升半，日中⑤五升；七日，五七三斗五升，而水穀盡矣。故平人不食飲七日而死者，水穀津液俱盡，則死矣。

四十四難

四十四難曰：七衝門何在？

然：脣爲飛門，齒爲戶門，會厭爲吸門，胃爲賁門，太倉下口爲幽門，大腸小腸會爲闌門，下極爲

---

① 二斤：《史記·扁鵲倉公列傳》正義引文作：「三斤。」
② 一尺：《史記·扁鵲倉公列傳》正義引文作：「二尺。」
③ 一寸半：《靈樞·平人絕穀》、《甲乙·卷二·第七》作：「一寸寸之少半。」《千金》新校正引《難經》作：「一寸之少半。」律以直徑周長比，當從。
④ 十兩：《本義》作：「十二兩。」
⑤ 日中：《靈樞·平人絕穀》、《甲乙·卷二·第七》、《太素·卷十三·腸度》作：「一日中。」當從。

魄門，故曰『七衝門』也。

四十五難

四十五難曰：《經》言『八會』者，何也？

然：腑會太倉，臟會季脇，筋會陽陵泉，髓會絕骨，血會膈俞，骨會大杼，脉會太淵，氣會三焦——外一筋直兩乳內也①。熱病在內者，取其會之氣穴也。

四十六難

四十六難曰：老人臥而不寐，少壯寐而不寤者，何也？

然：《經》言：『少壯者，血氣盛，肌肉滑，氣道通，榮衛之行不失於常，故晝日精，夜不寤也。老人者，血氣衰，肌肉不滑，榮衛之道濇②，故晝日不能精，夜不得寐也。』故知老人不得寐也。

四十七難

四十七難曰：人面獨能耐③寒者，何也？

然：人頭者，諸陽④之會也。諸陰脉皆齊頸，至胸中而還⑤。獨諸陽脉上行⑥至頭耳，故令面耐

---

① 外一……內也：律以上下文義，并參考本經『三十一難』，當爲古注竄入正文，應作小字。又：外一……氣穴也：《史記・扁鵲倉公列傳》正義引文作：『此謂八會也。』

② 濇：《靈樞・營衛生會》下有：『五藏之氣相搏，其營氣衰少而衛氣內伐。』當從。

③ 耐：《太平御覽・卷三百六十五・人事部六・面》引文無。義勝。因『能』通『耐』，疑『耐』爲古人沾注。

④ 諸陽：《太平御覽・卷三百六十五・人事部六・面》引文作：『諸陽脉。』義勝。

⑤ 頸……而還：《太平御覽・卷三百六十五・人事部六・面》引文作：『頸項，不還上。』

⑥ 上行：《集注》、《句解》、《本義》作：『皆上。』似更義長。

寒也①。

四十八難

四十八難曰：人有三虛三實，何謂也？

然：有脉之虛實，有病之虛實，有診之虛實也。脉之虛實者，濡者②爲虛，緊③牢者爲實。病之虛實者，出者爲虛，入者爲實；言者爲虛，不言者爲實；緩者爲虛，急者爲實。診之虛實者，濡者爲虛，牢者爲實；癢者爲虛，痛者爲實；外痛內快，爲外實內虛；內痛外快，爲內實外虛。故曰『虛實』也。

四十九難

四十九難曰：有正經自病，有五邪所傷，何以別之？然④：憂愁思慮則傷心，形寒飲冷則傷肺，恚怒氣逆上而不下則傷肝，飲食勞倦則傷脾，久坐濕地、強力入水則傷腎。是正經自病也。

何謂五邪？然：有中風，有傷暑，有飲食勞倦，有傷寒，有中濕，此之謂五邪。

假令心病，何以知中風得之？然：其色當赤。

何以言之？肝主色，自入爲青，入心爲赤，入脾爲黃，入肺爲白，入腎爲黑。肝爲心邪，故知當赤色。其病身熱，脇下滿痛；其脉浮大而弦。

何以知傷暑得之？然：當惡臭。

何以言之？心主臭，自入爲焦臭，入脾爲香臭，入肝爲臊臭，入腎爲腐臭，入肺爲腥臭。故知心病

---

① 耐寒也：《太平御覽·卷三百六十五·人事部六·面》引文作：『能寒耳。』義勝。

② 濡者：《脉經·卷一·第十》作：『脉來耎者。』

③ 緊：《脉經·卷一·第十》無此字。

④ 然：《集注》、《句解》作：『然經言。』義勝。

傷暑，得之當惡臭。其病身熱而煩，心痛；其脉浮大而散。

何以知飲食勞倦得之？然：當喜苦味也。虛爲不欲食，實爲欲食。何以言之？脾主味，入肝爲酸，入心爲苦，入肺爲辛，入腎爲鹹，自入爲甘。故知脾邪入心，爲喜苦味也。其病身熱而體重，嗜臥，四肢不收；其脉浮大而緩。

何以知傷寒得之？然：當譫言妄語也。何以言之？肺主聲，入肝爲呼，入心爲言，入脾爲歌，入腎爲呻，自入爲哭。故知肺邪入心，爲譫言妄語也。其病身熱，洒洒惡寒，甚則喘咳；其脉浮大而濇。

何以知中濕得之？然：當喜汗出不可止也。何以言之？腎主液，入肝爲泣，入心爲汗，入脾爲涎，入肺爲涕，自入爲唾。故知腎邪入心，爲汗出不可止也。其病身熱，小腹痛，足脛寒而逆；其脉沉濡而大。

此五邪之法也。

五十難

五十難曰：病有虛邪，有實邪，有賊邪，有微邪，有正邪，何以別之？

然①：從後來者爲虛邪，從前來者爲實邪，從所不勝來者爲賊邪，從所勝來者爲微邪，自病②者爲正邪。何以言之？假令心病，中風得之爲虛邪，傷暑得之爲正邪，飲食勞倦得之爲實邪，傷寒得之爲微邪，中濕得之爲賊邪。

① 然：《脉經・卷一・第十三》下有『脉』字。
② 病：《脉經・卷一・第十三》下有小注作：『一作得。』

五十一難

五十一難曰：病有欲得溫者，有欲得寒者，有欲得見人者，有不欲見人者，而各不同，病在何臟腑也？

然：病欲得寒，而欲見人者，病在腑也。病欲得溫，而不欲見人者，病在臟也。何以言之？腑者，陽也，陽病欲得寒，又欲見人。臟者，陰也，陰病欲得溫，又欲閉戶獨處，惡聞人聲。故以別知臟腑之病也。

五十二難

五十二難曰：腑臟發病，根本等不？

然：不等也。

其不等奈何？

然：臟病者，止而不移，其病不離其處。腑病者，彷彿賁響，上下行流，居處無常。故以此知臟腑根本不同也。

五十三難

五十三難曰：《經》言：『七傳者死，間臟者生。』何謂也？

然：七傳者，傳其所勝也；間臟者，傳其子也。何以言之？假令心病傳肺，肺傳肝，肝傳脾，脾傳腎，腎傳心，一臟不再傷，故言『七傳者死』也。間臟者，傳其所生也，假令心病傳脾，脾傳肺，肺傳腎，腎傳肝，肝傳心，是子母①相傳，周②而復始，如環無端，故言生也。

五十四難

五十四難曰：臟病難治，腑病易治，何謂也？

然：臟病所以難治者，傳其所勝也。腑病易治者，傳其子也。與七傳、間臟同法也。

五十五難

五十五難曰：病有積有聚，何以別之？

然：積者，陰氣也；聚者，陽氣也，故陰沉而伏，陽浮而動。氣之所積名曰『積』，氣之所聚名曰『聚』。故積者，五臟所生；聚者，六腑所成也。積者，陰氣也，其始發有常處，其痛不離其部，上下有所終始，左右有所窮處。聚者，陽氣也，其始發無根本，上下無所留止，其痛無常處，謂之聚。故以是別知『積聚』也。

五十六難

五十六難曰：五臟之積，各有名乎？以何月何日得之？

然：肝之積名曰『肥氣』，在左脇下，如覆杯，有頭足③；久④不愈，令人發咳逆、瘖瘧，連歲⑤不已。以季夏戊己日得之。

① 子母：《集注》、《句解》作：『母子。』義勝。
② 周：《集注》、《句解》、《本義》作：『竟。』
③ 足：《脉經・卷六・第一》、《甲乙・卷八・第二》、《千金・卷十一・第一》下有：『如龜鱉狀。』當從。
④ 久：《脉經・卷六・第一》、《甲乙・卷八・第二》、《千金・卷十一・第一》作：『久久。』下句同。似更義長。
⑤ 歲：《脉經・卷六・第一》、《甲乙・卷八・第二》、《病源・卷十九・積聚候》、《千金・卷十一・第一》作：『歲月。』似更義長。

何以言之？肺病傳肝，肝當傳脾，脾以季夏適王，王者不受邪，肝復欲還肺，肺不肯受，故留結爲積。故知肥氣以季夏戊己日得之。

心之積名曰『伏梁』，起臍上，大如臂，上至心下；久不愈，令人病煩心①。以秋庚辛日得之。何以言之？腎病傳心，心當傳肺，肺以秋適王，王者不受邪，心復欲還腎，腎不肯受，故留結爲積。故知伏梁以秋庚辛日得之。

脾之積名曰『痞氣』，在胃脘，覆大如盤；久不愈，令人四肢不收，發黃疸，飲食不爲肌膚。以冬壬癸日得之。何以言之？肝病傳脾，脾當傳腎，腎以冬適王，王者不受邪，脾復欲還肝，肝不肯受，故留結爲積。故知痞氣以冬壬癸日得之。

肺之積名曰『息賁』，在右脇下，覆大如杯；久不愈，令人洒淅寒熱②，喘咳③，發肺壅。以春甲乙日得之。何以言之？心病傳肺，肺當傳肝，肝以春適王，王者不受邪，肺復欲還心，心不肯受，故留結爲積。故知息賁以春甲乙日得之。

腎之積名曰『賁豚』，發於少腹，上至心下，若豚狀，或上或下④無時；久不愈，令人喘逆，骨痿，少氣。以夏丙丁日得之。

---

① 煩心：《脉經·卷六·第三》、《甲乙·卷八·第二》、《千金·卷十二·第一》下有：『心痛。』當從。
② 洒淅寒熱：《甲乙·卷八·第二》作：『洒洒惡寒。』
③ 喘咳：《脉經·卷六·第七》、《甲乙·卷八·第二》、《千金·卷十七·第一》作：『氣逆喘咳。』義勝。
④ 狀，或上或下：《脉經·卷六·第九》、《病源·卷十九·積聚候》、《千金·卷十七·第一》作：『奔走之狀，上下。』義勝。

何以言之？脾病傳腎，腎當傳心，心以夏適王，王者不受邪，腎復欲還脾，脾不肯受，故留結爲積。故知賁豚以夏丙丁日得之。

此是五積之要法也。

五十七難

五十七難曰：泄凡有幾？然皆有名不？

然：泄凡有五，其名不同：有胃泄，有脾泄，有大腸泄，有小腸泄，有大瘕泄，名曰後重。胃泄者，飲食不化，色黃。脾泄者，腹脹滿，泄注，食即嘔、吐逆。大腸泄者，食已窘迫，大便色白，腸鳴切痛。小腸泄者，溲而便膿血，少腹痛。大瘕泄者，裏急後重，數至圊而不能便，莖中痛。此五泄之要法也。

五十八難

五十八難曰：傷寒有幾？其脉有變不？

然：傷寒有五，有中風，有傷寒，有濕溫，有熱病，有溫病，其所苦各不同。中風之脉，陽浮而滑，陰濡而弱。濕溫之脉，陽濡①而弱，陰小而急。傷寒之脉，陰陽俱盛而緊濇。熱病之脉，陰陽俱浮，浮之而滑，沉之散濇。溫病之脉，行在諸經，不知何經之動也，各隨其經所在而取之。

傷寒有汗出而愈，下之而死者；有汗出而死，下之而愈者，何也？

① 濡：《本義》作：「浮。」

然：陽虛陰盛，汗出而愈，下之即①死。陽盛陰虛，汗之而死，下之即②愈。

寒熱之病，候之如何也？

然：皮寒熱者，皮不可近③席，毛髮焦，鼻藁④，不得汗。肌寒熱者，皮膚痛，唇舌藁，無汗。骨寒熱者，病無所安，汗注不休，齒本藁痛。

五十九難

五十九難曰：狂癲之病，何以別之？

然：狂疾之始發，少臥而不饑，自高賢也，自辯智也，自貴倨⑤也，妄笑，好歌樂，妄行不休是也。癲疾始發，意不樂，直視僵仆，其脉三部陰陽俱盛是也。

六十難

六十難曰：頭心之病，有厥痛，有真痛，何謂也？

然：手三陽之脉受風寒，伏留而不去⑥者，則名厥頭痛。入連在腦者，名真頭痛。其五臟氣相干，名厥心痛。其痛甚，但在心，手足青⑦者，即名真心痛。其真心痛者，旦發夕死，夕發旦死。

---

① 即：《句解》作：「而。」
② 即：《集注》、《句解》作：「而。」
③ 近：《靈樞・寒熱病》、《甲乙・卷八・第一上》、《太素・卷二十六・寒熱雜説》作：「附。」
④ 槁：《靈樞・寒熱病》、《甲乙・卷八・第一上》、《太素・卷二十六・寒熱雜説》作：「槁臘。」
⑤ 貴倨：《本義》作：「倨貴。」《靈樞・癲狂》、《甲乙・卷十一・第二》、《太素・卷三十・驚狂》作：「尊貴。」
⑥ 去：《句解》作：「行。」
⑦ 青：《脉經・卷六・第三》、《千金・卷十三・第一》作：「清至節。」當從。

六十一難

六十一難曰：《經》言：『望而知之謂之神，聞而知之謂之聖，問而知之謂之功[①]，切脉而知之謂之巧。』何謂也？

然：望而知之者，望見其五色，以知其病。聞而知之者，聞其五音，以别其病。問而知之者，問其所欲五味，以知其病所起所在也。切脉而知之者，診其寸口，視其虚實，以知其病在[②]何臟腑也。《經》言：『以外知之曰聖，以内知之曰神。』此之謂也。

六十二難

六十二難曰：臟井滎有五，腑獨有六者，何謂也？

然：腑者，陽也。三焦行於諸陽，故置一腧名曰『原』。所以腑有六者，亦與三焦共一氣也。

六十三難

六十三難曰：《十變》言『五臟六腑滎合，皆以井爲始』者，何也？

然：井者，東方春也，萬物之始生，諸蚑行喘息，蜎飛蠕動，當生之物，莫不以春生，故歲數始於春，月[③]數始於甲，故以井爲始也。

六十四難

六十四難曰：《十變》又言：『陰井木，陽井金；陰滎火，陽滎水；陰腧土，陽腧木；陰經金，陽經

---

① 功：《集注》、《句解》、《本義》作：『工。』似更義長。
② 病在：《集注》、《句解》、《本義》作：『病，病在。』
③ 月：《集注》、《本義》作：『日。』義勝。

火，陰合水，陽合土。』陰陽皆不同，其意何也？

然：是剛柔之事也。陰井乙木，陽井庚金。陽井庚者①，乙之剛也；陰井乙者②，庚之柔也。乙爲木，故言『陰井木』也；庚爲金，故言『陽井金』也。餘皆倣此。

六十五難

六十五難曰：《經》言：『所出爲井，所入爲合。』其法奈何？

然：所出爲井，井者，東方春也，萬物始生，故言『所出爲井』③。所入爲合，合者，北方冬也，陽氣入④藏，故言『所入爲合』也。

六十六難

六十六難曰：《經》言：『肺之原出於太淵，心之原出於太陵，肝之原出於太衝，脾之原出於太白，腎之原出於太谿，少陰之原出於兌骨，膽之原出於丘墟，胃之原出於衝陽，三焦之原出於陽池，膀胱之原出於京骨，大腸之原出於合谷，小腸之原出於腕骨。』十二經皆以腧爲原者，何也？

然：五臟腧者，三焦之所⑤行，氣之所留止也。

三焦所行之腧爲原者，何也？

然：臍下腎間動氣者，人之生命也，十二經之根本也，故名曰『原』。三焦者，原氣之別使也，主

① 陽井庚者：《集注》、《句解》、《本義》作：『陽井庚，庚者。』義勝。
② 陰井乙者：《集注》、《句解》、《本義》作：『陰井乙，乙者。』義勝。
③ 井：《集注》、《句解》、《本義》作：『井也。』律以上下文例，當從。
④ 入：《句解》作：『伏。』
⑤ 之所：《太素·卷十一·本輸》楊注引《八十一難》無。

通行三氣，經歷於五臟六腑。原者，三焦之尊號也，故所止輒爲原。五臟六腑之有病者，皆取其原也。

六十七難

六十七難曰：五臟募皆在陰，而腧皆在陽者，何謂也？

然：陰病行陽，陽病行陰，故令募在陰，腧在陽也。

六十八難

六十八難曰：五臟六腑各有井、滎、腧、經、合，皆何所主？

然：《經》言：『所出爲井，所流①爲滎，所注爲腧，所行爲經，所入爲合。』井主心下滿，滎主身熱，腧主體重節痛，經主喘咳寒熱，合主逆氣而泄，此五臟六腑其井滎腧經合所主病也。

六十九難

六十九難曰：《經》言：『虛者補之，實者瀉之。不虛不實②，以經取之。』何謂也？

然：虛者補其母，實者瀉其子，當先補之，然後瀉之。『不實③不虛，以經取之』者，是正經自④病，不中他邪也，當自取其經，故言『以經取之』。

七十難

七十難曰：《經》言：『春夏刺淺，秋冬刺深。』何謂也？

---

① 流：《靈樞·九針十二原》、《甲乙·卷三·第二十四》作：『溜。』明鈔本《甲乙》作：『留。』
② 不虛不實：《集注》作：『不實不虛。』
③ 實：《太素·卷八·經脉連環》楊注引《八十一難》作：『盛。』
④ 自：《集注》、《句解》、《本義》作：『自生。』似更義長。

然：春夏者，陽氣在上，人氣亦在上，故當淺取之。秋冬者，陽氣在下，人氣亦在下，故當深取之。

『春夏各①致一陰，秋冬各致一陽』者，何謂也？

然：春夏溫，必致一陰者，初下鍼，沉之至腎肝之部，得氣，引而持之，陰也。秋冬寒，必致一陽者，初內鍼，淺而浮之，至心肺之部，得氣，推而內之，陽也。是謂『春夏必致一陰，秋冬必致一陽』也。

七十一難

七十一難曰：《經》言：『刺榮無傷衛，刺衛無傷榮。』何謂也？

然：鍼陽者，臥鍼而刺之；刺②陰者，先以左手攝按所鍼榮腧之處，氣③散乃內鍼。是謂『刺榮無傷衛，刺衛無傷榮』也。

七十二難

七十二難曰：《經》言：『能知迎隨之氣，可令調之。調氣之方，必在陰陽④。』何謂也？

然：所謂『迎隨』者，知榮衛之流行，經脉之往來也。隨其逆順而取之，故曰『迎隨』。『調氣之方，必在陰陽』者，知其內外表裏，隨其陰陽而調之，故曰『調氣之方，必在乎⑤陰陽。』

---

① 各：《集注》丁曰作：『必。』
② 刺：《聖濟總錄・卷一百九十一・經脉統論》引文作：『鍼。』
③ 氣：《太平圣惠方・卷九十九・鍼經序》作：『候氣。』似更義長。
④ 迎隨……陰陽：《靈樞・終始》《甲乙・卷五・第五》、《太素・卷十四・人迎脉口診》作：『知迎知隨，氣可令和，和氣之方，必通陰陽。』
⑤ 必在乎：《集注》、《句解》、《本義》作：『必在。』義勝。

七十三難

七十三難曰：諸井者，肌肉淺薄，氣少，不足使也，刺之奈何？

然：諸井者，木也，滎者，火也，火者木之子，當刺井者，以滎瀉之。故《經》言：『補者不可以爲瀉，瀉者不可以爲補。』此之謂也。

七十四難

七十四難曰：《經》言『春刺井，夏刺滎，季夏刺腧，秋刺經，冬刺合』①者，何也②？

然：『春刺井』者，邪在肝。『夏刺滎』者，邪在心。『季夏刺腧』者，邪在脾。『秋刺經』者，邪在肺。『冬刺合』者，邪在腎。

其肝心脾肺腎，而繫於春夏秋冬者，何也？

然：五藏一病，輒有五也。假令肝病，色青者肝也，臊臭③者肝也，喜酸者肝也，喜呼者肝也，喜泣者肝也。其病衆多，不可盡言也。四時有數，而並繫於春夏秋冬者也。鍼之要妙，在於秋毫者也。

七十五難

七十五難曰：《經》言：『東方實，西方虛，瀉南方，補北方。』何謂也？

然：金木水火土，當更相平。東方木也，西方金也，木欲實，金當平之；火欲實，水當平之；土欲實，木當平之；金欲實，火當平之；水欲實，土當平之。東方者，肝也，則知肝實；西方者，肺也，則

---

① 春……合：《靈樞·順氣一日分爲四時》、《甲乙·卷一·第二》、《太素·卷十一·本輸》作：『藏主冬，冬刺井；色主春，春刺滎；時主夏，夏刺輸，音主長夏，長夏刺經；味主秋，秋刺合。』

② 何也：《集注》、《句解》、《本義》作：『何謂也。』律以上下文例，當從。

③ 臊臭：《太醫局諸科程文·卷六·大義第三道》作：『臭臊。』似更義長。

知肺虚①。瀉南方火，補北方水，南方火，火者，木之子也；北方水，水者，木之母也。水②勝火，子能令母實，母能令子虚，故瀉火補水，欲令金③不得平木也。經曰：『不能治其虚，何問其餘。』此之謂也。

七十六難

七十六難曰：何謂補瀉？當補之時，何所取氣？當瀉之時，何所置氣？

然：當補之時，從衛取氣；當瀉之時，從榮置氣。其陽氣不足，陰氣有餘，當先補其陽，而後瀉其陰。陰氣不足，陽氣有餘，當先補其陰，而後瀉其陽。榮衛通行，此其要也。

七十七難

七十七難曰：《經》言：『上工治未病，中工治已病。』何謂也？

然：所謂『治未病』者，見肝之病，則知肝當傳之與脾，故先實其脾氣，無令得受肝之邪也，故曰『治未病』焉。『中工治已病』者，見肝之病，不曉相傳，但一心治肝，故曰『治已病』也。

七十八難

七十八難曰：鍼有補瀉，何謂也？

然：補瀉之法，非必呼吸出内鍼也。然知爲鍼者，信其左；不知爲鍼者，信其右。當刺之時，必先以左手厭按所鍼滎腧之處，彈而努之，爪而下之，其氣之來，如動脉之狀，順鍼而刺之。得氣，推而内

① 則知……肺虚：《太素·卷八·經脉連環》楊注引《八十一難》作：『肝實則知肺虚。』
② 水：《太素·卷八·經脉連環》楊注引《八十一難》作：『水以。』
③ 金：《太素·卷八·經脉連環》楊注引《八十一難》作：『金去。』

之，是謂補；動而伸之，是謂瀉。不得氣，乃與男外女內。不得氣，是謂十死不治①。

七十九難

七十九難曰：《經》言：『迎而奪之，安得無虛？隨而濟之，安得無實②？虛之與實，若得若失。實之與虛，若有若無③。』何謂也？

然：『迎而奪之』者，瀉其子也；『隨而濟之』者，補其母也。假令心病，瀉乎心主腧，是謂『迎而奪之』者也；補乎④心主井，是謂『隨而濟之』者也。所謂『實之與虛』者，濡牢⑤之意也，氣來實牢者爲得，濡虛者爲失，故曰『若得若失』也。

八十難

八十難曰：《經》言『有見如入，有見如出』者，何謂也？

然：所謂『有見如入⑥』者，謂左手見氣來至乃內鍼；鍼入，見氣盡乃出鍼。是謂『有見如入，有見如出』也。

---

① 十死不治：《集注》、《本義》作：『十死不治也。』《句解》作：『十死一生也。』

② 迎……實：明刊本《靈樞·九鍼十二原》、《甲乙·卷五·第四》、《太素·卷廿一·九鍼要道》作：『迎而奪之，惡得無虛？追而濟之，惡得無實？』

③ 虛……無：《靈樞·九鍼十二原》作：『言實與虛，若有若無；察後與先，若存若亡；爲虛與實，若得若失。』《甲乙·卷五·第四》、《太素·卷廿一·九鍼要道》大同，個別語序、虛詞稍異。

④ 瀉乎……補乎……：《集注》、《句解》、《本義》作：『瀉手……補手……。』當從。

⑤ 濡牢：《集注》、《句解》、《本義》作：『牢濡。』當從。

⑥ 有見如入：《本義》滑壽云：『所謂「有見如入」下當欠「有見如出」四字。』其下當補『有見如出』。

八十一難

八十一難曰：《經》言：『無實實虛虛①，損不足而益有餘。』是寸口脉邪？將病自有虛實也？其損益奈何？

然：是病非謂寸口脉也，謂病自有虛實也。假令肝實而肺虛，肝者木也，肺者金也，金木當更相平，當知金平木。假令肺實，故知②肝虛、微少氣，用鍼不補其肝，而反重實其肺，故曰：『實實虛虛，損不足而益有餘。』此者，中工之所害也。

① 無實實虛虛：《素問·鍼解》王冰注引《鍼經》、《太素·卷廿一·九鍼要道》作：『無實實，無虛虛。』《句解》、《金匱要略·臟腑經絡先後病脉證第一》作：『實實虛虛。』

② 故知：《集注》、《本義》作『而』。

東周盧國・秦越人 撰
三國吳・呂廣等 注
北宋・王惟一 集注
趙懷舟 王小藝
王象禮 任光榮 校注

難經集註

學苑出版社

校注說明

《難經》是中醫四大經典之一，它與《內經》有著密切的學術關聯，也有其獨創之處，如獨取寸口、三焦元氣、七衝八會、左腎右命、奇經八脈、俞穴分類、針刺補瀉等均給人留下深刻的映象。《難經集注》中包含了三國吳・呂廣、唐・楊玄操、北宋・丁德用、虞庶、楊康侯等五家《難經》注文。

明初呂復《難經附說》自序中提到：『《難經》十三卷，乃秦越人祖述《黃帝內經》設爲問答，以示學者。所引「經言」多非《靈》、《素》本文。蓋古有其書，而今亡之耳。隋時有呂博望注本不傳。宋・王惟一集五家之說，而醇疵或相亂，惟虞氏粗爲可觀。』（轉引自元・戴良《九靈山房集・滄洲翁傳》）此後雖亦偶有學者重復『宋・王惟一集五家之說』云云，但當是轉引呂復成說，不一定親自看過原書了。因此，《難經集注》大約在明朝初中期就亡佚不傳了，然而東鄰日本仍有其抄本及刻本若干流傳。

需要特別指出的是《難經集注》雖然成書于宋代，但宋、元書目未見著錄，因此松岡尚則等學者指出《難經集注》的書名或者得自日本慶安年間，彼時以『集注』命名的著書頗多，諸如：《五經集注》、《四書集注大全》、《小學集注大全》、《山谷詩集注》、《杜工部七言律分類集注》、《楚辭集注》、《白鹿洞學規集注》、《詩經集注》、《易經集注》、《春秋集注》、《書經集注》等等。

經過中日學者的共同努力，此書於清・嘉慶年間回傳中國。阮元（一七六四～一八四九）最早主持重刻了宛委別藏本《難經集注》，他在《四庫未收書提要・〈難經集注〉五卷》中說：『周・秦越人撰。越人即扁鵲，事蹟具《史記》本傳……《難經》雖不見於《漢・藝文志》而隋、唐《志》已著錄。凡八十一章，編次爲十三類，理趣深遠，非易了然。九思因集吳・呂廣、唐・楊元操、宋・丁德用、虞庶、楊康侯各家之説，匯爲一書，以便觀者……是編日本人用活字板擺印呂、楊各注，今皆未見傳本，亦籍此以存矣。』

時至今日，《難經集注》版本漸多。中日學者對於《難經集注》一書的研究也已比較深入。日本方面其書的早期刻本如慶安本、濯纓堂本《難經集注》均已影印出版，篠原孝市、宮川浩也、松岡尚則等人也有高水準文章的發表。中國方面不但有宛委別藏本、守山閣叢書本、四部叢刊本、四部備要本的刊刻、影印，也有學者致力於本書的專題研究，取得了一定的成就。然而正如劉姝同志撰文指出的那樣『從當前《集注》的研究狀況來看，尚未有全面系統、深入細緻的研究，尤其是對諸家注文及早期古本《難經》的研究。』本書的出版是這方面工作的一個初步嘗試。

希望通過較爲細致的點校出版，達成如下幾個目的。首先，進一步了解此書的形成過程和學術特點。《難經集注》的早期形態是《難經十家補注》，日本的丹波元胤《中國醫籍考》説：『所謂十家，并越人言之，曰盧醫秦越人撰，吳太醫令呂廣注，濟陽丁德用補注，前歙州歙縣尉楊玄操演，巨宋陵陽草萊虞庶再演，青神楊康侯續演，琴臺王九思校正，通仙王鼎象再校正，東京道人石友諒音釋，翰林醫官朝散大夫殿中省尚藥奉御騎都尉賜紫金魚袋王惟一重校正，建安李元立鋟木于家塾。』

然而從《難經十家補注》到今天所見的《難經集注》中間一定有一個發展、變化和定型的過程。最明顯之處就是上述十家的署名皆在，但里貫、職銜皆刪。此外，從校勘材料中提供的素材也可以體會到諸多條文和注釋的分合、刪并乃至修改、潤色的具體情況之存在。對于古籍經典的學習，原文的口誦心維固然重要，注釋的餐采百家也必不可少。任應秋先生曾經説過：『《難經集注》是保存宋以前舊注的唯一注本。我們學習《難經》，似不能不首先備具這樣一個集存漢唐宋的五家注本。』

那么，對于《難經集注》進行校勘的第二個目的就是要熟悉各家思想，爭取通過對各家解釋的對比思考，做到對原文主旨思想的準確把握。不同醫家對于《難經》注釋的角度和思路均不盡相同，除了有觀點的相互繼承、不斷發展而外，還會有辨駁討論，甚至是互相抵牾之處。中醫學術衆手裁成，這些思想交鋒、智慧碰撞之處的異同，正是啟迪思路的難得素材。借助注家的推闡、發揮，有可能拓展我們對于《難經》本身理解的深度和廣度。

清代錢熙祚《難經集注·跋》中説：『惟明王九思等《集注》備錄諸説，不下一語，深得古人撰述之體。今去明季僅二百載，而諸家之注亡佚殆盡，獨此書以流入日本，佚而復存，若有神物呵護，今爲校正刊入叢書，是書存而呂、楊、丁、虞五家之注具存，於以考其異同，而究其得失，亦醫家所當盡心者也。』

據考證錢熙祚（守山閣叢書本）將王九思訂爲明朝人是錯誤的，這個錯誤大概是沿襲了此前林衡（日本佚存叢書本）、阮元（宛委別藏本）的誤解而來。《難經集注》中的王九思與史称『前七子』的明弘治九年（一四九六）进士王九思（一四六八～一五五一）恰巧同名而已。據何愛華氏考證所謂『琴臺王九思』系唐玄宗時人，此系一家之言，可供參考。

錢氏所言前人『備錄諸説，不下一語』或許是對的，但是在合五家之説爲一體的過程中有所取舍是必然的。沒有對比諸本異同，盡量挖掘線索的校勘工作，想完整體會各家校注風貌是有一定困難的。通過上述過程，考镜源流，輔助理解經文本旨，從而對臨床使用提供有效指導是最終目的。

對於《難經集注》全書的點校，是筆者承擔的山西省中醫藥研究院二〇一一年度院級課題——「《難經呂楊注》輯校」（課題編號：201103）中的一個組成部分。欲對《難經呂楊注》進行輯錄，即需對《難經集注》有全面的瞭解，這幾乎是目前唯一可行的辦法了。因爲《難經集注》是唯一一部較爲完整地收錄了呂廣、楊玄操舊注的著作。本次粗略的校注也是課題組全體成員共同合作的成果。

《難經集注》版本較多。本次點校以日本文化元年（一八〇四）刊濯纓堂本（選用日本內經醫學會一九九七年五月一日影印，二〇〇二年七月一日初版第四刷）爲底本；以日本享和三年（一八〇三）刊佚存叢書本（選用人民衛生出版社一九五六年三月影印，一九五七年六月第一版第二次印刷）爲主校本。

之所以選擇濯纓堂本爲底本，而非出版更早一年的佚存叢書爲底本，有如下幾個原因：首先需要指出的是，這兩個本子都不是目前可以得見的《難經集注》的祖本——慶安本。筆者得見慶安本相對較晚，由於時間關系已無力全面回改重頭來做了，這項工作只得留待將來。其次，濯纓堂本經過了一定程度的校勘，文字準確度更高，我們在該本有關條文的末尾處多能見到『《本義》云云』的話，例皆日本醫家千田恭氏利用元・滑壽《難經本義》所做的相關校勘，且該本書前有丹波元簡一序，學術意義重大。林衡氏非專於醫，他在活字擺印佚存叢書本《難經集注》時，雖也請教過丹波元簡，卻未對其書有所勘校考訂，且將這部宋時醫著誤認作明朝同名的王九思集錄。阮元（一七六四——一八四九）的《宛委別藏》較早將佚存本《難經集注》介紹回中國，佚存叢書本自嘉慶年間回流國內後產生巨大影響，此後中國大陸的宛委別藏本、守山閣叢書本、四部叢刊本、四部備要本皆直接或間接由此本派衍而出。十分遺憾的是筆者並未見過佚存叢書本的原帙，所見者系人民衛生出版社的影印本，但不除外這個本子中個別細節經過了後期的技術處理，有一定程度的失真之處。斯亦以之爲主校本而非底本的原因之一。

本次校勘的參校本是守山閣叢書本，道光二十年庚子（一八四〇）錢熙祚氏作跋的守山閣叢書本《難經集注》素以校勘精善而著稱。據筆者所見，此後中華書局四部備要鉛印本、商務印書館一九五五年鉛排本，用的均是守山閣叢書本。該本的中多數校勘注解，確有獨得之善，因此選作本次校勘的參校本。在工作過程中也酌參一九九七年八月遼寧科學技術出版社出版的魯兆麟主校的本子。

它校本主要有：《黄帝内經素問》、《靈樞經》、《黄帝三部針灸甲乙經》、《脈經》、《脈訣》、《諸病源候論》、《黄帝内經太素》、《史記正義》、《千金要方》、《千金翼方》、《外臺秘要》、《難經本義》、《黄帝八十一難經纂圖句解》、《雲笈七籤》等等。

爲盡可能保持原書風貌，本次點校謹作如下處理：

一、全書使用繁體字，對於書中混雜使用的部分異體字，酌情保留，不出校記。

二、爲了大致體現《難經》的流傳情況，盡量對可以查證的《難經》條文的早期引用加以探尋，並在各難的首條校勘語中予以指出。

三、全書以對校、本校爲主，參校、理校爲輔。

四、對於底本中脱漏和錯誤之處予以補正，並出注説明。

本次《難經集注》的點校工作，除了做到保證原文準確而外，校者在盡量達成上面提到的溫習其形成過程、了解其變化情況、掌握其學理結構等三個目的方面下了一點工夫。當然達成上述目的手段不是直接成文討論上述三個專題，而是通過潤物無聲的細節校勘提供方方面面的線索，啟迪思維，促人思考。希望這些努力，對讀者有所幫助。書中的缺點和錯誤在所难免，請讀者諸君提出寶貴的意見和建議。

在《難經集注》校勘的過程中得到北京中醫藥大學錢超塵、梁永宣、邱浩、蕭紅艷等人的大力支持和幫助，在此表示誠摯的謝意。

筆者工作多年，然而面對《難經呂楊注》輯校的院級課題，仍然感覺千頭萬緒，難以應對。且本院院級課題，又有著嚴格的時間限制，愈到工作後期愈感壓力倍增。幸運的是筆者繼往與學苑出版社有著良好的合作關系，所以能夠緊湊安排相關書著的出版事宜。雖然也盡量認真地核對清樣書稿，但總覺時間倉卒，其中一定會有不足甚至錯誤之處，肯請讀者諸君不吝指教。

山西省中醫藥研究院基礎所　趙懷舟

二〇一三年元月五日

《難經集註》目次①

重刊《難經集註》序（丹波元簡）……七三
重刊《難經集註》序（千田恭）……七七
《集註難經》序（楊玄操）……七九
《集註難經》目錄……八一
王翰林集註黄帝八十一難經卷之一……八三
經脈診候第一凡二十四首……八三
一難……八三
二難……九一
三難……九九
四難……一〇四
五難……一〇八

① 難經集註目次：該目次爲此次校勘時新加。日本内經醫學會一九九七年五月一日初版（二〇〇二年七月一日四印）《難經集註》（濯纓堂本）影印件，亦爲本書另制一目次，僅標出各難對應影印本位置，並無篇卷之分。今據實際情況，略作充實，以方便讀者使用。

六難……一〇九
七難……一一〇
八難……一一二
九難……一一四
十難……一一五
十一難……一一八
十二難……一一九
王翰林集註黃帝八十一難經卷之二……一二一
十三難……一二一
十四難……一二四
十五難……一三六
十六難……一四四
十七難……一五二
十八難……一五四
十九難……一六三
王翰林集註黃帝八十一難經卷之三……一六七
二十難……一六七
二十一難……一六九
二十二難……一七〇

二十三難……一七二
二十四難……一七七
經絡大數第二凡二首……一八二
二十五難……一八二
二十六難……一八三
奇經八脈第三凡三首……一八四
二十七難……一八四
二十八難……一八五
二十九難……一八九
榮衛三焦第四凡二首……一九三
三十難……一九三
三十一難……一九四
藏府配像第五凡六首……一九七
三十二難……一九七
三十三難……一九七
三十四難……一九九
三十五難……二〇三
三十六難……二〇四
三十七難……二〇四

藏府度數第六凡十首 …… 二〇六
三十八難 …… 二〇六
三十九難 …… 二〇六
王翰林集註黃帝八十一難經卷之四 …… 二〇九
四十難 …… 二〇九
四十一難 …… 二一〇
四十二難 …… 二一一
四十三難 …… 二一八
四十四難 …… 二一九
四十五難 …… 二二〇
四十六難 …… 二二二
四十七難 …… 二二三
虛實邪正第七凡五首 …… 二二三
四十八難 …… 二二三
四十九難 …… 二二五
五十難 …… 二三四
五十一難 …… 二三七
五十二難 …… 二三七

藏府傳病第八凡二首……一三八
五十三難……一三八
五十四難……一三九
藏府積聚第九凡二首……一四〇
五十五難……一四〇
五十六難……一四〇
五泄傷寒第十凡四首……一四四
五十七難……一四四
五十八難……一四六
五十九難……一四九
六十難……一四九
神聖工巧第十一凡一首……一五一
六十一難……一五一
藏府井俞第十二凡七首……一五二
六十二難……一五二
六十三難……一五三
王翰林集註黃帝八十一難經卷之五……一五五
六十四難……一五五
六十五難……一五六

六十六難……二五六
六十七難……二六七
六十八難……二六八
用鍼補瀉第十三凡十三首……二七〇
六十九難……二七〇
七十難……二七〇
七十一難……二七二
七十二難……二七二
七十三難……二七四
七十四難……二七四
七十五難……二七五
七十六難……二七七
七十七難……二七八
七十八難……二七八
七十九難……二八〇
八十難……二八〇
八十一難……二八一

重刊《難經集註》序

蓋我醫之爲學，李、朱出而古義晦，猶儒家①宋說興而漢學廢矣，乃如《難經》一書，及滑氏註行而諸家說皆廢焉。况慶②安中所刻王翰林《集註》已毀于火，世罕傳之。醫官崇山千田君子敬嘅③舊籍之日逸，更爲校訂，捐俸付梓問序于簡，簡嘉其存古之盛心，不量蕪陋，略疏其源委而序焉。

按《王翰林集註黄帝八十一難經》五卷，《宋・藝文志》、晁公武《讀書志》、趙希弁《後志》、陳振孫《書錄解題》及滑氏《彙攷》之類，並不著錄。惟明・葉盛《菉竹堂書目》載《難經集註》一卷，未知王氏所集否。金・紀天錫④亦撰《難經集註》五卷，見《續文獻・經籍考》⑤，俱卷數不合，可疑也。今此書每卷首題曰：呂廣、丁德用、楊玄操、虞庶、楊康⑥侯註解。王九思、王鼎象、石友諒、王惟一

①家：底本「家」字缺末筆。下同。

②慶：底本「慶」字缺末筆。

③嘅：同「慨」，感慨，嘆息。

④紀天錫：紀氏《金史》有傳。《金史・列傳第六十九・方伎》卷一百三十一曰：「紀天錫字齊卿，泰安人。早棄進士業，學醫，精於其技，遂以醫名世。集註《難經》五卷，大定十五年上其書，授醫學博士。」

⑤續文獻經籍考：指王圻（一五三〇～一六一五）所著之《續文獻通考》，其書成於萬曆十四年（一五八六），共二百五十四卷。其書卷一百七十九「醫家」中著錄有「難經集註五卷。金紀天錫著，天錫字齊卿，泰安人。」

⑥康：底本「康」字缺末筆。下同。

校正，附音釋，所謂王翰林者，未詳何人。宋仁宗時，王惟一爲翰林醫官朝散大夫殿中省尚藥奉御騎都尉。天聖五年，奉勅編修《銅人腧穴鍼灸圖經》，王翰林即是惟一。已而攷趙希弁《志》①，丁德用註，成于嘉祐末；虞庶註，黎泰辰治平間爲之序，並在天聖之後。由此觀之，惟一歷仕仁宗②、英宗兩朝。修《銅人》之後，經三十餘年，而校正此書也。又呂廣、楊玄操、丁德用、虞庶註，簿錄載其目，諸家亦多援引者，特至楊康侯，未有所攷，而註中稱『楊曰』而辨駁丁氏之説者兩條，明是康侯註矣，餘皆與玄操混。今不可辨也。王九思、王鼎象、石友諒，雖他書無所見，其與惟一同爲北宋人無疑焉。舊刻慶安板，雖未見祖本，題曰王翰林則非惟一之舊也。然審其様式髣髴，存宋槧之遺，不出元明人手者，亦無復疑焉。皇侃《論語義疏》，載晉蔡謨論《論語》云：物有大而不普小而兼通者，譬如巨鏡百尋，所照必偏，明珠一寸，鑒包六合。而東坡跋《楞伽經》則云：如醫之有《難經》，句句皆理，字字皆法，後世達者神而明之。如槃走珠，如珠走槃，無不可者。是皆喻其該圓通機活之妙理也。然則《八十一難》，猶儒家有《論語》歟。是書視之於滑氏之融會數説，以折衷之，則雖醇疵殽混似不全美。然吳・呂廣以下五家説，得籍以傳者，猶皇氏《義疏》，視之朱子之論辨精核，旨義貫通，則雖循文敷衍，稍爲冗贅。然十三家之遺説，託而不泯于今歟。要之醫經之有註，當以此爲最古，豈其可廢乎？而《宋

① 趙希弁志：指南宋・趙希弁附志的晁公武《郡齋讀書誌》，書中有『《丁德用注難經》五卷。右皇朝丁德用注。以楊玄操所演甚失大義，因改正之。經文隱奧者，繪爲圖。德用，濟陽人，嘉祐末其書始成。《虞庶注難經》五卷。右皇朝虞庶注。庶，仁壽人，寓居漢嘉。少爲儒，已而棄其業，習醫術，爲此書，以補呂、楊所未盡。黎泰辰治平間爲之序。』的記載，與元簡序所言相合。

② 宗：底本『宗』字缺末筆。下同。

志》以降，不見其目，如近代乾隆《四庫全書》稱闡幽舉墜，盡加甄錄，而獨采滑氏《本義》而不及是書。乃恐或彼土佚已久矣。而我邦經數百年，而全然存焉者，誠醫家之大幸也。因思《論語皇疏》，彼土失傳，天明中，吳商汪鵬寓于崎嶴，偶得而還。乾隆戊申，歙鮑氏再刻，以收其叢書中。今子敬之有此舉，異日儻依海舶之便而傳彼土，則雖謂之有功於國華亦可也。

文化紀元中秋日

東都醫官督醫學事丹波元簡廉夫撰

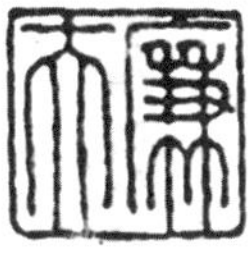

重刊《難經集註》序

秦越人《難經》二卷，原《靈樞》、《素問》而弘暢其義，經脈診候，至用針補瀉，答問條目，凡八十一首。皆摭拾精粹，發揮幽賾，洵爲百世醫流之寶典矣。雖然其言微，其旨深，後世學者，或難領其義，吳太醫令呂廣肇作之注解，大義雖頗通，未能無掛漏焉。至唐楊玄操，新建類例，分爲十三篇，又補呂注闕，詳暢其義，其有功於斯經，不可勝言。及至趙宋，有丁德用、虞庶、楊康侯，又各據所見，以爲之說。其言皆爲一家之準的矣。雖然凡作釋義者，互立異同，遞正謬誤，掊擊前輩，務演己說，是以意見各出，不嫌矛盾，如寸關尺之位，長短部分之度，彼此抵牾，難爲依據，徒多後世之惑，而學者苦於取標準焉。翰林醫官王維一，博索旁引，考求源委，與奪呂廣以下，丁、虞、二楊之是非。辨别真僞，爲之集註，於是其旨闡，其義毖，而判然惑解，的然可據，實可謂醫學之津梁矣。然及滑氏《本義》出，家習戶誦，以爲金科玉條，是以王氏《集註》遂隱而不著。至其甚則並其名而不知也。我丹波君廉夫，恒深憂之，余亦每嘅古書之湮沒，頃得王氏《集註》而研究之。啟發蓄疑者，殊爲弗尠，乃知斯書之裨益後學不淺淺也。因謀諸廉夫，而襄之梓，方今國家體涵煦之仁，敷覆幬之政，愍斯民之疾苦，憂夫醫之鹵莽，大建醫學，以教育醫門之子弟，蓋欲使秀士英才出乎其間，而躋含靈於壽域也。仁政嘉惠之洽於民生者，其亦至矣。余以辱廁於教諭之末，不揣固陋，親考訂以授剞氏，庶幾斯書之長傳而不再滅也。蓋亦贊仁政萬一於下之寸悃而已矣。

文化紀元甲子仲秋日

內醫藥材所辨驗藥材兼醫學教諭崇山千田恭撰

《集註難經》序[①]

《黄帝八十一難經》者，斯乃勃海秦越人所作也[②]。越人受[③]桑君之秘術，遂洞明醫道，至能徹視藏府，刳腸剔心[④]。以其與軒轅時扁鵲相類，乃[⑤]號之爲扁鵲。又家於盧國，因命之曰盧醫。世或以盧扁爲二人者，斯實謬矣。按黄帝有[⑥]《内經》二帙，帙各九卷，而其義幽賾，殆難窮覽[⑦]。越人乃採摘英華，抄撮精要，二部經内，凡八十一章，勒成卷軸，伸演其首[⑧]，探微索隱，傳示後昆，名爲《八十一難》[⑨]。以其理趣深遠，非卒易了故也。既弘暢聖言，故首稱『黄帝』，斯乃醫經之心髓，救疾之樞機。

① 集註難經序：此序乃唐・楊玄操《難經註釋・序》，本書冠之以『集註』之名，顯系後之撰輯者所爲。唐・張守節《史記正義・扁鵲倉公列傳》引作『黄帝八十一難序』、日本學問僧・月舟壽桂幻雲（一四六〇～一五三三），南化本宋版《史記・扁鵲倉公列傳》批註中所引作『黄帝八十一難經序』，是。

② 所作也：幻雲《史記・扁鵲倉公列傳》批註中所引作『之所作也』。

③ 受：幻雲《史記・扁鵲倉公列傳》批註中所引作『授』，不從。

④ 刳腸剔心：幻雲《史記・扁鵲倉公列傳》批註中所引作『刳腹易心』。

⑤ 乃：守山閣本夾註曰：『〇按，《史記正義》引此文「乃」作「仍」。』

⑥ 有：幻雲《史記・扁鵲倉公列傳》批註中所引無。

⑦ 殆難窮覽：元・滑壽《難經本義・難經彙考》引楊玄操序、幻雲《史記・扁鵲倉公列傳》批註中所引『窮』皆作『究』。

⑧ 伸演其首：元・滑壽《難經本義・難經彙考》引楊玄操序『首』作『道』。守山閣本依滑壽所引改作『道』，並有夾註曰：『〇按，原本誤作「首」，依滑氏《本義》引此文改』。幻雲《史記・扁鵲倉公列傳》批註中所引『首』作『旨』，義勝。

⑨ 八十一難：元・滑壽《難經本義・難經彙考》引楊玄操序、幻雲《史記・扁鵲倉公列傳》批註中所引皆作『八十一難經』。

所謂脫牙角於象犀，收羽毛於翡翠者矣。逮于①吳太醫令呂廣爲之註解，亦會合玄宗，足可垂訓。而所釋未半，餘皆見闕。余性好醫方，問道無斁②。斯經章句，特承師授，既而躭研無斁，十載于茲。雖未達其本源，蓋亦舉其綱目。此教所興，多歷年代，非唯文句舛錯，抑亦事緒參差，後人傳覽，良難領會。今輒條貫編次，使類例相從，凡爲一十三篇，仍舊八十一首。呂氏未解，今並註釋③；呂氏注④不盡，因亦伸之，並別爲音義，以彰厥旨。昔皇甫玄晏惣《三部》爲《甲乙》之科，近世華陽陶貞白廣《肘后》爲《百一》之製，皆所以留情極慮，濟育群生者矣。余今所演，蓋亦遠慕高仁，邇遵盛德，但恨庸識有量。聖旨無涯，綆促汲深，玄致難盡。前歙州歙縣尉楊玄操序⑤。

---

① 于：幻雲《史記·扁鵲倉公列傳》批註中所引作「乎」。
② 斁：音yì。厭棄，厭倦。幻雲《史記·扁鵲倉公列傳》批註中所引、守山閣本作「倦」。
③ 註釋：守山閣本同。幻雲《史記·扁鵲倉公列傳》批註中所引作「詮釋」。
④ 呂氏注：守山閣本同。幻雲《史記·扁鵲倉公列傳》批註中所引作「呂注」。
⑤ 序：守山閣本同。幻雲《史記·扁鵲倉公列傳》批註中所引作「撰」。

《集註難經》目録①

第一　經脈診候凡二十四首
第二　經絡大數凡二首
第三　奇經八脈凡三首
第四　榮衛三焦凡二首
第五　藏府配像凡六首
第六　藏府度數凡十首
第七　虚實邪正凡五首
第八　藏府傳病凡二首
第九　藏府積聚凡二首
第十　五泄傷寒凡四首

① 集註難經目録：該目録爲原書所固有。按唐·楊玄操《難經註釋·序》中已有『今輒條貫編次……凡爲一十三篇，仍舊八十一首』之語，該目具備篇分十三、類例相從的楊本特徵，而冠之以『集註』之名，顯系後之撰輯者所爲。

第十一　神聖工巧凡一首
第十二　藏府井俞凡七首
第十三　用鍼補瀉凡十三首

王翰林集註黃帝八十一難經卷之一

盧國秦越人 撰
呂廣 丁德用 楊玄操
虞庶 楊康侯 註解
王九思 王鼎象 石友諒
王惟一 校正 附音釋

○經脈診候第一 凡二十四首

一難①曰：十二經皆有動脈。

呂曰：是手足經十二脈也。

○丁曰：十二經皆有動脈者，是人兩手足各有三陰三陽之經也，以應天地各有三陰三陽之氣也。所謂天地三陰三陽各有所主，其時自春分節後到夏至之前九十日，爲天之三陽所主也；夏至之後秋分之前九十

① 一難：一難見引於《脈經》卷一之『辨尺寸陰陽榮衛度數第四』。校者案：本難内容尚見於《千金翼方》卷二十五『診脈大意第二』之首，其答問之人正指明爲『扁鵲』，而『獨取寸口』之法向被認爲是《難經》標識性的學術見解，因此可以判斷《千金翼方·診脈大意第二》所引當是《難經·一難》的早期模樣。今備錄其文，以供參研。其文曰：『問曰：手足三陰三陽十二經皆有動脈，而獨取寸口者，何也？扁鵲曰：晝夜漏水下百刻。凡一刻一百三十五息，十刻一千三百五十息，百刻一萬三千五百息。脈行五十度，周於身。漏下一百刻，榮衛行陽二十五度，行陰二十五度，合五十度爲一週，而復會於手太陰。手太陰者，寸口也。寸口者，五藏六府氣血之所終始。故法取於寸口也。』

日，天之三陰所主也；秋分節後冬至之前九十日，是地之三陰所主也；冬至之後春分節前九十日，地之三陽所主也。凡左右上下，各有此三陰三陽之氣，合爲十二。故人亦有十二經也，所主左右上下之分也。又人膈以上者，手三陰三陽所主也，即通於天氣。膈以下，足三陰三陽所主也，即通於地氣。其通天氣者爲氣爲脈，其通地氣者主味歸形，故十二經通陰陽行氣血也。又經者，徑也。遞相溉灌，無所不通。所以黄帝云：十二經處百病，次決死生，不可不通也。其言『十二經皆有動脈』者，即在兩手三部各有會動之脈也。即①左手寸部，心與小腸動脈所出也。心脈曰手少陰（心包絡脈曰手心主②）。小腸脈曰手太陽，其應東南方君火在巽是也。左手關部，肝、膽動脈所出也。肝脈曰足厥陰，膽脈曰足少陽，其應東方木在震是也。左手尺部，腎與膀胱動脈所出也。腎脈曰足少陰，膀胱脈曰足太陽，其應北方水在坎是也。右手寸部，肺與大腸動脈所出也，肺脈曰手太陰，大腸脈曰手陽明，其應西方金在兑是也。右手關部，脾、胃動脈所出也。脾脈曰足太陰，胃脈曰足陽明，其應中央土在坤是也。右手尺部，心包絡與三焦動脈所出也。心包絡曰手厥陰，三焦脈曰手少陽，其應南方相火在離是也。此三部動脈所出，故經言『皆有動脈』也。

〇楊曰：凡人兩手足，各有三陰脈、三陽脈，合十二經脈。肝脈曰足厥陰，脾脈曰足太陰，腎脈曰足少陰，膽脈曰足少陽，胃脈曰足陽明，膀胱脈曰足太陽，肺脈曰手太陰，心脈曰手少陰（心包絡脈曰手心主③）。大腸④脈曰手陽明，小腸脈曰手太陽，包絡脈曰手厥陰，三焦脈曰手少陽。凡脈皆雙行，故有六陰六陽也。

---

① 即：守山閣本夾註曰：『〇按，此字衍。』
② 心包絡脈曰手心主：此八字或系衍文。守山閣本已删之，並有夾註曰：『〇按，原本此下有「心包絡脈曰手心主」八字，據下文心包之脈隸於右尺，不應自相矛盾，故删之。』
③ 心包絡脈曰手心主：此八字或系衍文。守山閣本已删之，並有夾註曰：『〇按，原本此下誤衍「心包絡脈曰手心主」八字，與上注同，今删之。』
④ 大腸：原誤作『太腸』，今正之。

○呂曰：足太陽動委中。足少陽動耳前。
○楊曰：下關穴也，又動懸鍾。
○呂曰：足陽明動趺上。
○楊曰：衝陽穴也，在足趺上，故以爲名。又動頸人迎。又動大迎。
○呂曰：手太陽動目外眥。
○楊曰：瞳子窌穴也。
○呂曰：手少陽動客主人。
○楊曰：又動聽會。
○呂曰：手陽明動口邊。
○楊曰：地倉穴也。
○呂曰：又動陽谿。足厥陰動人迎。
○楊曰：按人迎乃足陽明脈，非足厥陰也。
○呂曰①：厥陰動人迎，誤矣。人迎通候五藏之氣，非獨因厥陰而動也。按厥陰脈動於曲骨焉。
○呂曰：足少陰動内踝下。
○楊曰：太谿穴也。按此動脈非少陰脈也，斯乃衝脈動耳。衝脈與少陰並行，因謂少陰脈動，其實非也，亦呂氏之謬焉。少陰乃動内踝上五寸間也。經曰：彈之以候死生是也。
○呂曰：足太陰動髀上。

① 呂曰：此條「呂曰」前的「○」標志，當予删除。

○楊曰：箕門穴也。

○呂曰：手少陰動掖下①。

○楊曰：極泉穴也。又動靈道、少海。

○呂曰：手心主動勞宫。手太陰脈動太淵。

○楊曰：又動尺澤、俠白、天府也。

○虞曰：呂、楊二注，惟各取其經脈流行之穴，言其動脈，與《本經》下文『獨取寸口』之義，不相乘也。庶今舉之，經曰：『脈會太淵』②。太淵在兩手掌後魚際間，乃手太陰脈之動也。太陰主氣，是知十二經脈會於太淵。故聖人准此脈要會之所，於人兩手掌後魚際間，分别三部，名寸、尺、關。於三部中診其動脈，乃知人五藏六府虚實冷熱之證。謂一經之中，有一表一裏。來者爲陽，去者爲陰。兩手合六部，六部合之爲十二經。其理明矣。察陽者，知病之所在；察陰者，知死生之期。故曰『十二經皆有動脈』也，乃合診法。

獨取寸口，以决五藏六府死生吉凶之法③，何謂也？

丁曰：夫獨取寸口診法者。其一指指下，各有上下左右長短浮沉滑濇遲數，見病吉凶也。此法是黄帝《脈要精微論》中之旨也。越人引此一篇，以爲衆篇之首也。昔黄帝④問曰：診法何如？岐伯對曰：常以平旦，陰氣未動，陽氣未散，飲食未進，經脈未盛，絡脈調匀，氣血未亂，乃可診有過之脈。切脈動静，視精明，察五色，視五藏有餘不足，形之盛衰。參伍决死生之分也。此者是獨取寸口之法也。

① 掖下：當作『腋下』。
② 脈會太淵：見本書四十五難。
③ 之法：《脈經》卷一作『之候者』。
④ 帝：佚存本誤排作『常』。

○楊曰：自『難曰』至此，是越人引經設問。從『然』字以下，是解釋其義。餘悉如此，例可知也。

然：寸口者，脈之大會。手太陰之脈動①也。

呂曰：太陰者，肺之脈也。肺爲諸藏上蓋，主通陰陽②，故十二經皆會手太陰寸口。所以決吉凶者，十二經有病，皆見寸口。知其何經之動，浮沉滑濇，春秋逆順，知其死生③也。

○丁曰：其手太陰者，是右手寸部也。爲肺主其氣，爲五藏六府之華蓋。凡五藏④六府有病，皆見於氣口，故曰大會也。

○虞曰：五味入胃，化生五氣。五味者，甘、辛、鹹、苦、酸，五氣者，羶、腥、香、焦、腐。乃五行之氣味也。其味化氣，上傳手太陰。太陰主氣，得五氣以溉灌五藏。若胃失中和，則不化氣。手太陰無所受，故寸口以浮沈長短滑濇，乃知病發於何藏。故經云：『寸口者，脈之大要會』也。《五藏別論》曰：五味入口，以藏於胃，以養五藏氣。《本經》曰：人受氣於穀。《玉機真藏論》曰：因胃氣乃能至手太陰。《陰陽應象論》曰：味歸形，形歸氣，氣歸精，精歸化。夫如是，則知人之氣，自味而化，上傳手太陰，故寸口爲要會也。

人一呼，脈行三寸。一吸，脈行三寸。呼吸定息，脈行六寸。

呂曰：十二經，十五絡，二十七氣，皆候於寸口。隨呼吸上下，呼脈上行三寸，吸脈下行三寸。呼

---

① 脈動：《脈經》卷一作『動脈』。《史記正義》僅作一『動』字。校者案：《史記正義·扁鵲倉公列傳第四十五》除在正文內多次引《八十一難》作解之外，篇末還較爲完整地附載了楊玄操註本《八十一難》的第四十二、二十三、一、三十七難諸條文，可資校勘。

② 太陰者……主通陰陽：《史記正義》引作『太陰者，脈之會也。肺諸藏主，蓋主通陰陽』。

③ 死生：《史記正義》下有『之兆』二字。

④ 五藏：守山閣本同。佚存本作『六藏』，然佚存本人衛勘誤表改『六』爲『五』。

吸定息，脈行六寸，二十七氣，皆隨①上下行。以寤行於身，寐行於藏，晝夜流行，無有休息時。

○丁曰：言人一呼脈行三寸，一吸脈行三寸。呼吸定息，脈行六寸者，即是天地陰陽升降定息也。即是周於六甲，而又日月曉昏。人呼吸上下以六氣周身，故乃法定息六寸也。

人一日一夜，凡一萬三千五百息。脈行五十度②，周於身，漏水下百刻。榮衛③行陽二十五度，行陰亦④二十五度⑤，爲一周⑥也。故五十度，復會於手太陰⑦寸口者，五藏六府之所終始，故法取⑧於寸口也。

呂曰：人一息脈行六寸，十息脈行六尺，百息脈行六丈，千息六十丈，萬息六百丈，一萬三千五百息合爲八百一十丈爲一周。陽脈出行二十五度，陰脈入行二十五度，合爲五十度⑨。陰陽呼吸，覆溢⑩行周，畢度數也。脈行周⑪身畢，即漏水⑫百刻亦畢也，謂一日一夜漏⑬刻盡。天明日出東方，脈還⑭寸口，當復⑮更始

---

① 隨：《史記正義》引作『逐』。
② 度：《史記正義》引文無此字。
③ 榮衛：本卷卷末『音釋』曰：『榮衛，上於平反』。《史記正義》引作『營衛』。
④ 亦：《史記正義》引文無此字。
⑤ 度：《史記正義》引文下有一『度』字，屬下讀。
⑥ 一周：《脈經》卷一下有『晬時也』三字小注。另按，《脈經》『一周』下無『也』字，因此注中『也』字，或許是原本正文誤入注中所致。
⑦ 太陰：《脈經》卷一下有『太陰者』三字。
⑧ 取：《史記正義》引文無此字。
⑨ 合爲五十度：《史記正義》引作『陰陽出入行二十五度』。
⑩ 溢：守山閣本夾註曰：『○按，《史記正義》引此文無「溢」字。』
⑪ 周：《史記正義》引文無此字。
⑫ 漏水：《史記正義》引作『水下』。
⑬ 漏：《史記正義》引文無此字。
⑭ 還：《史記正義》引文下有一『得』字。
⑮ 復：《史記正義》引文無此字。

也。故曰：『寸口者，五藏六府之所終始』也。

○丁曰：按舊經註，其脈息以爲八百一十丈。即當水下二刻，得周身一度，如百刻計周身五十度。如此則行陽五十度，行陰亦五十度，此乃甚與經意不同也。經言：行陽二十五度，行陰亦二十五度，共得五十度而復會也。所謂行陽行陰各二十五度者，謂一歲陰陽始於立春，交相復會於立春，故共行五十度也。日之曉昏，人之寤寐，皆在於平旦。日行二十四時，復會於是。人氣始自中焦，注手太陰行其經絡，計二十四，亦復交會於手太陰。其右寸內有穴太淵，是脈之大會始終，故各計二十五。所以言寸口者，脈之終始也。

○虞曰：二百七十息，脈行一十六丈二尺，及一周身，應漏水下二刻。一萬三千五百息，脈行八百一十丈，應漏水下百刻。是知一日一夜，行五十周於身。凡行陰陽，分晝夜。是故行①陽二十五度，行陰二十五度也。

漏水下百刻圖②

一歲陰陽升降，會於立春。一日陰陽曉昏，會於艮時。一身榮衛還周，會於手太陰。同天度一萬三千五百息，榮衛始於從③中焦。注手太陰陽明，陽明注足陽明太陰，太陰注手少陰太陽，太陽注足太陽少陰，少陰注手心主少陽，少陽注足少陽厥陰，厥陰復還注手太陰。天度二十四氣，晝夜二十四時，人身經二十四條。人身經二十四條④，流注與天同度，所以計一萬三千五百息。

① 行：守山閣本同。佚存本下誤衍一『百』字，其書人衛勘誤表已刪之。
② 漏水下百刻圖：此圖可視爲『一難畫圖』，本書通例諸難畫圖多置於本難之末。
③ 於從：守山閣本夾註曰：『○按「於」、「從」二字，當衍其一』。
④ 人身經二十四條：此七字或系衍文。守山閣本已刪之，並有夾註曰：『○按，原本此下復有「人身經二十四條」七字，係衍文，今刪。』

圖一①　漏水下百刻圖②

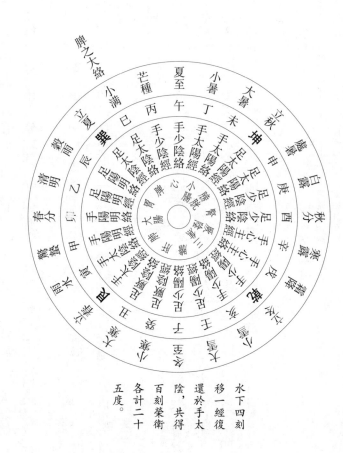

水下四刻移一經復還於手太陰，共得百刻榮衛各計二十五度。

①圖一：原書配圖二十四幀，此其第一幀，圖序系新補。
②漏水下百刻圖：此係圖例文字，特移出至此。

二難①曰：脈有尺寸，何謂也？然：尺寸者，脈之大要會②也。

呂曰：諸十二經脈，三部九候，有病者皆見於尺寸。故言『脈之大要會也』。

○丁曰：舊經註，此說爲五藏六府之法者非也。大要會者，謂尺寸陰陽往復，各有要會也。

從關至尺是尺內，陰之所治也；從關至魚際③是寸內④，陽之所治也。

呂曰：至尺者，言從尺至關，其脈見一寸。而言尺者，是其根本。寸口長一寸，而脈見九分。陽數奇，陰數偶⑤也。

故分寸爲尺，分尺爲寸。

丁曰：分寸爲尺者，人從關至尺澤穴，當一尺也。於其尺內，分一寸以代一尺之法，是故分寸爲尺、分尺爲寸也。

故陰得尺內一寸。

丁曰：陰數偶也。

陽得寸內九分。

丁曰：陽數奇也。

---

① 二難：二難見引於《脈經》卷一之『辨尺寸陰陽榮衛度數第四』。
② 要會：《脈經》卷一作『會要』。
③ 魚際：本卷卷末『音釋』曰：『際，音祭，晝也。』『晝』字疑誤。
④ 寸內：《脈經》卷一、《黃帝八十一難經纂圖句解》卷之一作『寸口內』。
⑤ 偶：本書及佚存本皆誤作『隅』，據守山閣本、佚存本人衛勘誤表改。

尺寸終始一寸九分，故曰尺寸也。

丁曰：尺寸之法，舊經有注。言諸家所傳撰不同，執引三寸①，輒相去一寸。以備三寸，並不見一寸九分之理。其一寸九分之法者，蓋爲尺寸之位，各有陰陽始終也。陽氣者，生於尺而動於寸；陰氣者，生於寸而動於尺。是以法陽氣始生於立春，上至芒②種之節，其數九。三陽王於前，法寸内九分而浮。夏至之節，其氣下行，至立冬而終，其數十。即三陰王於後，法尺内一寸而沉，故知尺寸各有始終也。此是越人引其陽中陰陽始終也。所謂陰中陰陽始終者，陰氣復從立秋而生，下至冬至之節，其數十。冬至之後，隨少陽上行，至立夏之節，其數九。此者天地陰陽始終。故法尺寸陰陽各有終始也。天地要會之門，在於四立，謂之天門、地戶、人門、鬼門。人之氣口人迎，左右神門亦法也。

○楊曰：寸關尺三位，諸家所撰多不能同，故備而論之，以顯其正。按皇甫士安《脈訣》，以掌後三指爲三部，一指之下爲六分，三部凡一寸八分。華佗《脈訣》云：寸尺位各八分，關位三分，合一寸九分③。王叔和《脈訣》④云：三部之位，輒相去一寸，合爲三寸。諸經如此差異，則後之學者，疑惑彌深。然脈法始於黃帝，《難經》起自扁鵲。此之三部俱祖宗，諸家諸論蓋並枝葉爾，正可務本遺末，

---

① 三寸：守山閣本夾註曰：『○按，以下注考之，此「寸」字當作「部」。』

② 芒：佚存本誤排作『亡』。

③ 華佗脈訣……一寸九分：《千金翼方·診脈大意第二》卷二十五曰：『脈有尺寸者，從關至尺是尺内，陰之所治；從關至魚際是寸内，陽之所治。寸口位八分，關上位三分，尺中位八分，合三部一寸九分。寸口關上爲陽，陽脈常浮而速；尺中爲陰，陰脈常沈而遲。』或是其佚文之一端。

④ 王叔和脈訣：《脈訣》原題作者爲晉·王叔和，然南宋·陳言《三因極一病證方論·脈經序》卷之一有『脈爲醫門之先……仲景類集於前，叔和詮次於後，非不昭著，六朝有高陽生者，剽竊作歌訣』云云。今人馬繼興先生的考證略曰：《王叔和脈訣》撰年上限應在三國以後，下限至少在隋唐以前。南宋陳言《三因方》首記其爲六朝高陽生所作的說法是有一定依據的。（文見《中醫文獻學》第二篇第四章）

不容逐末忘本。今的舉指歸，用明大要①，宜依《黃帝正經》，以掌後三寸爲三部，則寸與關尺，各得一寸，備三才之義也。此法永定，不可移改，其王叔和可謂得之矣。凡診脈者，光明②三部九候之本位，五藏六府之所出。然後可以察其善惡，以別浮沉。如其本位尚迷，則病源莫辨，欲其愈疾，亦難矣哉。三部者，寸關尺也。九候者，天地人也。一部之中，則有天地人；三部之中，合爲九候。以候五藏之氣也。其五藏六府所出者，左手寸口者，心與小腸脈之所出也。關上者，肝與膽脈之所出也。尺中者，腎與膀胱脈之所出也。關前一分者，人迎之位也。關後一分，神門之位也。右手寸口者，肺與大腸脈之所出也。關上者，脾與胃脈之所出也。尺中者，命門三焦脈之所出也。關前一分者，氣口之位也。關後一分者，神門之位也。凡五藏之脈並爲陰，陰脈皆沉。六府之脈並爲陽，陽脈皆浮。假令左手寸口脈浮者，小腸脈也；沉者，心之脈也。餘皆倣此，斯乃脈位之綱維，診候之法式也。

○虞曰：楊氏諸論數家寸尺長短部分，互有不同，令後人難爲依據。庶今明之，以示後學。華佗之說，乃如《脈經》言，果不診矣。王叔和以三寸爲式，義有隱微。此乃《黃帝正經》之說，豈有誤也。況上古以一膚指爲四寸，王叔和必取其膚指之三寸，與今之一寸九，短長相近也。何休③注《公羊傳》云：『側手爲膚，按指爲寸』④即其義也。況越人生於周，採《靈樞》、《素問》作此《難經》。今之寸尺度量，乃周之制也。故越人取一寸九分爲定式，乃天九地十之義也。

① 大要：本書及佚存本皆誤作『人要』，據守山閣本、佚存本人衛勘誤表改。
② 光明：依上下文意，當作『先明』二字。
③ 何休：何休（一二九～一八二）東漢時期傑出經學家。字邵公，任城樊（今山東滋陽）人。曾以十七年的時間撰成《春秋公羊傳解詁》十二卷今存，而其所撰《公羊墨守》十四卷、《左氏膏肓》十卷、《谷梁廢疾》三卷等已佚。見《後漢書・儒林傳下・何休》卷七十九。
④ 側手爲膚按指爲寸：見《公羊傳・僖公三十一年》：『膚寸而合。』何休注。

二難畫圖此二難以下畫圖，皆下注圖也

凡此以下畫圖內，黑白道以分陰陽終始。其天門、地戶、人門、鬼門，是陰陽昇降關格門戶。其氣口、人迎、左右神門，是呼吸上下寸①關格門戶。按「格」恐「尺」字。

陰氣始於立秋，陽氣始於立春②。

陰氣終於立夏，陽氣終於立冬③。

圖二④　天地陰陽昇降始終之圖⑤

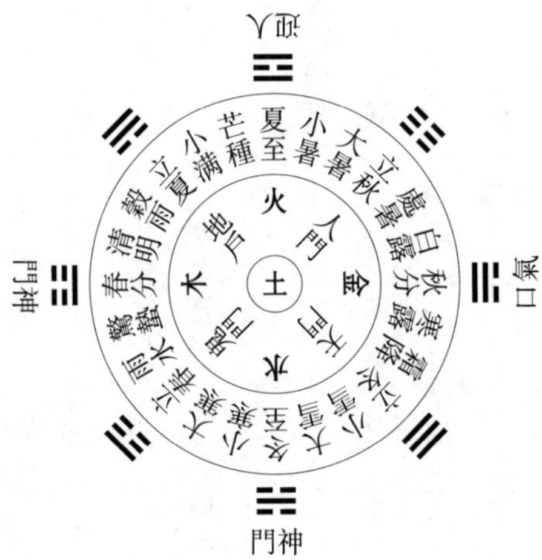

① 寸：佚存本同。守山閣本作「尺寸」二字。並有夾註曰：「〇原脫「尺」字，據李駉《纂圖句解》補。」按，「寸」字疑衍。

② 立春：原誤作「立冬」，今正之。本難丁氏注曰：「陽氣始生於立春，上至芒種之節，其數九。」

③ 立冬：原誤作「立春」，今正之。本書四十七難丁注曰：「陽氣始於立春，終於立冬」，可資考辨。

④ 圖二：原書配圖二十四幀，此其第二幀，圖序系新補。

⑤ 天地陰陽昇降始終之圖：此係圖例文字，特移出至此。

圖三① 手足陰陽流注始終之圖②

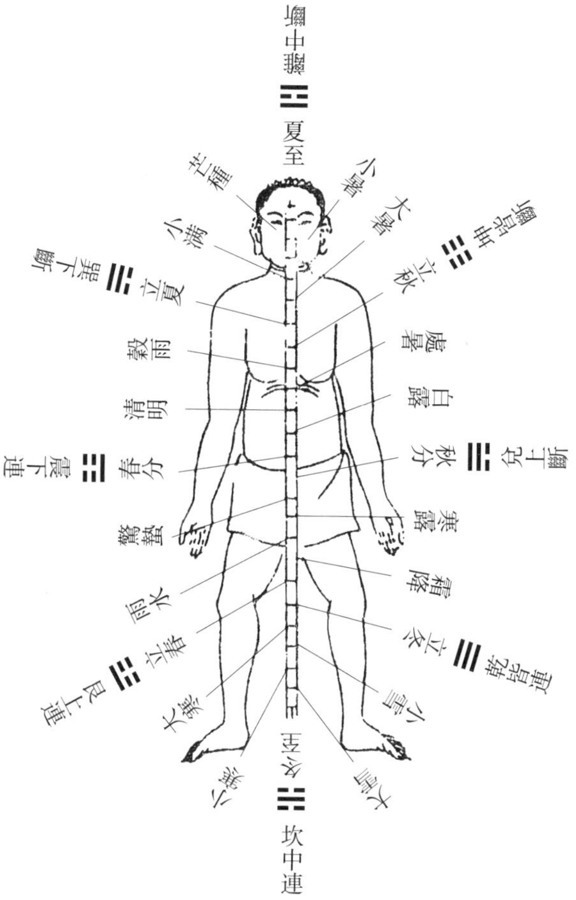

諸陽會於首，諸陰至胸中。

① 圖三：原書配圖二十四幀，此其第三幀，圖序系新補。

② 手足陰陽流注始終之圖：此係圖例文字，特移出至此。

圖四①　尺寸陰陽隨呼吸出入上下始終圖②

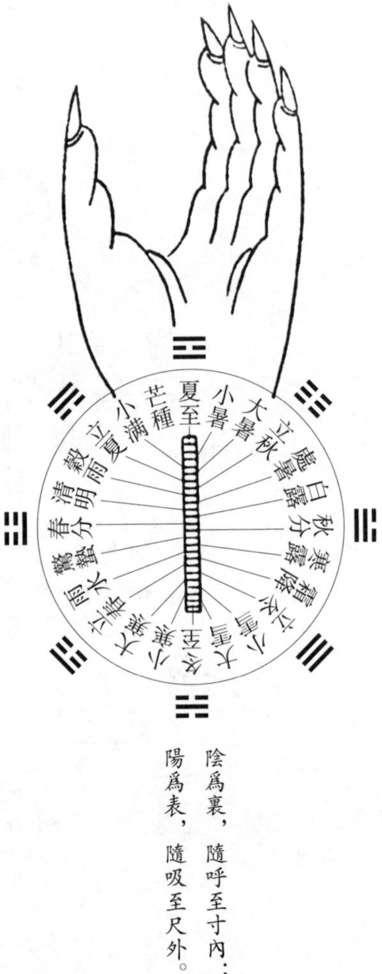

陰爲裏，隨呼至寸內；
陽爲表，隨吸至尺外。

---

① 圖四：原書配圖二十四幀，此其第四幀，圖序系新補。

② 尺寸陰陽隨呼吸出入上下始終圖：此係圖例文字，特移出至此。

圖五①

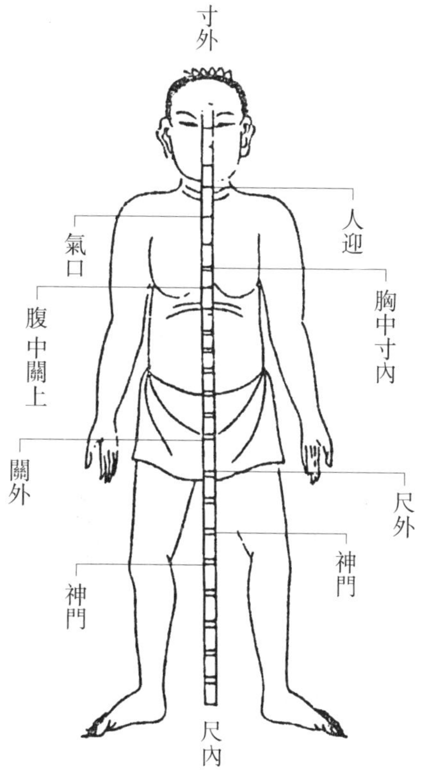

此圖明其人迎、氣口、左右神門、寸尺關前關後一分。接②《素問》云：人迎氣口在頸，法象天地要會始終之門戶。

① 圖五：原書配圖二十四幀，此其第五幀，圖序系新補。

② 接：佚存本同。佚存本人衛勘誤表作『按』，是。守山閣本作『案』。

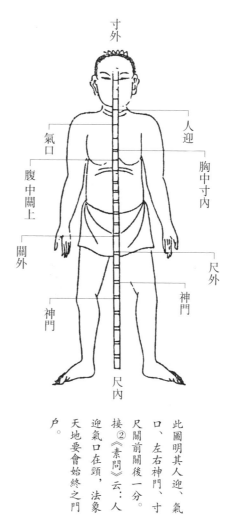

圖六①

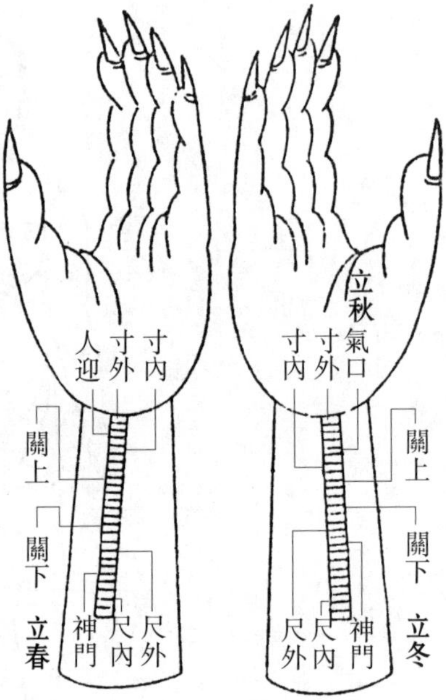

① 圖六：原書配圖二十四幀，此其第六幀，圖序系新補。守山閣本「人迎」上補「立夏」二字。

三難①曰：脈有太過②，有不及。有陰陽相乘，有覆③有溢，有關有格，何謂也？然：關之前者，陽之動④，脈當見九分而浮。過者法曰⑤太過⑥，減者法曰不及。遂上魚爲溢，爲外關内格。此陰乘⑦之脈也。

《本義》動下有「也」字。

呂曰：過者，謂脈過九分、出一寸，名曰⑧太過。減者，脈不及九分至八分、七分、六分也，此爲不及之脈也。遂上魚者，出一寸至魚際也，一名溢脈，一名外關之脈，一名内格之脈，一名陰乘之脈，一脈有四名也。

○丁曰：太過者，寸脈本脈浮，又加實大，是爲陽太過⑨也。上魚者，陰⑩陽溢。浮而損小者，是陽不及也，陽不及則陰出乘之，又名陰溢，此者是外關内格。

○虞曰：氣有餘，脈乃太過；氣不足，脈乃不及。外關則内脈不得出，故曰不及，亦曰陰乘脈。内格則外脈不得入，故曰大過，亦曰溢脈。下文關後之義，反此言之也。

---

① 三難：三難見引於《脈經》卷一之『辨尺寸陰陽榮衛度數第四』，亦見於《千金翼方》卷二十五之『診脈大意第二』。
② 太過：原書及佚存本、守山閣本均誤作『大過』，據《脈經》卷一、《千金翼方》卷二十五改。
③ 覆：本卷卷末『音釋』曰：『覆，芳福切，反覆也。』
④ 陽之動：《脈經》卷一、《千金翼方》卷二十五下有『也』字。守山閣本夾註曰：『○別本有「也」字，以下條考之，當是。』
⑤ 法曰：《千金翼方》卷二十五作『謂之』。下同。
⑥ 太過：《脈經》卷一、《千金翼方》卷二十五同。佚存本、守山閣本作『大過』。
⑦ 乘：本卷卷末『音釋』曰：『乘，食陵切，侵也。』
⑧ 名曰：《史記正義·扁鵲倉公列傳》引作『各名』。
⑨ 太過：原誤作『大過』，今正之。
⑩ 陰：守山閣本夾註曰：『○按，「陰」字誤，當作「爲」。』

關以①**後者，陰之動也，脈當見一寸而沉。過者法曰太過**②**，減者法曰不及。遂入尺爲覆，爲內關外格。此陽乘之脈也。**

呂曰：過者，謂脈出過一寸至一分、二分、三分、四分、五分，此太過之脈也③。減者，謂不滿一寸，脈見八分、七分、或六分、五分，此爲不及之脈④。遂入尺以言覆。覆脈者，脈從關至尺澤皆見也。此覆行之脈。所以言覆者，脈從關至尺澤，脈見一寸，其餘伏行不見也。今從關見至尺澤，故言覆行也。一名覆脈，一名內關，一名外格，一名陽乘之脈也。

○丁曰：太過者，爲尺脈本沈，又加實大，名曰陰太過。沉之損小者，是謂不及。陰不及則陽入乘之，此爲陽覆，又名內關外格也。

故曰覆溢，是其真藏之脈，人不病而死也⑤。

呂曰：脈來見如此者，此皆諸病相乘尅之脈，非謂外邪中風、傷寒之類。脈已見，人雖未病，病即死，不可治也。

○丁曰：此者是自有增損，使陰陽不守本位。有此覆溢，故形不病而死也。

○虞曰：陰陽不相榮，脈乃上魚入尺，故曰覆溢之脈。脈既覆溢，此由關格所致。《本經》曰：『關格者，不得盡其命而死也』⑥，不病亦死。

---

① 以：佚存本、守山閣本同。《脈經》卷一、《千金翼方》卷二十五作『之』。
② 太過：原書及佚存本、守山閣本均誤作『大過』，據《脈經》卷一、《千金翼方》卷二十五改。
③ 過者……此太過之脈也：《史記正義・扁鵲倉公列傳》引作『不及九分，至二分或四分、五分，此太過。』似誤。
④ 減者……此爲不及之脈：《史記正義・扁鵲倉公列傳》引作『不滿一寸，見八分，或五分、六分，此不及。』
⑤ 故曰……人不病而死也：佚存本、守山閣本同。《脈經》卷一作『故曰覆溢，是真藏之脈也，人不病自死。』《千金翼方》卷二十五作『是真藏之見也，得此諸脈，人不病自死。』
⑥ 關格者不得盡其命而死也：見本書三十七難。

三難畫圖

凡診脈於掌後約文，密排三指，頭指半指之前爲寸外，陽中之陽；半指之後爲寸內，陽中之陰。第二指半指前，爲關上陽；半指後，關下陰。半指之前尺外陽，半指之後尺內陰①。第三指半指之前，爲尺外陽；半指之後，爲尺內陰。寸外陽浮散，寸內陰浮大。關上陽弦長，關下陰弦緊。尺外陽沉滑，尺內陰沉濇。此左手脈之陰陽，察其脈狀，明其覆溢。

圖七②

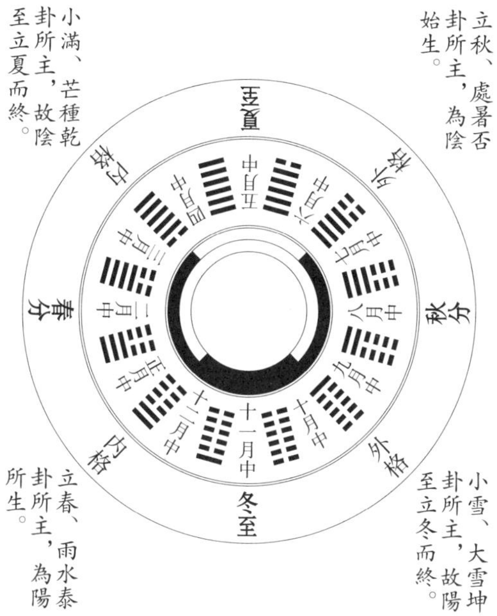

夫夏至之後，陰出二分，故曰天關。冬至之後，陽入三分，故曰地軸。所以人之脈陰出陽入，名曰關也。其立夏陰氣乃終，名曰地户。立冬陽氣乃終，名曰天門。其關格門户，是陰陽始終之要。其過於本位，應見而不見，名曰不及。不應見處而見，名曰覆溢。其關格覆溢，是陰陽相勝，皆當不病而死也③。

---

① 半指之前尺外陽半指之後尺內陰：以上十四字系衍文。守山閣本已删之，並有夾註曰：『〇按，原本此下有「半指之前尺外陽，半指之後尺內陰」十四字，乃因下文而誤衍也，今删之』。

② 圖七：原書配圖二十四幀，此其第七幀，圖序系新補。

③ 所：『所』疑『始』之訛。

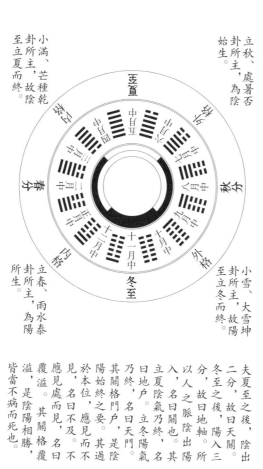

圖八①

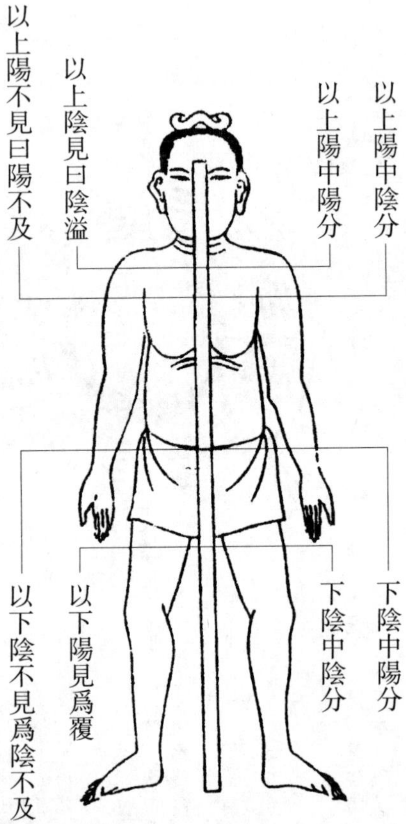

① 圖八：原書配圖二十四幀，此其第八幀，圖序系新補。

圖九①

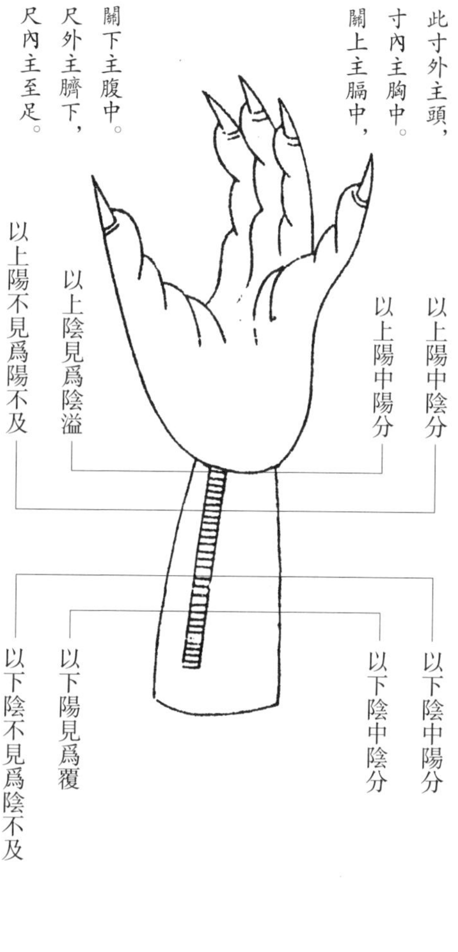

① 圖九：原書配圖二十四幀，此其第九幀，圖序系新補。

四難①曰：脈有陰陽之法，何謂也？然：呼出心與肺，吸入腎與肝。呼吸之間，脾受穀味也，其脈在中。

呂曰：心肺在膈上，藏中之陽，故呼其氣出。腎肝在膈下，藏中之陰，故吸其氣入。脾者中州，主養四藏，故曰呼吸以受穀氣。

○丁曰：經言呼出者，非氣自心肺而出也。爲腎肝在膈下，主内。因呼而出至心至肺，故呼出心與肺也。又心肺者，在膈上，主外。故吸即隨陰而入至腎至肝。故經曰：『呼者因陽出，吸者隨陰入』②。其呼吸陰陽相隨上下，經歷五藏之間，乃脾受穀味也。又脾者主中州，故言『其脈在中』也。

浮者，陽也。

丁曰：謂脈循行皮膚血脈之間，在肌肉之上，則名曰浮也。

○楊曰：按之不足，舉之有餘，故曰浮。

○虞曰：陽象火而炎上，故曰浮也。

沉者，陰也。

丁曰：謂脈循行怙筋輔骨，名曰沉。

○楊曰：按之有餘，舉之不足，故曰沉。

○虞曰：陰象水而潤下，故曰沉。

---

① 四難：四難見引於《脈經》卷一之『辨脈陰陽大法第九』。

② 呼者因陽出，吸者隨陰入：見本書十一難。

故曰陰陽也。心肺俱浮，何以別之①？然：浮而大散者，心也。浮而短濇②者，肺也。

丁曰：心者，南方火也，故脈來浮而大散。其大者是藏，散者是府也。肺者，西方金也，金主燥，其脈浮濇而短。短者，藏也；濇者，府也。

〇楊曰：細而遲，來往難且散，或一止，名曰濇也。

〇虞曰：心象火，明燭於外，故浮大而散。肺屬金，其位居高。故浮短而濇，故曰心肺俱浮也。

腎肝俱沉，何以別之？然：牢而長者，肝也。

丁曰：肝者，東方木也。其脈牢而長。牢者，藏也；長者，府也。

〇楊曰：按之俱覺堅極，故曰牢。

〇虞曰：肝屬木，根本生於地，牢義可知。枝葉長於天，長理出此也。

按之濡③，舉指來實者，腎也。

丁曰：腎者，北方水也。主寒，其性濡沉。濡者，藏也；沉滑者，府也。

〇楊曰：按之不足，舉之有餘，謂之濡也。大而長微強，按之隱指愊愊然者，謂之實。

〇虞曰：火④性外柔，按之乃濡。水性內剛，舉指來實，則其義也。

① 別之：本卷卷末『音釋』曰：『別之，上彼列反。』
② 濇：本卷卷末『音釋』曰：『濇，音色。』
③ 濡：佚存本、守山閣本同。《脈經》卷一作『耎』。本卷卷末『音釋』曰：『濡，乳兗切，下同。』
④ 火：佚存本、守山閣本同。《黃帝八十一難經纂圖句解》卷之一作『水』，於義乃順，似當據改。

脾者中州，故其脈在中①。

丁曰：脾者，中央土也。能成養四傍，故隨四時而見。所以經不言脈之象也。

○楊曰：脾王於季夏，主養四藏，其脈來大小浮沉。故依四時，王脈俱至四季一十八日，即變寬緩，是脾之王氣也。上有心肺，下有腎肝。故曰在中也。

○虞曰：上文言呼吸之間，脾受穀味。此言脾者中州，其脈在中。穀者，谷也。谷，空也。謂人之呼吸之氣，自穀而有。脾土屬土，位居中央。土者，五方物始終以之，故受穀味，乃處中州，故曰其脈在中也。

是陰陽之法②**也。脈有一陰一陽**③**、一陰二陽、一陰三陽。有一陽一陰、一陽二陰、一陽三陰。如此之言**④**，寸口有六脈俱動耶？然：此言者**⑤**，非有六脈俱動也，謂浮沉長短滑濇也。**

丁曰：經前引五藏之脈，以應五行。今引此三陰三陽之脈，以應六氣。其浮滑長，三陽也；其沉短濇，三陰也。凡持三部中，察此六脈，即可知陰陽伏匿之法也。若皮膚之下，是脈之下爲陽部也。若有此三陰之脈見，是陰上乘於陽也。若肌肉之下，是脈之下爲陰部也。若有此三陽脈見，即是陽氣下乘於陰也。此乃是上下察陰陽之法也。

○楊曰：過於本位謂之長，不及本位謂之短也。

① 心肺俱浮……脾者中州故其脈在中：《千金翼方》卷二十五作「凡心肺二脈大率俱浮，何以別之？浮而大者心也，浮而短者肺也。凡肝腎二脈俱沈，何以別之？牢而長者肝也，按之濡舉指來實者腎也。遲緩而長者脾也。」

② 法：佚存本、守山閣本同。《脈經》卷一作「脈」。

③ 脈有一陰一陽：佚存本、守山閣本同。《脈經》卷一上有「經言」二字。另按，《脈經》卷一「經言」二字之前是《難經·六難》的内容。

④ 之言：佚存本、守山閣本同。《脈經》卷一作「言之」。

⑤ 此言者：佚存本、守山閣本同。《脈經》卷一作「經言如此者」。

浮者，陽也。滑者，陽也。長者，陽也。

楊曰：按之往來流利展轉替替然，謂之滑。

沉者，陰也。短者，陰也。濇者，陰也。所謂①**一陰一陽者，謂脈來沉而滑也。**

丁曰：其脈若在左尺而見，此是腎與膀胱表裏，順也。若在左寸口，即爲病脈，逆也。

一陰二陽者，謂脈來沉滑而長也。

此脈見於陰部，即是陽下乘於陰也②。

一陰三陽者，謂脈來浮滑而長，時一沉也。

此者是陽伏於陰也③。

所言④**一陽一陰者，謂脈來浮而濇也。**

丁曰：浮濇者肺脈，當見右手寸口。即是本部之陰陽，即順也。若在左關，病，即是逆也。

一陽二陰者，謂脈來長而沉濇也。

丁曰：即乏血氣，皆濇也。

---

① 所謂：佚存本、守山閣本同。《脈經》卷一作『所以言』。
② 此……於陰也：該注脱失注家標識。牛兵佔主编《難經譯註》一書，直書『丁德用』三字，或有所本。
③ 此……於陰也：該注脱失注家標識。牛兵佔主编《難經譯註》一書，直書『丁德用』三字，或有所本。
④ 所言：佚存本、守山閣本同。《脈經》卷一作『所以言』。

一陽三陰者，謂脈來沉濇而短，時一浮也①。

丁曰：若有陽部見之，此謂陰伏陽也。

各以其經所在，名病逆順也。

楊曰：隨春夏秋冬，觀其六脈之變，則知病之逆順也。

五難②曰：脈有輕重，何謂也？然：初持脈如三菽③之重，與皮毛相得者，肺部④也。如六菽⑤之重，與血脈相得者，心部也。

呂曰：菽者，豆也。言脈之輕重，如三豆之重，在皮毛之間。皮毛者，肺氣所行也，言肺部也⑥。

---

① 一陰一陽者……時一浮也：《千金翼方》卷二十五『診脈大意第二』所引與此大致相同，其文曰：『脈有一陰一陽者，脈來沈而滑也；一陰二陽者，脈來沈滑而長也；一陰三陽者，脈來浮滑而長，時一沈也。一陽一陰者，脈來浮而濇也；一陽二陰者，脈來長而沈濇也；一陽三陰者，脈來沈濇而短，時一浮也。』

② 五難：五難見引於《脈經》卷一之『持脈輕重法第六』。

③ 菽：本書及佚存本皆誤作『叔』，據守山閣本、佚存本人衛勘誤表改。

④ 部：《千金翼方·診脈大意第二》卷二十五作『脈』，下同。

⑤ 菽：本卷卷末『音釋』曰：『菽，音叔。』

⑥ 呂曰……言肺部也：《脈經》卷一中亦保留相似按語，但無『呂曰』二字，且行文略異。其文曰：『菽者小豆，言脈輕如三小豆之重，焒㽺作。皮毛之間者肺氣所行，故言肺部也。』按《脈經》中除『焒㽺作』三字難以理解之外，基本與本書呂廣注相合。可以初步判斷《脈經》中所引用的《難經》古註出於呂廣之手。換言之，極有可能王叔和譔集《脈經》時，曾經取用吳太醫令呂廣的《難經註解》。至於『焒㽺作』三字的形成，參考《脈經》其它版本，基本可以判斷這是校定者雙行小字拼合誤刻的結果。正確的解讀應當是『呂氏作大豆』五字，其中『作』字本是新增雙行小注的第三字，誤竄入呂廣原註之中。而其餘四字，既有拼合，又有誤刻，故形成難以解讀的『焒㽺』二字。《脈經》一書的影宋刻本中出現雙行小注中再加一層雙行小注的情況並不多見。這說明兩個問題：第一、第一層雙行小注一定不是宋臣所爲（具體到此處，當是王叔和採摘呂廣註解之舊）；第二、第二層雙行小注極有可能是宋臣所增。宋臣高保衡、孫奇、林億等人在『校定脈經序』中也說『今則考以《素問》、《九墟》、《靈樞》、《太素》、《難經》、《甲乙》、仲景之書，並《千金方》及《翼》說脈之篇以校之。』

心主血脈，次於肺，如六豆重。

如九菽之重，與肌肉相得者，脾部也。

呂曰：脾在中央，主肌肉，故次心，如九豆之重也。

如十二菽之重，與筋平者，肝部也。

呂曰：肝主筋，又在脾下，故次之。

按之至骨，舉指來疾者，腎也①。《本義》『腎』下有『部』字。

呂曰：腎主骨，其脈沉至骨，故曰腎也②。

故曰輕重也。

丁曰：經言菽者，豆也，此是診脈舉按之法也。此篇當在四難之前，以等陰陽高下。

○虞曰：脈之輕重，經中所載甚詳。若依經逐位尋之，義且淺矣。今舉一例爲式，假令左手寸口如三菽得之，乃知肺氣之至。如六菽之重得之，知本經之至。如九菽得之，知脾氣之至。如十二菽得之，知肝氣之至。按之至骨得之，知腎氣之至。夫如是，乃知五藏之氣，更相溉灌。六脈因茲亦有準繩，可以定吉凶，可以言疾病。餘皆倣之，故曰輕重也。

---

① 腎也：佚存本、守山閣本同。《脈經》卷一作『腎部也』。《千金翼方》卷二十五作『腎脈也』。

② 故曰腎也：佚存本、守山閣本同。《脈經》卷一所引的雙行小注中無此四字。

六難①曰：脈有陰盛陽虛，陽盛陰虛，何謂也？然：浮之損小，沉②之實大。故曰陰盛陽虛。沉之損小，浮之實大，故曰陽盛陰虛。是陰陽虛實之意也。

呂曰：陽脈是寸口，本浮而實。今輕手浮而得之，更損減而小，故曰陽虛。重手按之，沉，反更實大，沉者陰，故言陰實也③。

○丁曰：陽脈本浮，輕手而按其脈，損至而小，此是陽虛不足也。陰脈本沉而濡，今重手而按之，損至而小，是陰不足也。陽脈本浮，更加實大，此是陽盛陰虛也。《素問》曰：諸浮者，腎不足也。

○虞曰：人之所稟者，陰陽也。陰陽平，權衡等，則無更虛更實之證。今言盛與虛，則爲病之脈。《脈要精微論》曰：『陰盛則夢涉大水恐懼。陽盛則夢大火燔灼。陰陽俱盛，則夢相殺毀傷。』夫如是，可驗陰陽虛實之意也。

七難④曰：經言少陽之至，乍小乍大，乍短乍長。陽明之至，浮大而短。太陽之至，洪大而長。太

---

① 六難：六難見引於《脈經》卷一之『辨脈陰陽大法第九』。其位置則嵌於所引《難經》四難『是陰陽之法（脈）也』和『（經言）脈有一陰一陽』之間。

② 沉：本卷卷末『音釋』曰：『沉，持林反。』

③ 呂曰……陰實也：《脈經》卷一所引呂注與此行文略異。其文如下：『陽脈見寸口，浮而實大。今輕手浮之，更損減而小，故言陽虛。重手按之，反更實大而沈，故言陰實。』

④ 七難：《脈經》卷五『扁鵲陰陽脈法第二』中有一段經文與此難類似而不同，因同署扁鵲之名，錄以備參。其文曰：『少陽之脈，乍小乍大，乍長乍短，動搖六分，王十一月甲子夜半，正月、二月甲子王。太陽之脈，洪大以長，其來浮於筋上，動搖九分，三月、四月甲子王。陽明之脈，浮大以短，動搖三分，大前小後，狀如科鬥，其至跳，五月、六月甲子王。少陰之脈緊細，動搖六分，王五月甲子日中，七月、八月甲子王。太陰之脈，緊細以長，乘於筋上，動搖九分，九月、十月甲子王。厥陰之脈，沈短以緊，動搖三分，十一月、十二月甲子王。』

陰之至，緊大而長。少陰之至，緊細而微。厥陰之至，沉短而敦①。此六者，是平脈邪？將病脈邪？然：皆王脈也。其氣以何月，各王幾日？然：冬至之後得甲子，少陽王；復得甲子，陽明王；復得甲子，太陽王；復得甲子，太陰王；復得甲子，少陰王；復得甲子，厥陰王。王各六十日，六六三百六十日，以成一歲。此三陽三陰之王時日大要也。《本義》作「乍大乍小」。

呂曰：少陽王正月、二月，其氣尚微少，故其脈來進退無常。陽明王三月、四月，其氣始萌未盛，故其脈來浮大而短也。太陽王五月、六月，其氣太盛，故其脈來洪大而長。太陰王七月、八月，乘②夏餘陽，陰氣未盛，故其脈來緊大而長。少陰王九月、十月，陽氣衰而陰氣盛，故其脈來緊細而微也。厥陰王十一月、十二月，陰氣盛極，故言厥陰，其脈來沉短以敦。敦者，沉重也。《四時經》一陰一陽，八王③。此《難經》三陽在前，三陰在後。其王所以不同者，其移各異也。《難經》謂從正月至六月，春夏半歲，浮陽用事，故言三陽王在前。從七月至十二月，秋冬半歲，沉陰用事，故言三陰在後。謂四時陰陽夫婦之王也。

○丁曰：夫三陰三陽之氣王，隨六甲以言之。此法是按《黃帝·六節藏象論》云：『天以六六之節成一歲』。其自冬至之後得甲子，即是盛④年初之氣分也。其甲子或在小寒之初，或在大寒之後，所以少

① 敦：本卷卷末『音釋』曰：『敦，都昆反，厚也。』
② 乘：佚存本、守山閣本同。《黃帝八十一難經纂圖句解》卷之一作『承』。
③ 四時經……八王：今本《四時經》雖然首句即『冬至之後得甲子，少陽起於夜半，肝家王』云云，足以與本難相參並悟，但並未見「一陰一陽八王」之說，詳情待考。校者案：《四時經》見森立之《素問考注》附篇『四時經考注』，森氏曰：『謹案：王叔和《脈經》卷三·五藏部中引《四時經》凡五條，乃論五藏四時長夏應脈，及疾病虛實，陰陽昇降，相生相剋，草木昆蟲之理，其文簡，其意奧，頗仿佛《內經》，則爲《漢誌》已來所載《四時五藏脈經》之遺無復疑焉。《玉函經·總例》云：「愚醫不通十二經脈，不知四時之經。」《千金方》卷一·診候第四云：「愚醫不通三部九候及四時之經。」所云四時之經即謂此書也。如其註文，蓋亦古賢所述，恐是出於華、張之輩，決非叔和之所撰也。』
④ 盛：守山閣本夾註曰：『○按，「盛」字疑衍。』校者案：《黃帝八十一難經纂圖句解》卷之一『盛』引作『來』，於義乃順，似當據改。

陽之氣，未出陰分，故其脈乍大乍小、乍短乍長也。復得甲子，陽明王，其陽明之至，浮大而短，爲二之氣。其後①始喧，其氣未盛，是故陽明之至，浮大而短。太陽之至，洪大而長。復得甲子，爲三之氣。盛陽之分，故太陽之至，洪大而長也。太陰之至，緊大而長。復得甲子，爲四之氣。暑濕之分，秋氣始生，乘夏餘陽，故太陰之至，緊大而長也。少陰之至，緊細而微。復得甲子，爲五之氣。清切之分，故少陰之至，緊細微也②。厥陰之至，沉短而敦。復得甲子，爲終之氣。盛陰之分，水凝而③如石，故厥陰之至，沉短而敦也。此三陰三陽之脈王，隨六甲之日數，故有此六脈之狀，是謂平脈也。

八難④曰：寸口脈平而死者，何謂也？然：諸十二經脈者，皆係於生氣之原，所謂生氣之原者，謂⑤十二經之根本也，謂腎間動氣也，此五藏六府之本。十二經脈⑥之根、呼吸之門、三焦之原，一名守邪之神。故氣者，人之⑦根本也。根絶則莖⑧葉⑨枯矣，寸口脈平而死者，生氣獨絶於内也。

---

① 後：佚存本、守山閣本同。《黄帝八十一難經纂圖句解》卷之一作「候」。
② 緊細微也：佚存本同。守山閣本作「緊細而微也」，並有夾註曰：「〇按，此「而」字，原本誤在下文「水凝」二字下，今移正。」校者案：《黄帝八十一難經纂圖句解》卷之一引作「緊細而微」，是。
③ 而：佚存本同。守山閣本已移除。校者案：《黄帝八十一難經纂圖句解》卷之一作「冱」，義長。
④ 八難：八難見引於《脈經》卷四之「辨三部九候脈證第一」。
⑤ 謂：佚存本、守山閣本同。《脈經》卷四作「非謂」，是。
⑥ 脈：佚存本、守山閣本同。《脈經》卷四無。
⑦ 之：佚存本、守山閣本同。《脈經》卷四無。
⑧ 莖：本卷卷末「音釋」曰：「莖，音衡。」
⑨ 葉：佚存本、守山閣本同。《脈經》卷四無。

呂曰①：寸口脈平而死者，非應四時脈，其脈狀若平和也。又曰：十二經皆係於生氣之原。所謂生氣之原者，爲十二經本原也。夫氣衝之脈者，起於兩腎之間，主氣，故言『腎間動氣』。挾任脈上至喉咽，通喘息，故云『呼吸之門』，上係手三陰三陽爲支，下係足三陰三陽爲根。故聖人引樹以設喻也。其三氣②之原者，是三焦之府，宣行榮衛③，邪不妄入，故曰『守邪之神』也。人以尺脈爲根本，寸脈爲莖葉。寸脈雖平，尺脈絕；上部有脈，下部無脈者，死也。

〇楊曰：寸口脈平者，應四時也。所云死者，尺中無脈也。尺脈者，人之根本。根本既絕，則莖葉枯焉。然則以尺脈爲根本，寸脈爲莖葉，故引樹以爲譬也。

〇丁曰：腎間動氣者，謂左爲腎，右爲命門。命門者，精神④之所舍，元氣之所係也。一名守邪之神者，以命門之神固守，邪氣不得妄入，入則死矣。此腎氣先絕於內，其人不病，病即死矣。

〇虞曰：經言十二經皆係於生氣之原，謂腎間動氣也，何以言之？謂兩腎之間動氣者，乃人之所受父母之原氣也。腎者，北方子之正位。故聖人云：元氣起於子。子者，坎之方位。坎者，即父母之元氣也。謂乾爲天爲父，坤爲地爲母。今坎之初六、六三，乃坤之初六、六三也。坎之九二，乾之九二也。謂乾坤

① 呂曰：宋臣在《脈經》卷四此處給出六十九字之注，其文曰：『腎間動氣謂左爲腎，右爲命門。命門者，精神之所舍，原氣之所系也。一名守邪之神，以命門之神固守，邪氣不得妄入，入即死矣。此腎氣先絕於內，其人便死，其脈不復，反得動病也。』此注與本書呂廣注大相徑庭，而與本書所示丁德用注略相雷同。據考丁德用之《難經補註》，仁宗嘉祐（一〇五六～一〇六三）末年已成，而《脈經》神宗熙寧元年（一〇六八）方始校訖進呈。換言之，宋臣校訂《脈經》時可以得見丁德用之《難經補註》是肯定的，但是不作任何說明直接引用丁氏解釋醫理之注編入《脈經》校訂本中，或有未妥。

② 三氣：佚存本同。守山閣本作『三焦』，義長。

③ 衛：佚存本誤作『衝』，形近之訛。守山閣本夾註曰：『〇按，「衝」字疑當作「衛」。』

④ 精神：《難經·三十九難》同。《難經·三十六難》作『神精』。

交於六三、九二而成坎卦，坎主子位，所以元氣起於子也。腎者，水也。《黄庭經》云：是水之精，坎之氣。今言兩腎之間，即人之原氣也。術士云：腎間曰丹田，亦曰隱海。中有神龜，呼吸原氣，故曰呼吸之門也。人之三焦，法天地三元之氣，故曰三焦之原，十二經脈憑此而生，乃曰十二經之根也。今寸口傳受穀氣。其脈但平和，柰人之生氣之原，已絶於兩腎之間，則十二經無所相依據。雖寸脈平和，人當死矣。所以喻木之無根本也。腎者，足少陰之經也。左爲腎，右曰命門。命門有穴，在背十四椎節下。又有志室二穴，在十四椎節下兩傍各三寸，有神守於命門，不令邪入志室。邪入志室，人則死矣。按，衍一『病』字。

九難①曰：何以別知②藏府之病耶？然：數③者，府也。遲者，藏也。

楊曰：去來急促，一息過五至，名數也。呼吸三至，去來極遲，故曰遲也。

數則爲熱，遲則爲寒④。諸陽爲熱，諸陰爲寒。故以⑤別知藏府之病也。

呂曰：府者陽，故其脈數。藏者陰，故其脈來⑥遲⑦。

〇楊曰：陽脈行疾，故病乃數。陰脈行遲，故病乃遲。此直云病在藏府，不顯其名，則病莫知准的。若數而弦者，病在膽。遲而弦者，病在肝。餘藏府悉依本狀，而遲數皆倣此也。

---

① 九難：九難見引於《脈經》卷一之『辨藏腑病脈陰陽大法第八』。
② 何以別知：佚存本、守山閣本同。《脈經》卷一作『脈何以知』。
③ 數：本卷卷末『音釋』曰：『數，色角切。』
④ 數則爲熱遲則爲寒：佚存本、守山閣本同。《脈經》卷一作『數即有熱，遲即生寒』。
⑤ 以：佚存本、守山閣本同。《脈經》卷一無。
⑥ 來：佚存本、守山閣本同。《脈經》卷一無。
⑦ 遲：《脈經》卷一此下有『陽行遲病則數，陰行疾病則遲』十二字，以上十二字語意難明，或是呂氏注佚文。

○虞曰：陽氣亂則數，陰氣虚則遲，則知藏府有寒熱之證也。

○丁曰：脈者，計於漏刻。其春秋二分，晝夜五十刻。則陰陽俱等，故得平和。冬夏二至，晝夜不等。夏至之前，晝六十刻，故六十[①]爲數，故數則爲熱。冬至之前，夜加六十刻，故陰多陽少，是爲寒。夫陰陽漏刻可定，人自有損益，故遲數有加。所以《經》云『諸陽爲熱，諸陰爲寒』。

十難曰：一脈爲十變者，何謂也？然：五邪剛柔相逢之意也。假令心脈急甚者，肝邪干心也。

呂曰：夏心主，脈見浮大而散，今反弦。弦者，肝脈來干心也。

○虞曰：母乘子曰虚邪。

○楊曰：干，猶乘也。

心脈微急者，膽邪干小腸也。

呂曰：小腸，心之府。脈當浮大而洪，長而微弦者，膽脈也。

○虞曰：陽干於陽，陰干於陰。同氣相求也。

心脈大甚者，心邪自干心也。

呂曰：心脈雖洪大，當以胃氣爲本。今無胃氣[②]，故其脈大甚也。此爲心自病。故言『自干心也』。

○虞曰：此失時脈也。

心脈微大者，小腸邪自干小腸也。

呂曰：小腸，心之府。微大者，其脈小，爲小腸自病，故言自干也。

---

① 六十：守山閣本夾註曰：『○按，「六十」疑當作「六至」。』

② 氣：佚存本誤作『甚』，涉下而誤。守山閣本夾註曰：『按，「甚」字疑當作「氣」。』

○虞曰：小腸，太陽①脈也。王於五、六月，其脈洪大而長。今得之微大，是知小腸之邪，自干小腸也。此曰正經自病，法曰正邪，故云自干也。

心脈緩②甚者，脾邪干心也。

呂曰：緩者，脾脈乘心，故令心脈緩也。

○虞曰：心脈見緩甚。此曰子之乘母，法曰實邪。

心脈微緩者，胃邪干小腸也。

呂曰：胃脈小緩見於心部。小腸，心府。故言干之。

○虞曰：於心部中，輕手得之，小緩是也。

心脈濇甚者，肺邪干心也。

呂曰：濇，肺脈。故言干心也。

○虞曰：金反凌火，此曰微邪脈也。

心脈微濇者，大腸邪干小腸也。

呂曰：微濇，大腸脈。小腸，心府。故曰干也。

心脈沉甚者，腎邪干心也。

呂曰：沉者，腎脈。故言干也。

○虞曰：心火炎上，其脈本浮。今見沉形，水來尅火。法曰賊邪也。

---

① 太陽：原書誤作「大陽」，據佚存本、守山閣本改。

② 緩：本卷卷末「音釋」曰：「緩，音換。」

心脈微沉者，膀胱邪干小腸也。

呂曰：微沉者，膀胱脈也。小腸，心府。故言干也。

五藏各有剛柔邪，故令一脈輒變爲十也。

呂曰：此皆夏王之時，心脈見如此者，爲失時脈。

◯楊曰：剛柔，陰陽也。邪者，不正之名。非有身王氣，而水來干身爲病者，通爲之邪也。

◯虞曰：推此十變之候，乃五行勝復相加。故聖人謂之五邪也。五藏各有表裏，更相乘之，一脈成十，故十變也。有陽有陰，故曰剛柔也。於本位見他脈，故曰相逢、相干也。聖人乃以心一藏爲例。其餘皆可知也。

◯丁曰：其言肝邪干心，膽邪干小腸者，此皆虛邪干心也。心邪自干心，小腸邪自干小腸者，此皆爲正邪也。脾邪干心，胃邪干小腸者，此皆爲實邪也。肺邪干心，大腸邪干小腸者，此皆微邪也。腎邪干心，膀胱邪干小腸者，此皆賊邪也。所謂剛柔相逢者，則十雜也。其十雜者，甲與己合，甲爲剛，己爲柔。戊與癸合，戊爲剛，癸爲柔。丁與壬合，丁爲剛，壬爲柔。丙與辛合，丙爲剛，辛爲柔。乙與庚合，乙爲剛，庚爲柔。凡剛柔相逢爲病者，剛甚則爲病重，柔甚則爲病微。柔逢剛，謂從所不勝於剛，故爲病甚也。剛逢柔，謂從所勝於柔，故爲病微也。其一脈十變之法，是師引此一部之中二經說此。五邪相干，爲之十變。凡兩手三部，各有二經。六部之內，各有五邪十變也。故從其首，計其數，六部十變也。數有六十，是謂六十首也。黃帝曰：『先持陰陽，然後診六十首』①之謂也。

① 先持陰陽……六十首：《素問・方盛衰論篇第八十》卷第二十四有『聖人持診之道，先後陰陽而持之，奇恒之勢乃六十首』，可參。

十一難曰：經言脈不滿五十動而一止。

呂曰：經言一藏五十動，五藏二百五十動，謂之平脈。不滿五十動者，無有五十動也，是以一藏無氣也。

一藏無氣者，何藏也？然：人吸者隨陰入，呼者因陽出。今吸不能至腎至肝而還。故知一藏無氣者，腎氣先盡也。

楊曰：按《經》言①：持其脈口，數其至也。五十動而不一代者，五藏皆受氣，是爲平和無病之人矣。四十動而一代者，一藏無氣，四歲死。三十動而一代者，二藏無氣，三歲死。二十動而一代者，三藏無氣，二歲死。十動而一代者，四藏無氣，一歲死。不滿十動而一代者，五藏無氣也，七日死。《難經》言止。《本經》言代。按止者，按之覺於指下而中止，名止。代者，還尺中停久方來，名曰代也。止、代雖兩經不同，據其脈狀，亦不殊別，故兩存之。

○虞曰：此與第八難『生氣獨絕』之義畧相似。八難言父母生氣之源，已絕於兩腎之間，故云死也。此言一藏無氣，言呼吸之間，肺行穀氣，腎間父母之原氣，亦無穀氣所養。原氣漸耗，乃知四歲必死，故云腎氣先盡也。

○丁曰：五十動者，是天地陰陽，以漏刻爲制度。人之脈息，爲自有損益，故無常數。其益過於六十，心肺有餘也。心肺有餘，則腎肝不足也。其損者不及四十之數，則心肺不足，乃腎肝有餘也。今陽氣虛少。故不滿五十也。其言動而止者。謂吸不能至腎至肝而還。此是陽不榮於下。故腎氣先絕也。絕則止也。此法又與『生氣獨絕於內』同法也。

① 經言：按此處之『經』及下文之『本經』，皆指《靈樞經・根結第五（法音）》之文。

十二難曰：經言五藏脈已絕於內，用鍼者反實其外。五藏脈已絕於外，用鍼者反實其內。內外之絕，何以別之？然：五藏脈已絕於內者，腎肝氣已絕於內也，而醫反補其心肺；五藏脈已絕於外者，其①心肺脈已絕於外也，而醫反補其腎肝。陽絕補陰，陰絕補陽，是謂實實虛虛。損不足，益有餘。如此死者，醫殺之耳。

〇呂曰：心肺所以在外者，其藏在膈上。上氣外爲榮衛，浮行皮膚血脈之中，故言『絕於外也』。腎肝所以在內者，其藏在膈下。下氣內養筋骨，故言『絕於內也』。

〇丁曰：夫五藏內外者，爲心肺在膈上，通於天氣也。心主於脈，肺主於氣，外華榮於皮膚，故言外也。腎肝在下，通於地氣。以藏精血，最於骨髓。心肺外絕，絕則皮聚毛落。腎肝內絕，絕則骨痿筋緩。診其脈，學者不能明於內外虛實，致使鍼藥悞②投。所以實實虛虛，損不足，益有餘，如此死者，是醫殺之耳。

音釋③

一難

榮衛上于平反。

二難

際音祭，晝④也。

---

① 其：佚存本、守山閣本同。李駉《黄帝八十一難經纂圖句解》卷二無。守山閣本夾註曰：『〇别本無「其」字，與上文一例。』

② 悞：同『誤』，錯，謬。

③ 音釋：原誤作『釋音』，今正之。本書各卷卷前有『附音釋』的標識，本書卷一、卷三、卷五之卷末皆作『音釋』。本書卷四原無『音釋』之設。

④ 晝：守山閣本夾註曰：『〇「晝」疑「盡」。』

三難

覆芳福切，反復也。　乘食陵切，侵也。

四難

別之上彼列反。　濇音色。　濡乳兖切，下同①。

五難

菽音叔。

六難

沉持林反。

七難

敦都昆反，厚也。

八難

莖音衡。

九難

數色角切。

十難

緩音换。

王翰林集註黄帝八十一難經卷之一②

---

① 濡……下同：此條原在『三難』之末，今據本書正文情況移至『四難』之末。

② 王翰林集註黄帝八十一難經卷之一：該標識原在『釋音』之前，今據本書通例移於『音釋』之後。

王翰林集註黃帝八十一難經卷之二

盧國秦越人　撰

呂廣　丁德用　楊玄操
虞庶　楊康侯　註解
王九思　王鼎象　石友諒
王惟一　校正　附音釋

十三難曰：經言見其色而不得其脈，反得相勝之脈者，即死。得相生之脈者，病即自已。色之與脈，當參相應，爲之柰何？然：五藏有五色，皆見於面。亦當與寸口尺內相應。假令色青，其脈當弦而急。

呂曰：色青，肝也。弦急者肝脈，是謂相應也。

○虞曰：色青脈弦，中外相應也。《素問》曰：肝部在目下。於此視色，以參脈證。

色赤，其脈浮大而散。

呂曰：色赤，心也。浮大而散心脈也，是謂相應。

○虞曰：色赤脈大，色脈相應也。《素問》曰：心部在口。視色合脈。

色黃，其脈中緩而大。

呂曰：色黃者，脾也。中緩而大脾脈也。

○虞曰：此色脈相應也。《素問》曰：脾部在唇。色見其中，以應脈狀。

色白，其脈浮濇而短。

呂曰：白者，肺也。浮濇而短肺脈也。

○虞曰：肺部見於闕庭，兩眉上也。

色黑，其脈沉濡而滑。

呂曰：色黑者，腎色也。腎主水，水性沉。腎亦在五藏之下，故其脈沉濡而滑。

○虞曰：腎色之見於肌皮，在面取其地閣。

此所謂五色之與脈，當參相應也。

呂曰：此正經自病不中他邪故也。

○虞曰：謂應本經虛實之證也。

○丁曰：經言色青脈弦而急，色赤脈浮而散，色黃脈中緩而大，色白脈浮濇而短，色黑脈沉濡而滑。此是五藏色脈皆相應，謂正經自病無他色也。脈相則所以言當參相應也。

脈數，尺之皮膚亦數。

丁曰：數即心也。所以臂內皮膚熱也。

脈急，尺之皮膚亦急。

丁曰：急者，臂內經絡滿實。所以堅急也。

脈緩，尺之皮膚亦緩。

丁曰：緩者，肌肉消。故皮膚亦緩弱也。

脈濇，尺之皮膚亦濇。

丁曰：肺主燥。所以臂內皮膚亦濇也。

脈滑，尺之皮膚亦滑。

丁曰：腎主水，其脈滑。所以臂內皮膚亦滑也。此五者，皮膚滑濇急緩數，又與色脈參同也。

○呂曰：此謂陰陽藏府，浮沉滑濇相應也。

五藏各有聲色臭①味，當與寸口尺內相應。

丁曰：其言相應者。脈數、色赤、皮膚熱，此是心之一藏色脈皮膚參相應也。脈急、色青、皮膚經絡堅急而青②，此是肝之一藏色脈皮膚參相應也。脈緩、色黃、皮膚緩，此是脾之一藏色脈皮膚參相應也。脈濇、色白、皮膚濇，此是肺之一藏色脈皮膚參相應也。脈滑、色黑、皮膚滑，此是腎之一藏色脈皮膚參相應也。凡診脈者，先須循臂之內外，然後診脈視色也。

○虞曰：肝脈弦，其色青，其聲呼，其臭羶，其味酸。心脈洪，其色赤，其聲笑，其臭焦，其味苦。脾脈緩，其色黃，其聲歌，其臭香，其味甘。肺脈濇，其色白，其聲哭，其臭腥，其味辛。腎脈沉，其色黑，其聲呻，其臭腐，其味鹹。此謂相應也。

其不相應者病也。

虞曰：相應，謂正經自病也。假令肝病，脈弦、色青、多呼、好羶、喜酸，此曰自病也。不相應者，乃如下說。假令肝病，脈濇、色白、多哭、好腥、喜辛，此曰相反。聲色臭味，皆見肺之證候，金之賊木，此曰賊邪。不相應，必死也。

---

① 臭：本卷卷末『音釋』曰：『臭，尺救切。』此處似當作『許救切』。

② 而青：守山閣本夾註曰：『○此二字疑衍文。』

假令色青，其脈浮濇而短，若大而緩爲相勝；浮大而散，若小而滑爲相生也。

呂曰：色青者肝也。浮濇而短者肺也。肺勝肝爲賊邪。若大而緩爲脾脈也。肝勝脾，故言相勝也。浮大而散心脈也，心爲肝之子。若小而滑腎脈也，腎爲肝之母，肝爲腎之子。子母相生，故爲相生也。

〇丁曰：經引肝之一藏，其脈當弦急，其色當青，即爲順也。色青、脈濇者逆也。脈若大而緩，是肝勝於脾也，其病甚，故云相勝。若脈浮大而散，若小而滑，是爲相生也。

經言知一爲下工，知二爲中工，知三爲上工。上工者十全九，中工者十全八，下工者十全六。此之謂也。

呂曰：五藏一病輒有五。今經載肝家一藏爲例耳。解一藏爲下工，解二藏爲中工①，解五藏爲上工。

〇丁曰：上工者，謂全知色、脈、皮膚三法相生、相勝本始，故治病十全其九。中工知二，謂不能全收②，故治病十全得③八。下工知一，謂不解④明於全法，一心治已病，故十全得六也。

〇虞曰：工者，萬舉⑤萬全乃曰工也。凡爲醫者，究《難經》，察脈之浮沉、藏府虛實；通《素問》，知經脈往來、針之補瀉；窮《本草》，識藥之寒溫、氣味所歸，全此三家，然後治病。可曰知三爲上工也，醫不三世，不服其藥，謂非工也。《素問》曰：『五藏之象，可以類推；五藏相音，可以意識』⑥，此可曰工也。

① 解二藏爲中工：佚存本、守山閣本同。《史記正義·扁鵲倉公列傳》引作『解三藏爲中工』，是。守山閣本夾註曰：『〇按，《史記正義》引此文「二」作「三」。』
② 收：佚存本、守山閣本同。《黄帝八十一難經纂圖句解》卷之二作『釋』。
③ 得：佚存本、守山閣本同。《黄帝八十一難經纂圖句解》卷之二作『其』，下同。
④ 解：佚存本、守山閣本同。《黄帝八十一難經纂圖句解》卷之二作『能』。
⑤ 舉：原本及佚存本、守山閣本均誤作『學』，形近之訛。據《黄帝八十一難經纂圖句解》卷之二改。
⑥ 五藏之象……可以意識：語見《素問·五藏生成篇第十》。

十四難①曰：脈有損至，何謂也？然：至之脈，一呼再至曰平。

呂曰：平者，謂平調之脈也。

○丁曰：平者，無過之脈也。

○虞曰：人之呼吸，曰陰陽也。一呼一吸，謂之一息。經言一呼再至，一吸再至，謂之平脈也。人呼吸法陰陽，一息法一年，一息脈動四至，四至法四時。一呼脈行三寸法三陽，一吸脈行三寸法三陰，故曰平也。

三至曰離經。

呂曰：經言『再至曰平，三至曰離經』，不知②經言也，其人必病。

○丁曰：謂加於陰之二倍，故曰離經。

○虞曰：經者，常也，謂脈離常經之所。細而言之，人一呼脈行三寸，一吸脈行三寸。呼吸定息，脈行六寸。一日一夜，一萬三千五百息，脈行八百一十丈，乃爲一周，後從始起之經再行。今③一呼脈三至，脈行四寸半，一吸三至，脈行四寸半，一息脈行九寸。一日一夜一萬三千五百息，脈行一千二百一十五丈，過於半脈④，不在所起之經再起，故曰離經也。舉一例以擬之，如人一日周行百里，卻從初行之處再行，曰⑤平。今一日卻一百五十里，過於五十里，不在周而復始之處再行，故曰離經也。

---

① 十四難：十四難的前半部分，從『脈有損至』至『名曰行屍』見引於《脈經》卷四之『診損至脈第五』。十四難的後半部分，從『上部有脈』至『故知不死』見引於《脈經》卷四之『辨三部九候脈證第一』。

② 知：佚存本同。守山閣本作『如』，是。

③ 今：原本及佚存本、守山閣本均誤作『令』，形近之訛。據《黃帝八十一難經纂圖句解》卷之二改。

④ 半脈：佚存本、守山閣本同。《黃帝八十一難經纂圖句解》卷之二作『平脈』。

⑤ 曰：本書及佚存本皆誤作『日』，據守山閣本、佚存本人衛勘誤表改。

四至曰奪①精。

呂曰：其人病困奪精者，鼻目唇口精候奪色診見也。

○丁曰：謂加於陰四倍，故曰奪精。

○虞曰：平脈一息行六寸。今奪精之脈，一息行一尺二寸。此乃一日一夜息數，乃行兩日夜脈度數。尺寸脈，諸夫爲數脈者，陽氣亂。況陽爲病，頗亦狂言，顔色恍懽②。呂氏言鼻目唇口精候色奪者，非也。夫人納五味，味歸形，形歸氣，氣歸精。今一息四至，乃陽氣亂，故脈數。數則氣耗，耗則精無所歸，猶如③奪去，故曰奪精。如人一日行一百里，今一日行二百里，氣疲之則耗也。「之」恐「乏」字。

五至曰死。

呂曰：其人病證候已見，脈復加一至，定當死也。

○虞曰：比之④平脈一倍過半，四至已是奪精。五至，其死明矣。

○丁曰：爲加於陰六倍，故曰死也。

六至曰命絶，此死之脈也⑤。

呂曰：不出日死。

○虞曰：五至，死之漸也。六至，今死矣。此言死之脈也，必是言至之脈也⑥。必是言至之脈，恐

① 奪：本卷卷末『音釋』曰：『奪，徒活切。』

② 懽：守山閣本夾註曰：『○「懽」疑「惚」。』

③ 猶如：本書及佚存本皆誤作『獨加』，據守山閣本、佚存本人衛勘誤表改。校者案：《黄帝八十一難經纂圖句解》卷之二亦作『猶如』。

④ 比之：本書及佚存本均誤作『此之』，形近之訛。據《黄帝八十一難經纂圖句解》卷之二改。守山閣本作『此比』，亦通。

⑤ 此死之脈也：佚存本、守山閣本無『也』字。《脈經》卷四作『此至之脈也』，是。

⑥ 必是言至之脈也：佚存本同。守山閣本刪此七字，並有夾註曰：『○按，原本此下誤衍「必是言至之脈也」七字，今刪之。』

寫之誤①，可合下文②。

何謂損？一呼一至曰離經。

丁曰：爲陰加於陽二倍也③。

○虞曰：前之至脈離經，謂脈行過半。此之損脈離經，謂脈行減半。以下吸養於呼也。

二呼一至曰奪精。『二』《本義》作『再』。

丁曰：爲陰加於陽四倍也④。

○虞曰：平人脈，一日一夜五十周身。今二呼而脈一至，一日一夜不及一十三箇⑤周身。脈只行及二百二丈五尺。其人氣耗血枯，神慘色夭，精華猶如奪去。

三呼一至曰死。

丁曰：謂陰加於陽六倍也⑥。

虞曰：平人之脈，三呼脈六至。一日一夜，八百一十丈，無危。今三呼脈一至，脈只行一寸半。一

---

① 必是言至之脈恐寫之誤：以上十字，似屬校勘語誤入正文者，或系後之撰輯者所爲。

② 可合下文：守山閣本夾註曰：『○按，此下似有脫文。』

③ 丁曰爲陰加於陽二倍也：此條丁注原書脫漏。據醫理補。

④ 丁曰爲陰加於陽四倍也：此條丁注原書誤植於『一呼一至曰離經』下，今據醫理移回此處。與本難最後一個丁注中『二呼一至者，是陰加於陽四倍，亦曰奪精』之論相合。

⑤ 箇：原作『箇』（爲『個』之繁體），本不誤。佚存本作『筒』，係形近之訛。守山閣本以之爲衍文遂刪之，佚存本人衛勘誤表亦刪之。佚存本系活字擺印本，因此容易出現取用字模時的形近之誤。

⑥ 丁曰謂陰加於陽六倍也：此條丁注原書誤植於『二呼一至曰奪精』下，今據醫理移回此處。

日一夜，只行及六十七丈五尺，不及五周身①。如此之候死可待也。

四呼一至曰命絕。此謂②**損之脈也。**《本義》無『謂』字。

虞曰：四呼當八至。今四呼脈一至，一日一夜，不及四周身③。氣血已盡④，藏敗神去，故命絕也。

至脈從下上，損脈從上下也。

呂曰：至脈從下上者，謂脈動稍增上至六，至多而呼少⑤。損脈從上下者，謂脈動稍減至一，呼多而至少也。

損脈之爲病柰何？然：一損損於皮毛，皮聚而毛落。

虞曰：一損損肺。肺主皮毛，故皮聚而毛落也。

二損損於血脈，血脈虛少，不能榮於五藏六府也⑥。

虞曰：二損損血脈，是知心受之。心主血，今則心血枯，不能榮於五藏六府也。

---

① 不及五周身：守山閣本夾註曰：『〇按，此數誤。當云「行一百三十五丈，不及九週身」。』校者案：守山閣本金山錢熙祚氏此注及後『不及四周身』注中所校正確，可謂獨具慧眼。此二處虞庶均誤將一呼視爲一息，因此此二條虞氏所注一日一夜脈之行經長度及循環周數才及正解之半。

② 謂：佚存本、守山閣本同。《脈經》卷四、《黄帝八十一難經纂圖句解》卷之二無。

③ 不及四周身：守山閣本夾註曰：『〇按，當云「不及七周身」。』

④ 氣血已盡：佚存本、守山閣本同。《黄帝八十一難經纂圖句解》卷之二作『氣盡已絕』。

⑤ 少：佚存本誤排作『七』。

⑥ 也：佚存本、守山閣本同。滑壽《難經本義》卷上無。守山閣本夾註曰：『〇別本無「也」字，與上文一例。』

三損損於肌肉，肌肉消①瘦，飲食②不爲肌膚。《本義》『不』字下有『能』字。

虞曰：脈之三損損於脾。脾者，受納五味，以化生五氣藏府，以長肌膚。今既損，故味不化，則肌肉消瘦也。

四損損於筋，筋緩不能自收持。

虞曰：四損損肝，病乃如是。《素問》曰：『其有傷筋縱，若其不容容。』③容，不收持也。

五損損於骨，骨痿不能起於床。反此者至於收病也。

虞曰：今之五損④損於腎。腎主骨，故骨痿不能起於床。《素問》曰：『腎熱則腰脊不舉。骨枯髓減，發爲骨痿。』⑤痿者，無力也。

○呂曰：收者，取也。經但載損家病，不載至家病。至家者，諸陽六府病。六府病，苦頭痛身熱，忽特不利，與損家病異。今反載損家病證，故損脈於此受病，非是至家病也。『虞曰今』之『今』當作『脈』字。

從上下者，骨痿不能起於床者死。

呂曰：從肺損至骨，五藏俱盡，故死。肺在上也。

○虞曰：至此推究損家病證。一損肺，二損心，三損脾，四損肝，五損腎。乃如第五難脈輕重菽數下損之腎也。

---

① 消：佚存本、守山閣本同。《脈經》卷四作『痟』。
② 飲食：佚存本、守山閣本同。《脈經》卷四作『食飲』。
③ 其有傷筋縱若其不容容：《素問·生氣通天論篇第三》作『有傷於筋，縱，其若不容』。
④ 今之五損：佚存本、守山閣本同。據本條後『虞曰今之今當作脈字』的小字注，可知『今之五損』當作『脈之五損』。
⑤ 腎熱則……發爲骨痿：語見《素問·痿論篇第四十四》。

從下上者，皮聚而毛落者死。

呂曰：從腎損之肺，亦復五藏俱盡，故死也。此是損家然①病證，非至家病證，腎在下故也。

治損之法奈何？然：損其肺者，益其氣。

呂曰：肺主氣。今損故當以針藥益其氣也。

○丁曰：肺者，主其氣。故損即補之以針。補其手太陰經中俞太淵②穴也。以辛味佐不足，即是益其氣也。

損其心者，調其榮衛。

呂曰：心者，榮衛之本。今損當以針藥調之。

○丁曰：心者，主榮衛。故損即補之以針。補其手少陰經中井、手厥陰經中井是其母，手少衝、手中衝亦是其母③。以苦味佐之。此調其榮衛之現也。

○虞曰：心主血。血爲憂愁、思慮傷於心，因茲致損。凡人血流據氣，氣動依血。宣調榮衛，節憂愁思慮以治之。『於』字恐衍。

損其脾者，調其飲食，適其④寒溫。

呂曰：脾主飲食。今其氣衰損，穀不消化。故當調適寒溫也。

---

① 然：佚存本同。守山閣本無『然』字。據上下文意『然』字當在『此』字前。

② 太淵：原誤作『大淵』，今正之。

③ 手少衝手中衝亦是其母：按，少衝、中衝二穴即是前手少陰、厥陰經之井穴，所謂『亦是其母』語義重複。

④ 其：《難經本義》卷上、《脈經》卷四同。佚存本、守山閣本無。守山閣本夾註曰：『○別本「適」下有「其」字，與上句一例。』

○丁曰：脾損則調其飲食，適其寒溫。謂脾主意思，故順其意思飲食，適其寒溫也①。

○虞曰：脾化水穀以生氣血。今見脾損，飲食不爲肌肉。宜調節飲食，無令傷脾也。適其寒溫者，啟玄子謂『春涼食、夏冷食、秋溫食、冬熱食也。』《本經》曰：飲食勞倦傷脾也②。

損其肝者，緩其中。

呂曰：肝主怒，其氣急。故以針藥以緩其中。

○丁曰：肝主怒，以甘緩其中。以土味和其肝。當補足厥陰合曲泉穴是也。

○虞曰：怒則氣逆，脈乃強急。以憑方術，以緩其中。《素問》曰：『肝苦急，急食甘以緩之。』又曰：『宜食甘。粳米、牛肉③、棗、葵味皆甘。』④甘性緩也。

損其腎者，益其精⑤。此治損之法也。

呂曰：腎主精。今損故以針藥補益其精氣。

○丁曰：益其精者，以鹹味補之。當補足少陰經中金⑥復溜穴，是其母也。

○虞曰：耗周⑦過多，而致損腎。宜憑鹹味以補精華。

① 丁曰……適其寒溫：治損之法餘肺、心、肝、腎四處丁德用注皆備論針補之穴，此處無者或系脫漏，若據醫理擬之當是『補其足太陰經中滎大都穴也。』
② 飲食勞倦傷脾也：見本書四十九難。
③ 牛肉：原本誤作『生肉』，佚存本、守山閣本同。據《素問·藏氣法時論篇第二十二》改。
④ 肝苦急……葵味皆甘：以上二語見《素問·藏氣法時論篇第二十二》。
⑤ 益其精：佚存本、守山閣本同。《脈經》卷四作『益其精氣』。
⑥ 金：原書脫漏，據醫理補。與丁德用損其肺、心、肝三注體例相合。
⑦ 耗周：守山閣本夾註曰：『○按，「周」字疑當作「用」』。佚存本人衛勘誤表改『周』爲『用』。

脈有一呼再至，一吸再至；有一呼三至，一吸三至；有一呼四至，一吸四至；有一呼五至，一吸五至；有一呼六至，一吸六至。

虞曰：此重明前之至脈病證，乃如後說。

有一呼一至，一吸一至；有再呼一至，再吸一至；有呼吸再至①。

虞曰：此重明損脈。輕重生死當如後說。

脈來如此，何以別知其病也？然：脈來一呼再至，一吸再至，不大不小曰平。一呼三至，一吸三至，爲適得病。

虞曰：脈三至曰離經。反於常經，知病始得。

前大後小，即頭痛目眩②。

虞曰：病在三陽。

前小後大，即胸滿短氣③。

丁曰：前大者，爲寸外大也。後小者，寸內小也。寸前大則頭痛目眩。寸後大者胸滿短氣。經言：

---

① 有呼吸再至：守山閣本夾註曰：『○按，此五字疑衍。』

② 前大後小即頭痛目眩：《黃帝八十一難經纂圖句解》卷之二此下之句解爲『前大者，寸外大也。後小者，寸內小也。上部法天，主胸以上至頭之上有疾，寸口乃上部，故頭腦疼痛，眼目眩運。』

③ 前小後大即胸滿短氣：《黃帝八十一難經纂圖句解》卷之二此下之句解爲『前小者，寸外小也。後大者，寸內大也。主胸膈滿塞，氣息短促。』校者案：結合下文可知，以上二條『句解』實由丁德用注敷衍而來。據馬繼興先生考證，《難經集註》是『十家補註本』的重刻改訂本，而所謂『十家補註本』今已不可得見。然南宋・李駉《黃帝八十一難經纂圖句解》的主要工作底本即『十家補註本』，其書序言中說『敬以《十先生補註》爲宗祖，言言有訓，字字有釋』，雖然李氏移易前人經註之處不少，但此書仍不失爲校正《難經集解》的重要參考。

『寸部法天，主胸以上至頭有疾』① 故也。

○虞曰：病在三陰。

一呼四至，一吸四至。病②欲甚。

虞曰：脈病反常經，法曰『奪精之脈』。脈大，法曰『渾渾革至如涌泉者病進』，欲甚之理明也。

脈洪大者，苦煩滿。

虞曰：病在三陽，陽盛煩滿。

沉細者，腹③中痛。

虞曰：病在三陰，陰主於內。故腹中病也。

滑者傷熱。

虞曰：脈動如徐，前却流利，替替然。熱盛於氣，其脈滑也。

濇者中霧④露。

虞曰：濇脈狀如刀刮竹。寒盛於血，故脈乃濇也。

一呼五至，一吸五至。其人當困。

虞曰：脈一息十至。氣血勞走不困，受爲生死。如下說。

---

① 寸部法天……至頭有疾：見本書十八難。
② 病：佚存本、守山閣本同。《脈經》卷四『病』下有『適』字。
③ 腹：佚存本誤排作『胸』。
④ 中霧：本卷卷末『音釋』曰：『中霧，上音衷。』

沉細夜加，浮大晝加。

虞曰：陰脈細沉，夜加可驗。陽脈浮大，晝甚可加①。

不大不小，雖困可治。其有大小者，爲難治。

虞曰：極大，陽大盛必滅②。極小，陰水弱必竭。故曰難治。

一呼六至，一吸六至。爲死③脈也。

虞曰：三倍於常，陽氣亂極，故曰死也。

沉細夜死。

虞曰：陰絕使然。

浮大晝死。

虞曰：陽絕如是。

一呼一至，一吸一至。名曰損。

虞曰：此損至離經之脈證。

人雖能行，猶當④著床。所以然者，血氣皆不足故也。再呼一至，呼吸再至⑤，名曰無魂。無魂者，當死也。人雖能行，名曰行尸。《本義》「呼」字上有「再吸一至」四字。

①　加：守山閣本夾註曰：「○按，此「加」字當作「知」。」
②　大盛必滅：佚存本、守山閣本同。《黄帝八十一難經纂圖句解》卷之二作「火盛必滅」。
③　死：佚存本、守山閣本同。《脈經》卷四「死」上有「十」字。
④　猶當：《脈經》卷四此下有「一作「獨未」」四字小注。
⑤　呼吸再至：佚存本、守山閣本同。《脈經》卷四作「再吸一至」，是。又，守山閣本夾註曰：「○按，此句當云「再吸一至」。」

虞曰：尋此至數，與前義相違。亦恐錯簡也。魂屬陽，陽主生。今脈形如是減損，乃知陽絕。陽絕則魂去，故人死也。

上部有脈，下部無脈。其人當吐，不吐者死。上部無脈，下部有脈。雖困無能爲害也①。所以然者，譬如②人之有尺，樹之有根，枝葉雖枯槁③，根本將自生。脈有根本，人有元氣④，故知不死。

丁曰：經言脈有從上下者，是謂五藏之氣，不相榮養，致令有此損至也。五藏之氣，隨呼吸上下，遞相榮養。其心脈⑤主氣，脈則隨吸而榮其腎肝。其吸不能至腎、至肝者，蓋腎先損，則病骨痿也。其腎肝不榮於上，故先病其肺。病則皮聚毛落也，其損甚者皆死。一呼再至曰平。一呼三至，即是陽加於陰二倍也，適得病也。其脈洪大曰離經。前大者，謂寸外大也；後小者，謂寸內小也。前小者，寸外小也；後大者，寸內大也。前大後小，則頭痛目眩；前小後大，即胸滿短氣。經曰：上部法天，以候胸以上至頭⑥。《素問》曰：寸外以前，主頭角耳目；寸內以後，主胸中。關以上，主膈下脇傍；關內以後，主腹中。尺外以前，主臍下；尺內以後，主至足下。凡左右有此小大⑦隨部言之。一呼四至，謂陽氣加陰四倍，故曰奪精也。二呼一至⑧者，是陰加於陽四倍，亦曰奪精。其浮大者，陽病甚，苦⑨煩滿也。

---

① 無能爲害也：佚存本、守山閣本同。《脈經》卷四作「無所苦」。
② 譬如：守山閣本夾註曰：「○按，滑氏《本義》云：『「譬如」二字，當在「有尺」下。』」
③ 槁：本卷卷末「音釋」曰：「槀，苦老切。」「槀」同「槁」。
④ 脈有根本人有元氣：佚存本、守山閣本同。《脈經》卷四作「木有根本即自有氣」。
⑤ 心脈：佚存本同。守山閣本並佚存本人衛勘誤表俱改「脈」爲「肺」。
⑥ 上部法天……至頭：見本書十八難。
⑦ 小大：佚存本、守山閣本作「大小」。
⑧ 至：佚存本誤排作「呼」。
⑨ 苦：本書及佚存本皆誤作「若」，據守山閣本、佚存本人衛勘誤表改。

加於滑者，傷於熱極也。其沉細者，陰病甚，所以腹中痛也。加於濇者，中霧露所作也。一呼五至，一吸五至，沉細則夜甚，浮大則晝甚。其有内外大小者，遊魂也。此不可療。其數至愈增愈減者死。上部有脈，下部無脈，其人自當發吐。其不吐，是氣獨絕於内也。上部無脈，下部有脈，雖困無能爲害者，謂神不①守也。神昏如魚掉尾者死。

○楊曰：上部寸口，下部尺中也。

○虞曰：此又明人稟父母之元氣②也。

十五難曰：經言春脈弦，夏脈鉤，秋脈毛，冬脈石，是王脈耶？將病脈也？然：弦鉤毛石者，四時之脈也。春脈弦者，肝東方木也。萬物始生，未有枝葉，故其脈之來，濡弱而長，故曰弦。

呂曰：春，萬物始生，未有枝葉，形狀正直如弦，故脈法之也。

○丁曰：春脈弦者，微弦曰平。平者，謂有胃氣。胃者，土也。能成於四方，間於四旁，故四時脈見。弦鉤毛石，皆當微見，即是有胃氣也。但獨見四時之脈者，皆無胃氣也。

夏脈鉤者，心南方火也。萬物之所盛，垂枝布葉，皆下曲如鉤。故其脈之來疾去遲，故曰鉤。《本義》『盛』字作『茂』字③。

呂曰：心脈法火，曲如鉤。又陽盛其脈來疾，陰虛脈去遲也④。脈從下上至寸口疾，還尺中遲，寸

① 不：守山閣本夾註曰：『○按，「不」字疑當作「内」。』
② 元氣：本書及佚存本皆誤作『無氣』，據守山閣本、佚存本人衛勘誤表改。
③ 本義盛字作茂字：以上七字註文原誤置於上一條『丁曰……皆無胃氣也』之末，今據實際情況移置此處。
④ 陽盛……去遲也：《素問・玉機真藏論篇第十九》卷第六『新校正』引呂廣注作『陽盛故來疾，陰虛故去遲』。

口滑不洩，故令①其脈環曲如鉤。

秋脈毛者，肺西方金也。萬物之所終，草木華葉，皆秋而落，其枝獨在，若毫毛也。故其脈之來，輕虛以浮，故曰毛。

呂曰：肺浮在上，其氣主皮毛。故令②其脈浮如毛也。

冬脈石者，腎北方水也。萬物之所藏也，盛冬之時，水凝如石。故其脈之來，沉濡而滑，故曰石。

呂曰：腎脈法水。水凝如石，又伏行溫於骨髓，故其脈實牢如石也。

此四時之脈也，如有變奈何？然：春脈弦，反者爲病。何謂反？

丁曰：反者，爲見秋脈如毛，是謂肝病。

然：其氣來實強，是謂太過，病在外。

呂曰：實強者，陽氣盛也。少陽當微弱，今更實強，謂之③太過。陽主表，故令④其病在外也。

〇丁曰：病在外者，是少陽，其脈微弦。今實強者，是膽有餘。面青好怒，是肝木之外證也。

氣來虛微，是謂不及，病在內。

呂曰：厥陰之氣養於筋，其脈弦。今更虛微，故曰不及。陰處中，故令⑤其病在內。

〇丁曰：病在內者，肝不足也。肝含血養筋，不足則筋緩，溲便難，是肝之內證也。

① 令：本書及佚存本皆誤作『今』，據守山閣本改。
② 令：本書及佚存本皆誤作『今』，據守山閣本改。
③ 之：本書、佚存本、守山閣本脫失此字。據《素問·玉機真藏論篇第十九》卷第六『新校正』引呂廣注所補。
④ 令：本書及佚存本皆誤作『今』，據守山閣本改。
⑤ 令：本書及佚存本皆誤作『今』，據守山閣本改。

○虞曰：太過之脈，謂不至而至。不及之脈，謂脈息虛微。太過，眩冒巔疾。其不及，則令人胸痛引背，下則兩脇胠①滿也。

氣來厭厭②聶聶③，如循榆葉，曰平。

吕曰：春少陰、厥陰俱合王。其脈之來，如春風吹榆葉，濡弱而調，故曰平脈也。

益實而滑，如循長竿，曰病。

吕曰：此謂弦多胃氣少也。

○丁曰：長而不軟，故若循竿，是爲病也。

急而勁益強，如新張弓弦，曰死。

吕曰：此謂但弦，無胃氣也。

○丁曰：謂強急而緊細，故曰如新張弓弦也。

春脈微弦曰平，弦多胃氣少曰病，但弦無胃氣曰死，春以胃氣爲本。

吕曰：胃主水穀，故人稟胃氣。

○丁曰：胃者，水穀之海。五藏皆受氣於穀。胃者，主稟四方④。故以胃氣而⑤爲本也。

---

① 胠：本書原誤作『脹』，據《素問・玉機真藏論篇第十九》卷第六改。
② 厭：本卷卷末『音釋』曰：『厭，益涉切。』
③ 聶：本卷卷末『音釋』曰：『聶，之涉切。』
④ 胃者主稟四方：校者案：丁德用注中『胃者主稟四方』的釋義，與十五難中『胃者……主稟四時』尚有區別。《千金翼方・診脈大意第二》卷二十五中有『故曰胃爲水穀腑，主稟四方，皆以胃氣爲本也』一語，似可看作今本《難經・十五難》中局部文句的別本流傳。雖然丁注與《翼方》所述正合，但丁德用是否見過《難經》別本有待深入考究，尚難遽下結論。
⑤ 而：守山閣本夾註曰：『○按，「而」字疑衍。』

夏脈鉤，反者爲病。何謂反？

丁曰：胃脈來石滑，如冬之脈，故曰反。

然：其氣來實强，是謂太過①**，病在外。**

吕曰：實强者，太陽受氣盛也。太陽者，浮散。今反實强，故曰太過也。

○丁曰：其外者，太陽小腸爲府，故病在外。其面赤喜笑，是心火之外證也。

氣來虚微，是謂不及，病在内。

吕曰：手少陰主血脈，其氣尚平實。今反見虚微，故曰不及也。

○丁曰：少陰心，夏盛王。今反虚微，是謂不及。不及則病在内，喜笑，其神不守。

○虞曰：少陰心脈本平實，今反虚微，故曰不及也。太陽小腸脈本浮大，今反實强，曰太過也。其太過不及之證，乃如下説。《玉機真藏論》曰：『夏脈太過，其病身熱而膚痛，爲浸淫。其不及者，令人煩心。上見咳唾，下爲氣洩也。』

其脈來，累累如環，如循琅玕，曰平。

吕曰：心滿實。累累如人指循琅玕者，是金銀鐶釧之物勁也。此皆實之類也，故云平。

○丁曰：言心脈滿實，累累如連珠。其言循琅玕者。謂琅玕是玉與珠類貫如環之象也。

來而益數，如雞舉足者，曰病。

吕曰：心脈但當浮散，不當數也。雞舉足者，諭②其數也。

① 太過：原誤作『大過』，今正之。
② 諭：佚存本同。守山閣本作『喻』。

○丁曰：心脈但當浮散。今又加其至數，即病。故諭其脈如雞舉足走也。

前曲後居，如操①帶鉤，曰死②。

呂曰：後居謂之後直，如人革帶之鉤，前曲後直也。是謂但鉤無胃氣。

○丁曰：操者，執也。如手執革帶，前鉤曲無力也。後居，倨而不動勁有③。故曰死也。

夏脈微鉤曰平，鉤多胃氣少曰病，但鉤無胃氣曰死，夏以胃氣爲本。

呂曰：胃者，中州。主養於四藏也。

秋脈微毛，反者爲病。何謂反？然：氣來實強，是謂太過，病在外。《本義》無『微』字，『然』下有『其』字。

呂曰：肺脈者當微毛，今更實強，故曰病在外。

○丁曰：外者，謂手陽明、太陰也。故外證面白善嚏，悲愁不樂，皮毛乾燥。此是肺金之外證也。

氣來虛微，是謂不及，病在內。

呂曰：肺脈輕，虛浮如毛。今按之益虛微，是無胃氣，故病在內。

○丁曰：病在內者，手太陰肺也。其內證喘咳，洒淅④寒熱。此是肺金之內證也。

○虞曰：太過不及，病如下說。《玉機真藏論》曰：『秋脈太過，則令人逆氣而背痛，慍慍然。秋脈

---

① 操：本卷卷末『音釋』曰：『操，節刀切。』

② 前曲後居如操帶鉤曰死：《黃帝八十一難經纂圖句解》卷之二本條之句解作『前曲者，前鉤曲無力也；後居者，倨而不動勁直也；操，執也，如執革帶之鉤。曰死。』其行文語序優於今本丁注。

③ 有：《黃帝八十一難經纂圖句解》卷之二引作『直』，義長。

④ 淅：本書及佚存本皆誤作『浙』，據守山閣本改。

不及，則令人喘，呼吸少氣。上氣見血，下聞病音。』

其脈來，藹藹①如車蓋，按之益大，曰平。

呂曰：車蓋乃小車之蓋，輕浮藹藹然也。按之益大，有胃氣。故曰平也。

○丁曰：如車之曲蓋偃藹之狀，故曰平也。

不上不下，如循雞羽，曰病。

呂曰：如循雞羽者，是其氣虛微，胃氣少，故曰病。

○丁曰：手太陰肺金，乘夏餘陽，故其脈上。又其氣當於下降。今不上不下，如循雞羽者，但當濇濇然，故曰病也。

按之消索，如風吹毛，曰死。《本義》作『蕭索』。

呂曰：此無胃氣。

○丁曰：風吹毛者，飄騰不定，無歸之象，故曰如風吹毛而死也。

秋脈微毛爲平。毛多胃氣少曰病。但毛無胃氣曰死。秋以胃氣爲本。

呂曰：四藏皆須稟胃氣也。

冬脈石，反者爲病，何謂反？然：其氣來實強，是謂太過，病在外。

呂曰：冬脈當沉濡。今反實強，故曰太過。太過者，陽脈病，故言病在外也。

○丁曰：反者，冬得長夏之脈。長夏者，土也。胃土脈緩而微曲，故病也。在外者，是足太陽之經也。面黑善恐欠，是其腎水之外證也。

① 藹：本卷卷末『音釋』曰：『藹，於蓋切。』

氣來虛微，是謂不及，病在內。

呂曰：冬脈沉濡，今反虛微，故言不及。不及者，陰病在內也。

○丁曰：足少陰腎脈也，主水王冬，其脈沉濡而滑。今虛微少氣，是謂不及，病在內。其內證，氣逆小腹急，痛泄如下重，此腎水內證也。

○虞曰：冬脈太過，則令人解㑊。謂似病不病也。脊脈痛而少氣不欲言也。冬脈不及，則令人心懸如①病飢，眇中清，脊②中痛，少腹滿，小便變也。

脈來上大下兌③，濡滑如雀之喙④，曰平。

呂曰：上大者，足太陽。下兌者，足少陰。陰陽得所，爲胃氣強，故謂之平。雀喙，謂本大末⑤兌也。

○丁曰：腎脈本性濡滑。今診之，應手而大，去而小，故曰上大下兌，喻如雀喙，是謂平也。

啄啄⑥連屬，其中微曲，曰病。

呂曰：啄啄者，不息，故謂之連屬。其中微曲，是脾來乘腎，脈緩而曲，故病。

---

① 懸如：本書原誤作『如懸』，據《素問・玉機真藏論篇第十九》卷第六改。
② 脊：佚存本誤排作『春』。
③ 兌：本卷卷末『音釋』曰：『兌，音鋭，尖也。』
④ 喙：原本誤作『啄』，今正之。本卷卷末『音釋』曰：『喙，許穢切。』守山閣本夾註曰：『○按，原本「喙」誤「啄」，並後音釋亦誤，然注云「許穢切」，則爲「喙」字明矣。今改正。』校者案：守山閣本金山錢熙祚氏注中所指原本爲佚存本。今查佚存本正文、音釋皆誤，而本書之音釋尚不誤。
⑤ 末：本書及佚存本皆誤作『未』，據守山閣本、佚存本人衛勘誤表改。
⑥ 啄：本卷卷末『音釋』曰：『啄，呼角切。』『呼』字誤，或疑是『竹』字之訛。

○丁曰：啄啄謂如雀啄啄連連時止，腎衰之病也。

來如解①索，去如彈石，曰死。

呂曰：解索謂虛緩無根本也。來遲去疾，故曰彈石也。

○丁曰：診之應手如脫解之索，無力也。去疾而如彈石，是腎死也。

冬脈微石曰平，石多胃氣少曰病，但石無胃氣曰死，冬以胃氣爲本。胃者，水穀之海也。主稟四時，故皆以胃氣爲本。是謂四時之變病，死生之要會也。《本義》無『故』字。

虞曰：胃屬土。土者，五也。萬物歸之，故曰水谷之海。一年王辰戌丑未，故曰主稟四時。謂弦鉤毛石，四時之經，皆得胃氣爲本。若胃氣少則人病，若無胃氣則人死。故曰『四時變病，死生之要會也』。萬物非土孕育，則形質不成也。《易》曰：坤厚載物，德合無疆②。

脾者，中州也。其平和不可得見，衰乃見耳。來如雀之啄③，如水之下漏，是脾之衰見也。

呂曰：脾寄王四季，故不言王，言平和。脈不見，其衰病見耳。其脈見如屋之漏，如雀之啄，如水之下漏，皆腎來乘脾，故使衰病。肝乘脾則死，腎不勝脾，故但病也。

○丁曰：脾者，成於四方，故平常不見，衰乃見。如雀之啄，如水之滴漏。

○虞曰：如水之漏，乃是脾脈太過。如雀之啄，是謂脾脈不及。太過則令人四支不舉，不及則令人九竅不通。故平和不可得見，衰乃見也。

① 解：本卷卷末『音釋』曰：『解，胡介切。』
② 疆：原誤作『彊』，據《易・坤卦・彖傳》改。
③ 啄：佚存本漏排此字。

十六難曰：脈有三部九候。

呂曰：三部者，寸關尺也。九候者，上部三候，中部三候，下部三候，三三如九也。

○丁曰：三部者，寸關尺也。九候者，浮中沉也。是一難之所演也。

○虞曰：三部法三才，故有天地人。三部之中，亦各有天地人，因而成九。上部天，以候頭角；上部之人，以候耳目；上部之地，以候口齒。中部之天，以候肺；中部之人，以候心；中部之地，以候胸中之氣。下部之天，以候肝；下部之人，以候脾胃；下部之地，以候腎。故曰三部九候也。

有陰陽。

呂曰：寸口者，陽脈見九分而浮。尺部者，陰脈見一寸而沉。

○丁曰：陰陽者，是二難尺寸皆陰陽前後上下之法也。

○虞曰：三部之中，各有一陰一陽。來者爲陽，去者爲陰。察陽者知病之所有，察陰者知死生之期也。

有輕重。

呂曰：肺如三菽①之重，是謂輕。腎脈按之至骨，如十五菽之重，是謂重也。

○丁曰：輕重者，是五難言輕重之法也。

○虞曰：凡切陽脈，乃輕手取。謂陽脈浮也。切陰脈，乃重手取。謂陰脈沉也。故曰輕重也。

有六十首。

呂曰：首，頭首也。蓋三部從頭者，脈輒有六十首。

① 菽：佚存本誤排作『叔』。

〇丁曰：六十首者，是十難經①『一脈變爲十』是也。

〇虞曰：六十首者，乃一脈變爲四時是也。謂春脈弦，夏脈鉤，秋脈毛，冬脈石，季夏及四季脈緩。逐四時之休王，一脈變爲五，十二經內成六十首也。

一脈變爲四時。

呂曰：是手太陰之動，以決四時逆順吉凶之法也。

〇丁曰：十五難是言四時以胃氣爲本。况經脈十二，經謂脈隨四時之變換，非手太陰也。

〇虞曰：凡切脈，始起於六脈，謂浮沉長短滑濇也，乃三陰三陽之脈也。六脈趣四時之變，故有二十四脈形焉。今六十首，乃備言手足三陰三陽，合之爲十二脈。隨弦鉤毛石變之爲時經，合之爲六十脈。故曰『一脈變爲四時』。

離聖久遠，各自是其法，何以別②之？

呂曰：言三部是一法，九候是一法，陰陽是一法，輕重是一法，六十首是一法。言法象無③多，難可分別，故言之此難也。

〇丁曰：離聖人久遠者，爲越人時去聖逾遠也。各自是其法者，爲前所演其法也，故曰『各自是其法』也。

① 經：佚存本、守山閣本同。校者案：此字疑衍。
② 別：本卷卷末『音釋』曰：『別，波列切。』
③ 無：佚存本、守山閣本同。《黄帝八十一難經纂圖句解》卷之三引作『既』字。

然：是其病有内外證。

呂曰：法象無多，或變爲四時，難可分別。故以中外別其病，以名之難也。

○丁曰：『是』字當作視物之『視』。上文言視病之法，不與診法同，故云別也。『然』字者，是越人自答之語也。言使人視其精明五色，循按察之左右，即知内外之證。故知『是』字當作視物字用。此『是』字傳寫之錯誤也。

○虞曰：一藏一府，乃一表一裏。府之病，主於外，故有外證。藏之病，主於内，故有内證也。

其病爲之奈何？然：假令得肝脈。

虞曰：肝脈弦軟而長。

其外證善潔，面青善怒。

丁曰①：足少陽膽者，府也。故有病則見於外也。又膽爲清淨之府，故善潔也。主於外，見面青也。

① 丁曰：此二字原書脫漏。一般認爲未標明作者出處的註釋當系後之撰輯者所增（個別學者直接在此注前寫『王九思』三字），筆者認真考量後認爲此注必當出於丁德用之手，故補『丁曰』二字。這個結論用排除法即可方便獲得。首先應當承認《難經集註·十六難》中僅選擇收錄了呂廣、丁德用、虞庶三家註文，而不涉其餘注家；其次十六難中『其病爲之奈何』條下，討論五臟内外證的註文中呂廣之注規律性地出現在每藏之後，並且一注之中集中討論外證、内證。而該注位置則靠前，且僅論外證不及内證，故可立即排除其爲呂注的可能性；再由内容分別丁、虞。在這個部分之内，丁、虞兩家最大的區別莫過於丁氏謹遵呂注未能跳出呂氏所規定的、經文並未明言的『内證藏之候、外證府之候』的樊籬（在個別地方，如脾脈處，丁氏甚至寧可疑越人之經，而不敢違呂氏之注），而虞庶在這個問題上，則斷然與呂注分道揚鑣，明確指出『越人言其外證者，取其形見於外也，呂氏所注，多不該經旨。』再考此注，將『善潔』、『面青』、『善怒』無一例外地歸結爲膽府外證，無疑出於步趨呂氏陳規的丁德用之手。此處虞氏未注，設若其人出注，則其注必將明確指出『面青』、『善怒』皆屬肝，惟『善潔』一症乃屬膽府之外證。理由是十六難末虞庶有一個通篇小結，其文曰『推尋至此，惟肝脈平證「善潔」二字是表證。』

又膽爲中正之官，主決斷，故善其①怒也。

其內證齊左有動氣，按之牢若痛。

虞曰：五積之候，肝之積名曰肥氣，在齊之左也。

其病四肢滿閉。

虞曰：肝木脾土。脾主四肢，木病則土無所畏，故四肢閉滿。《玉機真藏論》曰：『脾太過，令人四肢不舉。』

癃溲②便難轉筋③，有是者肝也，無是者非也。『癃』《本義》作『淋』。

丁曰：肝者，東方木也。其治在左應震。齊左有動氣，按之牢若痛，其病四肢滿閉者，謂支節攣彈也。淋溲④難者，足厥陰上係舌本，下環⑤於陰器，故淋溲便難也。其轉筋者，謂肝含血以養筋，故病即轉筋也。有此內外證，即肝也。無是者，非也。

○虞曰：癃溲，謂小府澁也。便難，大府所注難也。謂肝脈循於陰器，故癃溲也。肝腎主下部，肝病則氣逆不行於下，故便難也。肝屬木也，木曰曲直，筋乃象之。今肝病，故轉筋也。

○呂曰：外證者，府之候。膽者清淨之府，故面青善潔。若衣被飲食不潔者，其人便欲怒。膽色青，故面青怒⑥也。其內證者，肝之證。肝者，東方爲青龍，在左方。故肝之證在齊左。

---

①其：佚存本同。守山閣本無，佚存本人衛勘誤表亦以『其』爲衍文。
②溲：本卷卷末『音釋』曰：『溲，所鳩切。』
③筋：佚存本誤排作『節』。
④溲：佚存本誤排作『洩』。守山閣本、佚存本人衛勘誤表皆改作『溲便』二字。
⑤環：本書及佚存本皆誤作『懷』，據守山閣本、佚存本人衛勘誤表改。
⑥怒：守山閣本夾註曰：『○按，此「怒」字疑衍。』

假令得心脈，其外證面赤、口乾、喜笑。

丁曰：外證者，手太陽之脈爲外經，故有病即見於外。其應火，故病即外熱、口乾、喜笑，是其外證也。

〇虞曰：心脈浮大而散。心屬火，火性炎上，故面赤、口乾也。心在聲爲笑也。

其内證，齊上有動氣，按之牢若痛。其病煩心，心痛，掌中熱而啘①。有是者心也，無是者非也。

丁曰：心者，南方火也，其位在離，故齊上有動氣。其病煩心，心痛，掌中熱而啘者。心病即煩痛，故啘。臂内掌中熱而啘者，是其内證也。有其證者，心之病。無其證者，即非也。

《本義》無『其』字。

〇虞曰：心之積名曰伏梁。在齊上。火之生熱，心爲五藏之君，四藏有病，心主知之，尚有痛狀，何況本經自②病耶！常痛，乃心包脈也。正心不受病，病則旦占夕死，夕占旦死。重明受病，則心包絡乃手厥陰之脈，出兩手中指之端，下③入掌心，屈名指④取之。穴名勞宫穴。心包病，則掌中熱而啘心。

〇吕曰：外證者，小腸手太陽脈爲熱，故令口乾。陽主躁，故喜笑也。其内證者心，心在前爲朱雀，故證在齊上也。

---

① 啘：本卷卷末『音釋』曰：『啘，之月切。』

② 自：本書及佚存本皆誤作『百』，據守山閣本、佚存本人衛勘誤表改。

③ 下：本書及佚存本、守山閣本皆誤作『不』，據《黄帝八十一難經纂圖句解》卷之三改。

④ 名指：本書及佚存本、守山閣本、《黄帝八十一難經纂圖句解》皆同。宋・王惟一《銅人腧穴針灸圖經》則記載『［勞宫］……以屈無名指取之』，似當據改。

假令得脾脈。

虞曰：脾脈中緩而大。

其外證面黄善噫①。

丁曰：其外證面黄，陽明爲胃之經，故見色黄。外之證也。

○虞曰：脾，土也。在變動爲噫。

善思。

虞曰：脾者在志爲思也②。

善味。

虞曰：脾主甘受味，故善味。

其内證，當齊有動氣，按之牢若痛。

虞曰：脾之積，名曰痞氣，當齊之中。

其病腹脹滿，食不消，體重節痛，怠墮嗜卧，四肢不收。有是者脾也。無是者非也。

丁曰：内證者，足太陰脾也。當齊有動氣者，脾主中州也。其病腹滿，食不消，體重節痛，怠墮嗜卧，四肢不收，皆爲土。土静，故有此證。前注言外證面黄而不解餘説者③，爲善噫、善味者，是脾也。今腹脹滿，食不消，即是胃也。胃爲水穀之海，病即食不消，體重節痛，怠墮嗜卧，四肢不收，皆是見

---

① 噫：本卷卷末『音釋』曰：『噫，烏介切。』

② 善思……爲思也：以上十一字《黄帝八十一難經纂圖句解》卷之三無。

③ 外證面黄而不解餘説者：校者案：若如上文所示，脾之外證除面黄外，有『善噫、善思、善味』三條，而下文所指者僅『善噫、善味』二條，抑或丁註本本缺『善思』一條？尚待詳考。

外證也。今却言內證也，此經所說，文至不明。未敢盡注其說，以俟後賢。

○虞曰：濕氣勝則令人彭脹。陽氣在下，食乃不消。得主內，病則如是。脾屬土，土性安靜，故知是土主四肢。病乃四肢不收。

○呂曰：外證，足陽明胃脈之證。胃氣實，穀氣消，即多所思，欲飲食。胃氣虛，食不消，氣力虛羸，其人感思慮。內證者，脾也。脾在中央，故證當齊。齊者，又陰陽之中，故其脈在脾也。

假令得肺脈，其外證面白善嚏①，悲愁不樂②，欲哭。

丁曰：其外證者，手陽明之經。大腸爲肺之府也，故善嚏，悲愁不樂，欲哭。此外之證也。

○虞曰：肺脈浮短而濇，面白，乃金之色也。肺主皮毛，皮毛外感寒，內合於肺，故嚏也。悲者，肺之志也。脾土肺金，脾③爲肺母，脾主歌，子病母憂，故不樂，在聲爲哭。

其內證，齊右有動氣，按之牢若痛。其病喘欬④，洒淅⑤寒熱。有是者肺也，無是者非也。

丁曰：其言內證者，手太陰之經。應西方金在兌。故言『齊右有動氣』也。其爲喘欬⑥洒淅⑦寒熱者，故知內證也。

---

① 嚏：本卷卷末『音釋』曰：『嚏，丁計切。』
② 樂：本卷卷末『音釋』曰：『樂，音樂。』
③ 脾：佚存本誤排作『肺』。
④ 喘欬：佚存本同。守山閣本作『喘嗽』。
⑤ 淅：本卷卷末『音釋』曰：『淅，音息。』
⑥ 喘欬：佚存本同。守山閣本作『喘嗽』。
⑦ 淅：本書及佚存本皆誤作『浙』，據守山閣本改。

○虞曰：肺之積，名曰息賁，在右脇下。肺主皮毛，今寒氣外感於皮毛，內合於肺①，則氣道澁，故喘而欬。肺主氣，外候於皮毛。肺虛則洒淅②寒，肺實則熱而悶，故云寒熱也。

○呂曰：外證者，大腸脈也。乃手陽明之脈。爲肺之府，氣通於鼻，故善嚏。肺主秋，秋，愁也。故其病悲哭。內證者，肺之證。肺主皮毛，有寒則洒淅③欬嚏。肺在西方，爲白虎，主右方，故證在齊右。

假令得腎脈，其外證面黑，喜恐欠。

丁曰：其外證者，太陽膀胱之經，故爲外經也。故有病則色黑，面黑喜恐欠也。

○虞曰：沉濡而滑，腎之脈也。黑色，腎之色也。在志曰恐。巨陽虛則欠。

其內證，齊下有動氣，按之牢若痛。

虞曰：腎之積，名曰賁豚在齊下，故云在齊下④。

其病逆氣，少腹急痛，泄如下重，足脛⑤寒而逆。有是者腎也，無是者非也。

丁曰：其內證者，腎王於冬。應北方。故在齊之下也。其病逆氣，少腹急痛，泄如下重。其泄者爲大瘕泄，而裏急後重也。此內之證也。

○虞曰：腎氣不足，傷於衝脈，故氣逆。腎者足少陰之脈，循少腹與足厥陰、足太陰三陰交於齊

---

① 肺：本書及佚存本皆誤作『寒』，據守山閣本改。
② 淅：本書及佚存本皆誤作『浙』，據守山閣本改。
③ 淅：本書及佚存本皆誤作『浙』，據守山閣本改。
④ 故云在齊下：守山閣本夾註曰：『○按，以前四條例之，此五字疑衍。』
⑤ 脛：本卷卷末『音釋』曰：『脛，形定切。』

下。今病，故少腹急痛也。五泄之候，腎爲後重泄。腎者，胃之關。今氣虛，故爲下重泄，謂食畢思急圊。足内踝上五寸間，乃足少陰之動脈，故足脛寒而逆。《通評虛實論》曰：氣逆者，足寒也。

〇吕曰：外證，足太陽膀胱脈也。其人善欠者，其人善惡寒。若脛寒，身體洒洒而寒，故其①善欠。腎與手少陽，俱主候心，故善恐。其内證者，腎王於冬，主北方玄武，故證在齊下。

〇虞曰：經言『是其病有内外證』，推尋至此，惟肝脈平證，善潔二字是表證。心脈不見手太陽外證。脾脈中有善噫是外證。肺脈亦無手陽明之證。腎脈中只有欠一字是足太陽不足之證。五藏推之，黄帝《素問》並言皆只足藏之證也。越人言其外證者，取其形見於外也。吕氏所注，多不該經旨。

十七難②曰：經言病或有死，或有不治自愈，或連年月不已。其死生存亡，可切脈而知之耶？然：可盡③知也。診病④若閉目不欲見人者，脈當得肝脈強急⑤而長。

丁曰：此是肝之病證，故則⑥強急而長。

〇楊曰：強急猶弦急。

〇虞曰：肝木之脈，弦軟而長。今見強急，病乃如是。

---

① 其：守山閣本夾註曰：『〇按，此「其」字疑衍。』
② 十七難：十七難見引於《脈經》卷五之『扁鵲診諸反逆死脈要訣第五』。
③ 盡：佚存本、守山閣本同。《脈經》卷五作『具』。
④ 診病：佚存本、守山閣本同。《脈經》卷五作『設病者』。
⑤ 強急：佚存本、守山閣本同。《脈經》卷五作『弦急』。
⑥ 則：佚存本同。守山閣本、佚存本人衛勘誤表作『脈』。

而反得肺脈浮短而濇者，死也。

丁曰：浮短濇者，是肺脈。此者金①當勝木，故知死也。

○楊曰：肝爲木，肺爲金。肝病得肺脈，真鬼來尅。金勝木，故必死也。

病若開目而渴，心下牢者，脈當得緊實而數。反得沉濡②而微者，死也。《本義》『濡』作『濇』。

丁曰：心之病證，今反見腎脈。心火腎水，水來尅火，故知死也。

○楊曰：心病得腎脈。水勝火，故死也。按之短實而數，有似切繩，謂之緊也。按之短小不動搖，若有若無，輕手乃得，重手不得，謂之微也。

○虞曰：病開目而渴，心下牢。脈又緊實而數。此曰陽病得陽脈，脈不相反。今見沉濡而微，謂陽病得陰脈，故曰死也。

病若吐血，復鼽③衄④血⑤者，脈當沉細而反浮大而牢者，死也。

丁曰：此者肺脈之病證。今反見心脈，心火肺金。火來勝金，故知死也。

○虞曰：血屬陰。吐血、衄血，脈得沉細，此謂脈與病相應。今反浮大而牢，與病相反，故死也。

---

① 金：本書及佚存本皆誤作『令』，據守山閣本改。
② 濡：佚存本、守山閣本同。《脈經》卷五作『滑』。《難經本義》卷上『濡』作『濇』。
③ 鼽：本卷卷末『音釋』曰：『鼽，音求，鼻寒而清涕出也。』
④ 衄：本卷卷末『音釋』曰：『衄，女六切，鼻中出血也。』
⑤ 血：佚存本、守山閣本同。《脈經》卷五無。

病若譫①言妄語，身當有熱，脈當洪大，而手足厥逆②，脈沉細而微者，死也。《本義》『而』下有『反』字。

丁曰：此病是心病之證。今反手足厥，脈沉細而微者，是水勝火。即知死也。

○楊曰：按之遲但小謂之細。

○虞曰：肺主聲，心主言。今脈洪大，是知熱乘於心，肺邪受之，故譫言妄語。肺主皮毛，今邪客於肺③，衛氣不得宣通乃身熱。夫如是，病與脈相應。今手足厥逆，脈沉細而微，陽病得陰脈，故云必死也。

病若大腹而洩④者，脈當微細而濇，反緊大而滑者，死也。

丁曰：此病脾土之證候。緊大滑者是肝木來勝土，故知死也。此經不言腎水之證，闕此一藏也。

○楊曰：凡此五者，病脈相反，故爲必死。經云：『五逆者死』，此之謂也。

○虞曰：濕氣勝則脹，脾不禁故洩，脈微細濇。病脈相承，緊大而滑。此曰相反。如此之候，其死明矣。

十八難曰：脈有三部，部有四經。手有太陰、陽明，足有太陽、少陰，爲上下部，何謂也？然：手太陰、陽明金也，足少陰、太陽水也。金生水，水流下行而不能上，故在下部也。

丁曰：夫脈有三部者，寸關尺也。若合兩手言之，即六部也。每部之內，各有二經。六部之內，合

---

① 譫：本卷卷末『音釋』曰：『譫，之閻切，多語也。』
② 厥逆：佚存本、守山閣本同。《脈經》卷五作『四逆』。
③ 肺：『肺』字原脫，據上下文義補。
④ 洩：本卷卷末『音釋』曰：『洩，音泄。』

爲十二經。今止①云四經者，是謂手太陰、陽明，與足太陽、少陰。此四經者，法水火之性，各有綱紀，而不能變通上下。餘八經在手生足，在足生手。所以經言部有四②也，是右手寸口，肺與大腸③應金生左尺水也。足太陽少陰水，其性潤下，故不能上生於手，而生左足厥陰少陽木。此二部皆是足之經紀。所以言在下部也，是左尺水，生左關木④。

○楊曰：手太陰，肺脈也。肺爲諸藏上蓋，其治在右方，故在右手上部也。手陽明大腸脈，是肺之府，故隨肺居上部焉。足少陰腎脈，腎爲水，肺之子。水流趣於腎，又最居於下，故爲左手下部也。足太陽膀胱，爲腎之府，故隨腎居下部焉。經言脈有三部，部有四經者，謂惣兩手而言之也。兩手各有三部，部各有二經，兩手上部合四也。中下二部，亦復如此。三四十二，則十二經也。肺金居上而下生腎水，故肺腎在左右手上下部也。

足厥陰、少陽木也，生手太陽、少陰火。火炎上行而不能下，故爲上部。

丁曰：手太陽、少陰，應左寸君火。火上⑤炎上，不能下生足，而生手心主少陽火，是生右尺相火也。

○楊曰：足厥陰，肝脈也。肝治在左方，故爲左手之下部。足少陽膽者，爲肝之府，故隨肝居下部也。手太陽小腸脈，爲心之府，故隨心居上部焉。

① 止：本書及佚存本、守山閣本皆誤作『此』，據《黃帝八十一難經纂圖句解》卷之三改。
② 四：《黃帝八十一難經纂圖句解》卷之三下有『經』字，義長。
③ 大腸：原誤作『太腸』，今正之。
④ 木：原誤作『水』，今正之。
⑤ 上：守山閣本夾註曰：『○按，此「上」字疑當作「性」。』

手心主、少陽火，生足太陰、陽明土。土主中宮，故在中部也。《本義》『少』下有『陰』字。

丁曰：是相火應其灰火也。中部者，右關也。生右寸，金也。

○楊曰：手心主心包絡脈也，手少陽三焦脈也，故合爲左手中部。足太陰脾脈也，足陽明胃脈也，故合爲右手中部，此經作如此分別。若依《脈經》配二部，又與此不同也。

○虞曰：經言手心主、少陽火，生足太陰、陽明土。土主中宮，故在右手中部。惟只言火生土之意，不言手心主少陽在左手中部，惟只取其相生言之也。今明三部相生之意如此。右手尺中少陽火生關上陽明土，關上陽明土，却生寸口太陰①金，寸口太陰金，却生左手尺中少陰水，左手尺中少陰水，却生左手關上厥陰木，關上厥陰木，却生左手寸口少陰火，却又別心主火，故心主生足太陰、陽明土也。此乃五行相生之意耳。又足厥陰與足太陰，何以居於左右兩手關部中？胃脾太陰，脾脈居於中州，乃在右手關上也。又足厥陰木，木者根生於地，枝葉長於天，亦陰陽共焉。故亦在左中部也。

此皆五行子母更相生養者也。

丁曰：言此皆五行更相生養者，是謂右寸金生左尺水，水生左關木，木生左寸君火，君火生右尺相火，相火生右關土，而後生右寸金。故言『子母更相生養者也。』

脈有三部九候，各何所主之？然：三部者，寸關尺也。九候者，浮中沉也。《本義》無『所』字。

丁曰：前順五行而言之生養，即逆三部而反到，所以經別問各何所主也。

○楊曰：寸口，陽也。關，中部也。尺中，陰也。此三部各有浮中沉三候，三三九候也，故曰九。浮爲陽，沉爲陰，中者胃氣也。

① 太陰：原誤作『大陰』，今正之。

○虞曰：一部之中有三候，浮者爲府，沉者爲藏。中者，乃是中焦之脈也。假令寸口浮爲府，沉爲藏，中爲中焦，皆倣此用之。

上部法天，主胸以上至頭之有疾也。

丁曰：兩手寸口，皆爲上部。即寸外主頭，寸内主胸中。是頭皆一指下，前後言病，左右同法也。

○楊曰：所謂自膈以上爲上焦也。

中部法人，主膈以下至齊之有疾也。

丁曰：言左右兩關也。第二指半指以前，言①膈下。半指之後，主齊上。左右同。

○楊曰：所謂自膈以下爲中焦也。

下部法地，主齊以下至足之有疾也。

丁曰：下部左右兩尺。第三指半指之前，主齊下有疾。半指之後，以候至足之有疾。

○楊曰：所謂自齊以下至足爲下焦也。

審而刺之者也②。

丁曰：刺字當作次第之次。此是審三部各有内外，主從頭至足之有疾也。故知刺字傳文誤也。

○楊曰：用針者，必當審詳三部九候，病之所在。然后各依其源而刺之也。

① 言：佚存本、守山閣本同。《黄帝八十一難經纂圖句解》卷之三作『主』，義長。

② 三部者……審而刺之者也：《脈經》卷四『辨三部九候脈證第一』中的一段話與七難中的這一節略有雷同，録之以備參研。其文曰：『經言：所謂三部者，寸關尺也。九候者，每部中有天地人也。上部主候從胸以上至頭，中部主候從膈以下至氣街，下部主候從氣街以下至足……審而明之，針灸亦然也。』

人病有沉滯久積聚，可切脈而知之耶？然：診在右脇①有積氣，得肺脈結。脈結甚則積甚，結微則氣微。診不得肺脈，而右脇有積氣者何也？然：肺脈雖不見，右手脈當沉伏。

丁曰：病久積聚，可切脈而知之者，五藏六府，皆有積聚。今云右脇有積氣，當肺脈見。如是脈不見，亦沉伏。詳經之意，脈浮，行肉上。腎②脈沉，行於筋下。其浮行於肉上而無常數而止者，名曰結也。其沉行於筋下時上③，名曰伏也。伏者藏病積也。浮結者，府病聚也。兩手三部，各有浮沉結伏而言病也。今經引肺脈一經於此言之也。

○楊曰：往來緩而時一止復來，謂之結也。脈結甚者，是診脈之狀也。結甚者此結訓積。猶言脈結甚則積甚，脈結④微則積微。其言積隱也。

○虞曰：結脈主塊積。其脈動而中止，小數有還反動，故曰結也。其積之大小，隨診言之也。

○楊曰：診雖不得肺脈浮短而濇，但右⑤手脈當沉伏。即右脇有積氣矣。肺治在右也，極重指著骨乃得。故謂伏脈也。

其外痼⑥疾，同法耶，將異也？然：結者，脈來去時一止無常數，名曰結也。伏者，脈行筋下也。浮者，脈在肉上行也。左右表裏，法皆如此。假令脈結伏者，內無積聚。脈浮結者，外無痼疾。有積聚

---

① 脇：本卷卷末『音釋』曰：『脇，虛業切，胸脇也。』
② 脈浮行肉上腎：佚存本同。守山閣本作『脈浮行於肉上』，下有錢熙祚氏夾註曰：『○按，原本「於」誤「腎」。又誤在下句首。今改正。』佚存本人衛勘誤表亦以『腎』字爲衍文。
③ 上：諸本皆同。據醫理似當爲『止』字之訛。新檢東洋鍼灸專門學校藏本、故宮博物院圖書館藏本「難經集註」正作『止』字。
④ 結：佚存本、守山閣本皆誤作『積』。
⑤ 右：本書及佚存本皆誤作『左』，據守山閣本、佚存本人衛勘誤表改。
⑥ 痼：本卷卷末『音釋』曰：『痼，音故，久病也。』

脈不結伏，有痼疾脈不浮結，爲脈不應病，病不應脈，是爲死病也。

丁曰：人心有所思慕，脈亦結。心無所思，内外無病，其脈伏結。此者形不病而脈病，故知死矣。

○楊曰：脈與病不相應爲逆者，難治。故曰是死病也。

舊經注云①：手心主心包絡脈也，手少陽三焦脈也，故合爲左手中部。足太陰脾脈也，足陽明胃脈也，故合爲右手中部。此經作如此分別，若依《脈經》配三部，又與此不同也。

舊經有此，前注牴牾，具列此圖，以正其文。楊氏曰：手心主心包絡脈，手少陽三焦脈也，故合爲左手中部②。足太陰脾脈也，足陽明胃脈也，故合爲右手中部。此經作如此分別，若依《脈經》配三部，又與此不同。夫此法，楊氏不能明其理，故言不同也。是師將三部反倒配合五行六氣而言之，師謂此寸尺反倒。又問三部各何所主？經云：上部法天，主胸以上至頭有疾。中部法人，主膈下至齊上有疾。下部法地，主齊以下至足有疾。故云『審而次之者也』。又王叔和將自左寸逆行言之曰：

左心小腸肝膽腎，右肺大腸脾胃命。女人反此背看之，尺脈第三同斷病③。

蓋兩尺反倒，同主齊以下至足有疾。故扁鵲云：審而次之。王叔和云：用心子細須尋趂④。

① 舊經注云：以下四段原書皆低一格排版，其間重複之處不一而足，且次段開首即言『舊經有此，前注牴牾，具列此圖，以正其文』，故知此處上下四段並後十八難圖，皆屬一體而晚出。據宋·晁公武《郡齋讀書誌》所載：『丁德用《注難經》五卷。右皇朝丁德用注。以楊玄操所演，甚失大義，因改正之。經文隱奥者，繪爲圖』，恰與此段内容相合，故這部分内容極有可能原出丁氏《難經補註》。清·錢熙祚氏雖似未明此意，但處置極爲審慎，僅在守山閣本本段之末夾註評曰：『○此即前手心主少陽節之楊注也，下條中又備引其文。復衍於此，甚屬無謂。姑依原本存之。』

② 中部：本書原誤作『上部』，據前楊玄操注改。

③ 左心小腸……同斷病：語見原題王叔和所譔之《脈訣·診脈入式歌》。

④ 用心子細須尋趂：語見原題王叔和所譔之《脈訣·診脈入式歌》。

十八難圖①

圖十②

手太陽、少陰火，火炎上而不能下，生手心主、少陽火。足厥陰、少陽木，木生火。手太陽、少陰君火。

足太陽、少陰水，水流下而不能上行，生足厥陰、少陽木。

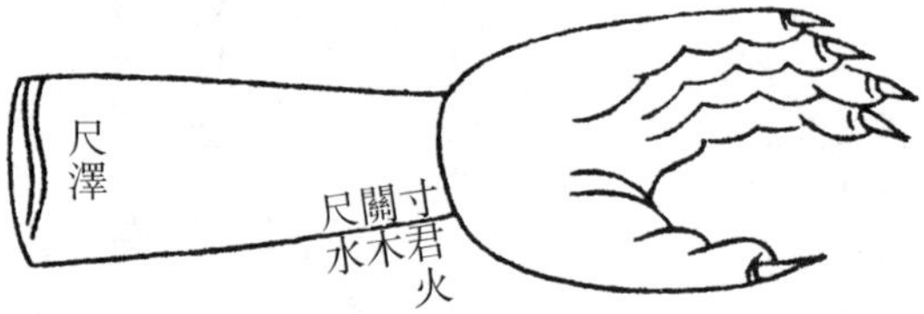

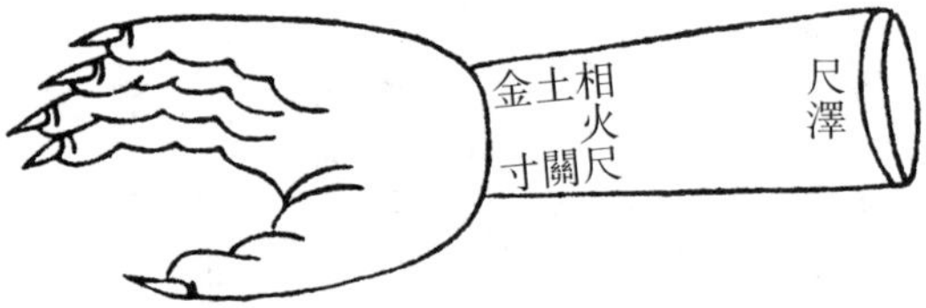

手心主、少陽相火，生足太陰、陽明土，土復生金。

足太陰、陽明土，土生手太陰、陽明金。

手太陰、陽明金，金生足太陽、少陰水。

① 十八難圖：此圖名原書脱漏，據全書通例補。

② 圖十：原書配圖二十四幀，此其第十幀，圖序系新補。

十九難圖①

圖十一②

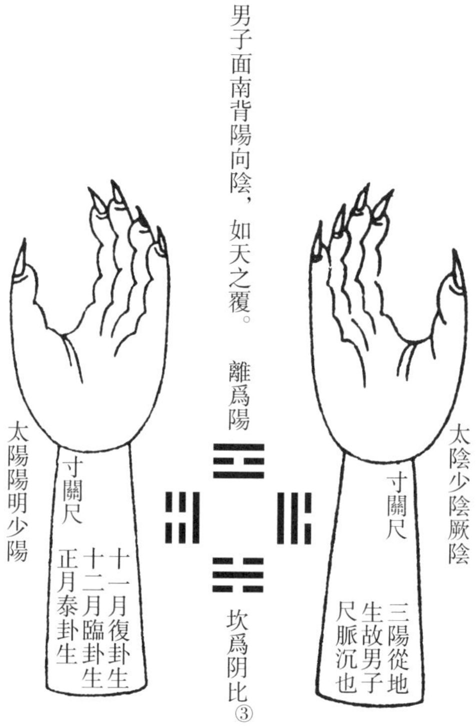

① 十九難圖：佚存本同。守山閣本據本書通例，將十九難圖（即圖十一～十二）移至十九難之末，是。守山閣本此下小注曰：『〇此圖本附十八難後，今移置此。』

② 圖十一：原書配圖二十四幀，此其第十一幀，圖序系新補。

③ 比：『比』字，守山閣本作『北』。

圖十二①

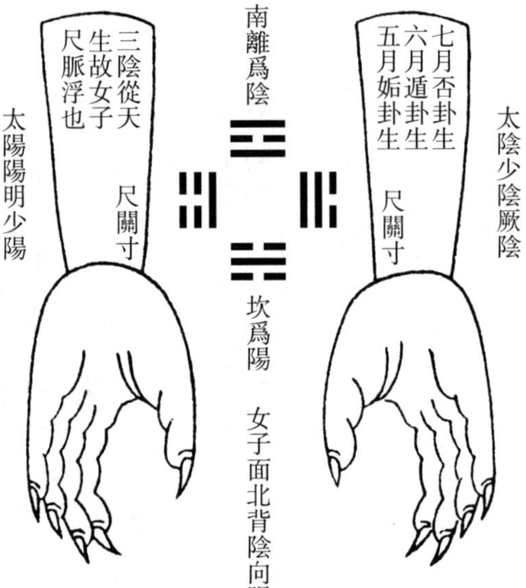

女子面北背陰向陽，如地②之仰。

① 圖十二：原書配圖二十四幀，此其第十二幀，圖序系新補。
② 地：本書、佚存本脫失，據守山閣本補。

十九難曰：經言脈有逆順，男女有常而反者，何謂也？然：男子生於寅，寅爲木陽也。女子生於申，申爲金陰也。

楊曰：元氣起於子，人之所生也。男從子左行三十，之巳①，女從子右行二十，俱至於巳，爲夫婦懷妊②也。古者男子三十，女年二十。然後行嫁娶，法於此也。十月而生，男從巳左行至寅③爲十月，故男行年起於丙寅；女從巳右行至申爲十月，故女行年起於壬申，所以『男子生於寅，女子生於申』④。

○虞曰：經言男子生於寅，女子生於申。謂其父母之年會合於巳上。男左行十月，至寅而生。女右行十月，至申而生也。小運人言⑤男一歲起於⑥丙寅，女一歲起於⑦壬申。《難經》不言起而言生，謂生下已爲一歲矣。丙壬⑧二干，水火也。水火爲萬物之父母。寅申二支，金木也。爲生物成實之終始。木胞⑨在申，金胞在寅，二氣自胞相配，故用寅申也。金生於巳，巳與申合，故女子取申。木生於亥，亥

① 之巳：守山閣本夾註曰：『○按，此二字疑衍。』
② 妊：本卷卷末『音釋』曰：『姙，而鴆切。』按，『姙』同『妊』，孕，懷孕。『音釋』中出現楊注中字全書僅此一見。
③ 左行至寅：原本及佚存本、守山閣本均誤作『至寅左行』，據《黄帝八十一難經纂圖句解》卷之三改。與下文『（女）右行至申』相應。宋・陳自明《婦人良方・凝形殊稟章第六》卷十亦引作『左行至寅』。
④ 楊曰……女子生於申：楊玄操此注與《說文解字》或同有所本。《說文解字・九篇上》：『包，象人裹妊。巳在中，象子未成形也。元氣起於子。子，人所生也。男左行三十，女右行二十，俱立於巳。爲夫婦，裹妊於巳，巳爲子，十月而生。男起巳至寅，女起巳至申。故男年始寅，女年始申也。凡包之屬皆從包。』
⑤ 小運人言：元・滑壽《難經本義・難經彙考》引作『故推命家言』。
⑥ 於：元・滑壽《難經本義・難經彙考》所引無。
⑦ 於：元・滑壽《難經本義・難經彙考》所引無。
⑧ 丙壬：元・滑壽《難經本義・難經彙考》引作『壬丙』。
⑨ 胞：元・滑壽《難經本義・難經彙考》引作『飽』，下同。

與寅合，故男子取寅。所以男年十歲，順行在亥。女年七①歲，逆行亦在亥。男年②十六天癸至，左行至巳，巳者申之生氣；女年③十四天癸至，右行亦在巳④，與男年同在本宮生氣之位。陰陽相配，乃成夫婦之道，故有男女也。《上古天真論》曰：男子⑤二八而天癸至，精氣溢瀉，陰陽和，故能有子。女子二七天癸至，任脈通，太衝脈盛，故能有子。此之謂也⑥。楊氏言⑦男三十行年在巳方娶，於此非也。女二十⑧天癸至，任脈通，衝脈盛，月事以時下，故能有子。楊氏言女二十右行之巳方嫁，於此義非矣。楊氏之言，但合古禮行夫婦嫁娶之法，又與《本經》天癸之數相違也。况聖人於此十九難中，論男女配合之道，陰陽交會之所。言天癸之至數，知脈盛於上下。推之強弱，診其有餘不及。若止言三十而娶，二十而嫁，於《本經》診治之道，憑何依據？

故男脈在關上，女脈在關下。是以男子尺脈恒⑨弱，女子尺脈恒盛。是其常也。

丁曰：其言男子女人尺脈者，是陰陽之根本也。逆順者爲陽抱陰生，陰抱陽生也。三陽始生於立春，建寅。故曰男生於寅木陽也。三陰生於立秋，七月建申。故言女生於申金陰也。男子之氣，始於少

---

① 七：佚存本同。守山閣本、佚存本人衛勘誤表作「十」。
② 男年：元・滑壽《難經本義・難經彙考》引作「男子」。
③ 女年：元・滑壽《難經本義・難經彙考》引作「女子」。
④ 右行亦在巳：佚存本同。守山閣本夾註曰：「〇按，依其說推之，女年十四在未不在巳也。此句誤。」
⑤ 男子：本書原脫「子」字，據元・滑壽《難經本義・難經彙考》所引補。
⑥ 女子……此之謂也：以上二十二字，本書原脫。據元・滑壽《難經本義・難經彙考》所引補。
⑦ 楊氏言：本書及佚存本此前皆誤設「〇」標識，今據守山閣本删。本書及佚存本均以「〇」提示另一位注家，而守山閣本則代之以空格。詳上下文義，所謂「楊氏言」云云實爲虞庶轉引之語。因此，守山閣本删去此前的空格是正確的。
⑧ 十：佚存本同。守山閣本、佚存本人衛勘誤表作「七」。
⑨ 恒：本卷卷末「音釋」曰：「恒，音常久也。」

陽，極於太陽，所以男子尺脈恒弱而寸脈陽①也。女子之氣，始於太陰，極於厥陰。女子尺脈浮而寸脈沉。故云男脈在關上，女脈在關下。此是男女逆順有常而反也。

○楊曰：男子陽氣盛，故尺脈弱。女子陰氣盛，故尺脈強。此是其常性。

反者，男得女脈，女得男脈也。其爲病何如？然：男得女脈爲不足，病在內。左得之病則在左，右得之病則在右，隨脈言之也。女得男脈爲太過，病在四肢。左得之病則在左，右得之病則在右，隨脈言之。此之謂也。《本義》無「則」字。

丁曰：男得女脈言不足者，是陰不足。即陽入乘之。故陽不見於寸口，而反見尺內。陰氣主內，不足，故知病也②，即在內。女得男脈爲太過，病在四肢者。女子尺脈本浮，更加見於寸，是謂太過。陽主外，故病在四肢。隨其脈左右言之，左得之病在左，右得之病在右也。

○楊曰：男得女脈爲陰氣盛，陰主內，故病在內。女得男脈爲陽氣盛③，主四肢，故病在四肢也。

○虞曰：寸口曰陽。男以陽用事，今見陰脈反於天常，故病發於脈④。女以陰用事，今寸口却見陽脈，亦是反於天常，故病在四肢。《素問》曰：『四支爲⑤諸陽之本也』。

① 陽：佚存本同。守山閣本夾註曰：『○按，此「陽」字疑當作「強」。』
② 也：佚存本同。守山閣本、佚存本人衛勘誤表均刪之。
③ 陽氣盛：守山閣本夾註曰：『○按，此下似脫「陽」字。』
④ 脈：佚存本同。守山閣本、佚存本人衛勘誤表作『內』。
⑤ 爲：佚存本、守山閣本同。《素問·陽明脈解篇第三十》卷第八作『者』。

音釋

十三難

臭尺救切。

十四難

奪徒活切。　中霧上音衷。　槀苦老切。

十五難

厭益涉切。　聶之涉切。　操七刀切。　藹於蓋切。　兑音鋭，尖也。　喙許穢切。　啄呼①角切。　解胡介切。

十六難

別波列切。　溲所鳩切。　啘之月切。　噫烏介切。　嚏丁計切。　樂音樂。　淅音息。　脛形定切。

十七難

鼽音求，鼻寒而清涕出也。　衄女六切，鼻中出血也。　譫之闕切，多語也。　洩音泄。

十八難

脇虚業切，胸脇也。　痼音故，久病也。

十九難

姙而鴆切。　恒音②常久也。

王翰林集註黃帝八十一難經卷之二③

---

① 呼：守山閣本夾註曰：『「呼」字誤。』校者案：或當是『竹』字之訛。
② 音：『音』下似缺一同音之字，因『恒』有『常』義而無『常』音。
③ 王翰林集註黃帝八十一難經卷之二：該標識原作『難經集註卷之二終』，今據本書通例改。

王翰林集註黃帝八十一難經卷之三

盧國秦越人　撰

呂廣　丁德用　楊玄操
虞庶　楊康侯　註解
王九思　王鼎象　石友諒
王惟一　校正　附音釋

二十難①曰：經言脈有伏匿，伏匿於何藏而言伏匿耶？然：謂陰陽更相乘、更相伏也，脈居陰部而反陽脈見者②，爲陽乘陰也。

丁曰：其部非獨言寸爲陽尺爲陰也。若以前後言之，即寸爲陽部，尺爲陰部。若以上下言之，曰肌肉上爲陽部，肌肉下爲陰部。今陰虚不足，陽入乘之，故陰部見陽脈。其脈乘③時見沉濇而短，此是陽中伏陰也。

① 二十難：二十難見引於《脈經》卷一之『從横逆順伏匿脈第十一』。亦見於《千金翼方》卷二十五之『診脈大意第二』。《千金翼方》所引雖無問難格式，但與《難經》同出一源還是可以肯定的，其文曰：『脈有伏匿者，謂陰陽更相乘伏也。若脈居陰部，反陽脈見，爲陽乘陰也；雖陽脈，時沈濇而短者，此爲陽中伏陰也。脈居陽部，反陰脈見，爲陰乘陽也；雖陰脈，時浮滑而長者，此爲陰中伏陽也。故重陰者癲，重陽者狂。』

② 而反陽脈見者：佚存本、守山閣本同。《脈經》卷一作『反見陽脈者』。

③ 乘：守山閣本夾註曰：『〇按，此「乘」字疑衍。』

○楊曰：謂尺中浮滑而長。

脈雖時沉濇而短，此謂陽中伏陰也。脈居陽部而反陰脈見者①，爲陰乘陽也。

丁曰：寸口之内，肌肉之上，時見沉濇短也。

○楊曰：尺中已浮滑而長，又時時沉濇而短，故曰陽中伏陰。寸口關中沉短而濇也。

脈雖時浮滑而長，此謂陰中伏陽也。

丁曰：寸口之内，肌肉之下，脈時見浮滑而長者，是陰中伏陽也。

○楊曰：寸關已沉短而濇，濇②而時時浮滑而長，故曰陰中伏陽也。

重陽者狂，重陰者癲③。脱陽者見鬼，脱陰者目盲④。

丁曰：重陽者狂，謂脈浮滑而長。加於實數，所以狂言大事，自高自賢，狂越棄衣。其脱陰者目盲，視物卒失，故言盲也。盲，猶荒也。重陰者癲。癲者，蹶也。其脱陽者，視其暗中見鬼。是故經言『重陽者狂，重陰者癲。脱陽者見鬼，脱陰者目盲』也。

○虞曰：寸口曰陽，又今重見陽脈三倍以上，故曰重陽。其病狂惑，自高賢智，登高而歌，棄衣而走，駡詈不避親踈，故曰狂。尺中曰陰，而尺脈重見陰，故曰重陰。其爲病也，名曰癲疾。謂僵仆於地，閉目不醒⑤，陰極陽復，良久却醒⑥。故曰癲也，今天吊之類是也。人之所稟者陰與陽。陰陽平則

---

① 而反陰脈見者：佚存本、守山閣本同。《脈經》卷一作『反見陰脈者』。
② 濇：佚存本同。守山閣本、佚存本人衛勘誤表刪之。
③ 癲：本卷卷末『音釋』曰：『癲，都田反。』
④ 盲：本卷卷末『音釋』曰：『盲，乎光反。』
⑤ 醒：守山閣本同。《黄帝八十一難經纂圖句解》卷之三作『惺』。佚存本誤作『酲』，形近之訛。
⑥ 醒：佚存本、守山閣本同。《黄帝八十一難經纂圖句解》卷之三作『惺』。

權衡等①。今陰氣已脱，陽氣獨盛。五藏屬陰，五藏行氣血漑灌，上榮於目。今陰氣已脱，五藏之氣不榮於目，故目盲無所見。故曰『脱陰者目盲』也。

○楊曰：重陽②者，陽氣并於上也。謂關以前既浮滑而長，兼實強，復喘數，是謂重陽也。重陰者，謂尺中既沉短而濇，而又盛實，是謂重陰。脱陽者，無陽氣也，謂關以前細微甚也，故目中妄見而覩鬼物焉。脱陰者，謂尺中微細甚也。陰者，精氣也。精氣脱故盲。盲脱之言失也，謂亡失陰陽之氣也。恭按：『大事』之『事』恐『罵』字。

二十一難曰：經言人形病脈不病曰生，脈病形不病曰死，何謂也？

丁曰：此者五藏各有所主也，肺主氣、心主脈、脾主肌肉、肝主筋、腎主骨。其心、肺主息脈，爲通天氣，邪不可中。邪中則息脈不相應，形雖不病，當知死矣。腎、肝、脾皆主其形，皆通地氣。邪中則害其形，其脈不病者皆生，形脈皆病者不可理。此是五藏各主其形脈，故言大法也。

然：人形病脈不病，非有不病者也，謂息數不應脈數也，此大法。

呂曰：形病者，謂五藏損形體羸瘦。氣微，脈反遲，與息不相應。其脈不相應，爲形病也。脈病者，謂數諸至。脈已病，人雖未頭痛寒熱，方病不久病，病則死。

○虞曰：人形病脈不病者，謂形苦而志樂。或勞形於事以致肌體瘦羸，脈息俱。呼吸大小雖合常經，息數必違此大法，故曰形病脈不病也。脈病人不病者，其人必外多眷慕，內結想思。脈病形安，形

① 權衡等：原書虞注此下脱失『脱陽者見鬼』的疏解之文，俟日後得見佳善之本再行補入。
② 重陽：原書及佚存本皆誤作『重陰』，據守山閣本、佚存本人衛勘誤表改。

樂志苦，以致傷。脈息反常，不及有餘，乍遲乍數，及乎病而不死爰焉，故曰脈病人不病也。

二十二難曰：經言脈有是動。

虞曰：言反常之動也。

有所生病。

虞曰：脈動反常，故云有所生病。

一脈輒變爲二病者何也？然：經言是動者，氣也。所生病者，血也。《本義》無『輒』字。

虞曰：氣病傳血，此乃一脈變爲二病。

邪在氣，氣爲是動。

虞曰：脈動反常，邪在氣也。

邪在血，血爲所生病。

虞曰：氣受邪傳之與血，故血爲所生病。

氣主呴[1]之。

虞曰：呴之，氣流行之貌也。

血主濡之。

丁曰：氣主呴之。呴呴，謂吹嘘往來之象。血主濡之，濡，謂濡軟也。氣行則血行，氣止則血止。

○虞曰：濡者，濡潤之貌。言人身所稟者氣血也。氣血通行，沮潤人身。其爲病也，乃如下說也。

① 呴：本卷卷末『音釋』曰：『呴，香句反。』

氣留而不行者，爲氣先病也。血壅而不濡者，爲血後病也。故先爲是動，後所生病也。《本義》無『病』字。

丁曰：人一身經脈，通行氣血。或居一經脈中，氣留不行，故血壅不濡。其氣先病，名曰是動。血壅不濡後病，名曰所生。此是一脈輒變爲二病也。

○虞曰：上文言脈有是動。動爲陽，謂氣先受熱，熱亦傳於血。氣血皆受熱，則津液①妄行，是知脈有是動。此言留而不行，謂氣血津液妄行，賊風薄之，故不行也。氣傳之與血，故血壅而不濡潤。復受賊風，故血亦住而病也。

○楊曰：經言手太陰之脈，起於中焦，下絡大腸，還循胃口，上膈屬肺。從肺系横出腋下，下②循臑内，行少陰、心主之前，下肘臂内③上骨下廉，入寸口，上循魚際④，出大指之端；其支者，從腕後直出次指内廉，出其端。是動則病肺脹滿，膨膨而喘欬，故缺盆中痛，甚則交兩手而瞀，是爲臂厥。是主肺所生病者，欬，上氣喘渴，心煩⑤，胸滿，臑臂内前廉痛厥，掌中熱。氣盛有餘，則肩背⑥痛也，汗出中風，小便數而欠。氣虚則肩背痛、寒，少氣不足以息，溺色變。略舉此一經爲例，餘經皆可知也。凡人所以得生命者，氣與血也。氣爲陽，陽爲衛。血爲陰，陰爲榮。二氣常流，所以無病也。邪中

---

① 津液：佚存本、守山閣本同。《黄帝八十一難經纂圖句解》卷之三作『淖溢』。
② 下：原本缺，據《靈樞・經脈第十》卷之三補。
③ 下肘臂内：《靈樞・經脈第十》卷之三作『下肘中，循臂内』。另按，佚存本將此處的『臂』字誤排作『臀』字，同樣的錯誤此後也多次出現，不一一指出。
④ 上循魚際：《靈樞・經脈第十》卷之三作『上魚，循魚際』。
⑤ 心煩：《靈樞・經脈第十》卷之三作『煩心』。
⑥ 背：守山閣本夾註曰：『○按，《靈樞・經脈篇》「背」作「臂」，下同。』校者案：錢熙祚曾與顧觀光氏商榷疑義合作校定《靈樞經》，然因卷帙浩繁，生前未刊，咸豐三年方由其子嗣補刊印行。此處所引《靈樞》文，有别於常見版本，或出所謂守山閣校本《靈樞經》。

於陽，陽爲氣，故氣先病。陽氣在外故也。若在陽不治，則入於陰中，陰爲血，故爲血後病。血在内故也。氣實則熱，氣虚則寒。血實則爲寒，血虚則爲熱。陰陽之道理其然也。凡一藏之病，有虚有實，有寒有熱，有内有外，皆須知藏府之所在，識經絡之流行，隨其本原以求其疾，則病形可辨，而針藥無失矣。如其不委①斯道，則雖命藥投針，病難愈也。故黄帝曰：『夫十二經脈者，所以調虚實，處百病，决生死，不可不通哉』②，此之謂也。

〇虞曰：凡人血流據氣，氣動依血。凝留而不行，壅而不濡，是知爲病也。

二十三難曰：手足三陰三陽脈之度數，可曉以不？然：手三陽之脈，從手至頭長五尺，五六合三丈。

楊曰：一手有三陽，兩手合爲六陽，故曰『五六合三丈』也。

〇虞曰：手太陽之脈，自兩手小指之端，循臂上行，之耳珠子前。長五尺，兩手合一丈。手陽明之脈，起於兩手大指次指之側，上循臂，絡於鼻，左之右，右之左。長五尺，兩手合一丈。手少陽之脈，起於兩手小指次指之端，上臂終於耳前。長五尺，兩手合一丈。故曰『五六合三丈』也。

手三陰之脈，從手至胸中，長三尺五寸。三六一丈八尺，五六三尺，合二丈一尺。

楊曰：兩手各有三陰，合爲六陰。故曰『三六一丈八尺』。

〇虞曰：手太陰之脈，起於中焦，下絡大腸，還循胃口，屬肺。出腋下，下肘入寸口，上魚際，出

① 委：守山閣本夾註曰：『〇今「委」字疑當作「悉」。』
② 夫十二……不通哉：語見《靈樞·經脈第十》，詞句先後略有調整。

乎大指之端。長三尺五寸，兩手合七尺。手少陰之脈，起於心中，出屬心系，下絡小腸，上肺出腋下，循臂出手小指之端。長三尺五寸，兩手合七尺。手厥陰之脈，起於胸中，屬心包絡三焦，出脇腋下，循臑入肘下，出小指次指之端。長三尺五寸，兩手合長七尺。故曰『二丈一尺』。

足三陽之脈，從足至頭，長八尺。六八四丈八尺。

楊曰：兩足各有三陽，故曰『六八四丈八尺』也。按此脈度數，七尺五寸，中人之形。而云長八尺，理則難解。然足之六陽，從足指而向上行，由其紆曲，故曰八尺也。

〇虞曰：足太陽之脈，起於兩足小指之側，上循膝交膕中，循背上頭，下入目内眥。長八尺。兩足上行，合一丈六尺。足陽明之脈，起於足大指次指之端，循足脛，上夾臍左右各二寸，終於額角髮際。長八尺。兩足合一丈六尺。足少陽之脈，起於足小指次指之端，上循兩膝外廉，入季脇，上循目外眥。長八尺。兩足合一丈六尺。故曰『四丈八尺』也。

足三陰之脈，從足至胸，長六尺五寸。六六三丈六尺，五六三尺，合三丈九尺。

楊曰：兩足各有三陰①，故曰『六六三丈六尺』也。按足太陰、少陰，皆至舌下。足厥陰至於頂上。今言至胸中者，蓋據其相接②之次也。

〇虞曰：足太陰之脈，起於足大指③内側，循足脛内廉，上交出厥陰脈之前，上循入腹。屬脾④絡

① 三陰：本書及佚存本均誤作『六陰』，據守山閣本改。
② 接：佚存本誤排作『按』。
③ 大指：原誤作『太指』，今正之。
④ 脾：本書及佚存本、守山閣本皆誤作『肝』，據《黄帝八十一難經纂圖句解》卷之三改。

胃，連舌本。長七尺五寸，兩行合長一丈五尺。足厥陰之脈，起於足大指①聚毛之上，循足跗上廉，去內踝一寸，上踝八寸，交出足太陰之後，循股入陰毛中，環陰器，抵少腹，俠胃，屬肝絡膽。循喉嚨，入頏顙，連目系，出額。長六尺五寸，兩行合長一丈三尺。足少陰之脈，起於足小指之下，斜趣足心，上腨股內，貫脊，屬腎絡膀胱。貫肝入肺，循喉嚨，俠舌本。長六尺五寸，合長一丈三尺。故云『三丈九尺』。

人兩足蹻②脈，從足至目，長七尺五寸。二七一丈四尺，二五一尺，合一丈五尺。

楊曰：人長七尺五寸，而蹻脈從踝至目，不得有七尺五寸也。今經言七尺五寸者，是脚脈上於頭而行焉。言至目者，舉其綱維也。

○虞曰：人有陰蹻、陽蹻二脈，兩足合四脈。陽蹻者，起於跟中，循外踝上行，入風池。陰蹻者，亦起於跟中，乃是足少陰之別絡也。自然骨之後，上內踝之上，直上循陰股入陰，循腹③上胸裏，入缺盆，上出人迎之前，入頄內廉④。屬目內眥，合太陽脈，長七尺五寸。兩行合一丈五尺。准此推之，至目者，推尺是兩足陰蹻脈也。故經言『從足至目，長七尺五寸，以合一丈五尺』是也。

督脈、任脈，各長四尺五寸。二四八尺，二五一尺，合九尺。凡脈長一十六丈二尺，此所謂十二經脈長短之數也。

丁曰：此篇云十二經脈長短，又言陰蹻從足至目，又言督任二脈。何獨不言陽蹻？陽蹻亦起於跟

① 大指：原誤作『太指』，今正之。
② 蹻：本卷卷末『音釋』曰：『蹻，訖約反。』
③ 腹：原書及佚存本皆誤作『股』，據守山閣本改。守山閣本夾註曰：『〇按，原本誤作「股」，依二十八難注改正。』校者案：《黃帝八十一難經纂圖句解》卷之三『腹』字尚不誤。
④ 內廉：守山閣夾註曰：『〇按，《靈樞・脈度篇》無「內廉」二字。』

中，循外踝上入風池，亦長一丈五尺。言之則據經，丈尺有剩。不言有此闕漏，更俟後賢。其脈上云八尺者，其中庸之人。以省尺言之，皆得四尺。今尺者，非黍尺也。皆以同身寸之爲尺大小言之，皆八尺。

○楊曰：督脈起於脊膂，上於頭①，下於面，至口齒縫。計則②不止長四尺五寸。今言四尺五寸者，當取於③上極於風府而言之也。手足合④十二脈，爲二十四脈。并督任兩蹻又四部，合爲⑤二十八脈，以應二十八宿。凡長一十六丈二尺。榮衛行周此數，則爲一度也。故曰長短之數也。

○虞曰：經言督脈起於下極之俞，並於脊裏，上至風府，入屬於腦，長四尺五寸。任脈者，起於中極之下，以上毛際，循腹上關元，至咽喉，長四尺五寸。督任計之，長合九尺也。以上十二經，合二十四脈，合長一十三丈八尺，兼之督、任、陰蹻三脈，合長二丈四尺，共二十七脈。合長一十六丈二尺，以法三九之數，應漏水下二刻。楊氏言二十八脈，乃陽蹻亦係其數推之。二蹻四行，則尺寸有餘也。楊氏言二十八脈，誤矣。

經脈十二，絡脈十五，何始何窮也？然：經脈者，行血氣，通陰陽，以榮於身者也。其始從中焦注手太陰、陽明，陽明注足陽明、太陰，太陰注手少陰、太陽，太陽注足太陽、少陰，少陰注手心主、少陽，少陽注足少陽、厥陰，厥陰復還注手太陰。別絡十五，皆因其原。如環無端，轉相溉灌，朝於寸口

① 督脈……上於頭：《史記正義·扁鵲倉公列傳》引作『督脈起於晐（校者案：一本作「胲」）頭』。
② 則：佚存本同。《史記正義》、守山閣本、佚存本人衛勘誤表作『此』。
③ 於：佚存本同。《史記正義》、守山閣本、佚存本人衛勘誤表作『其』。
④ 合：佚存本同。守山閣本作『各』，並有夾註曰：『○按，原本「各」誤「合」，依《史記正義》改。』
⑤ 四部合爲：《史記正義·扁鵲倉公列傳》引作『四脈都合』，義長。

人迎，以處百病而決死生也。

丁曰：此者天地陰陽，一歲終始於二十四氣，日月曉昏，終始於二十四時。人之榮衛行經絡二十四條，故復會於寸口人迎。其言寸口者，手太陰脈口也。其穴名曰太淵，故脈會於太淵。其十二經十五絡，皆輔三焦而生。故始從中焦注手太陰、陽明。所以處百病決死生也。

○楊曰：行手太陰①訖，即注手陽明。行手陽明訖，即注足陽明。輸轉而行，餘皆倣此也。

○虞曰：其始從中焦者，謂直兩乳間，名曰膻中穴，亦名氣海。言氣從此而起注太陰肺也。肺行訖，傳之與手陽明也。《素問》曰：『膻中爲②臣使之官』。謂胃化味爲氣，自此上傳於肺也。

○楊曰：經脈十二，絡脈十五，凡二十七氣，以法三九之數。天有九星，地有九州，人有九竅是也。其經絡流行，皆朝會於寸口人迎。所以診寸口人迎，則知其經絡之病，死生之候矣。

○虞曰：厥陰還注手太陰。如此推尋丈尺，則前後經義相違，離聖久遠，難爲祖述。

經曰：明知終始，陰陽定矣，何謂也？然：終始者，脈之紀也。寸口、人迎，陰陽之氣，通於朝使，如環無端，故曰始也。

楊曰：經脈流行，應於天之度數。周而復始，故曰如環無端也。

終者，三陰三陽之脈絕。絕則死，死各有形。故曰終也。

楊曰：陰陽氣絕，其候亦見於寸口、人迎，見則死矣。其死各有形診，故曰終也。

○丁曰：所言『三陰三陽之脈絕，絕則死，死各有形』，其義《本經》自解在二十四難中。

---

① 太陰：原誤作『太陽』，今正之。

② 爲：《素問·靈蘭秘典論篇第八》卷第三作『者』。

二十四難曰：手足三陰三陽氣已絕，何以爲候，可知其吉凶不？然：足少陰氣絕即骨枯。少陰者，冬脈也。伏行而溫於骨髓，故骨髓不溫，即肉不著骨，骨肉不相親，即肉濡而却。肉濡而却，故齒長而枯，髮無潤澤者，骨先死。戊日篤，己日死①。《本義》『澤』下有『無潤澤』三字。

丁曰：足少陰之經，腎脈也。屬水，王冬。內榮於骨髓，外華於髮，其氣絕則齒本長。骨枯，髮無潤澤，故戊日篤而己日死也。此足少陰絕之形也。

○楊曰：足少陰，腎脈也。腎主冬，故云冬脈也。腎主內榮骨髓，故云伏行而溫於骨髓也。腎氣既絕，則不能榮骨髓，故肉濡而却。却，結縮也。謂齒齦之肉結縮，而②故齒漸長而枯燥也，謂齒乾燥色不澤也。腎爲津液之主。今無津液，故使髮不潤焉。戊己，土也。腎，水也。土能剋水，故云『戊日篤，己日死』也。

○虞曰：陰陽有少壯，故有三陰三陽，以通氣血，以養人身，是故三陰乃有離合。太陰爲開，厥陰爲闔，少陰爲樞。開者，司動靜之基；闔者，執禁固之權；樞者，主動轉之微。三經不得相失，今足少陰腎脈已絕。是故一經相失，少陰不得爲樞，動轉之微不主矣，故曰死也。《診要經終論》曰：『少陰終者，面黑齒長而垢，腹脹閉，上下不通而終矣』，此之謂也。

足太陰氣絕，則脈不榮其口脣。口脣者，肌肉之本也。脈不榮，則肌肉不滑澤。肌肉不滑澤，則肉

① 足少陰……己日死：《外臺秘要》卷十六『骨極論一首』《删繁》論曰所引與本條略相關涉，錄之如下以備參考。其文曰：『扁鵲曰：骨絕不治，痟而切痛，伸縮不得，十日死。骨應足少陰，足少陰氣絕則骨枯。足少陰者，冬脈也；伏行而濡滑骨髓者也。故骨不濡，則肉不能著骨也。骨肉不相親，則肉濡而卻，肉濡而卻，故齒長而垢，髮無澤，髮無澤，則骨先死。戊篤己死，土勝水，醫所不能療』。

② 而：守山閣本夾註曰：『○按，此「而」字疑衍。』校者案：《黃帝八十一難經纂圖句解》卷之四無『而』字。

滿。肉滿則唇反，唇反則肉先死。甲日篤，乙日死①。

丁曰：足太陰經者，脾之脈也。屬土，王季夏。其氣内養肌肉，外華衛於口唇。其氣絶則唇反肉滿，故甲日篤而乙日死也。此是足太陰絶之形也。

○楊曰：足太陰，脾脈也。脾主肌肉。其氣既絶，故肌肉麤澁而唇反。甲乙，木也。脾，土也。木能尅土，故云『甲日篤，乙日死』也。

○虞曰：口唇，肉之所終，亦曰脾之華。今唇反色青，木賊土也，故曰死矣。陰陽之離合，以太陰爲開，謂司動靜之基。今脈已絶，則動靜之基乃失司存，故曰死也。《素問》曰：『太陰終者，腹脹閉不得息，善嘔，嘔則逆，逆則面赤也』②。

足厥陰氣絶，即筋縮引卵與舌卷。厥陰者，肝脈也。肝者，筋之合也。筋者，聚於陰器，而絡於舌本，故脈不榮，則筋③**縮急，筋縮急**④**，即引卵與舌，故舌卷卵縮。此筋先死，庚日**⑤**篤，辛日死**⑥。恭按：『卷』字恐衍。

① 足太陰……乙日死：《外臺秘要》卷十六『肉極論一首』《删繁》論曰所引與本條略相關涉，録之如下以備參考。其文曰：『扁鵲曰：肉絶不療，五日死。何以知之？皮膚不通，外不得泄，肉應足太陰，足太陰氣絶，則脈不營其口唇。口唇者，肌肉之本也。脈不營則肌肉濡，肌肉濡則人中滿，人中滿則唇反，唇反則肉先死。甲篤乙死，木勝土。若使良醫妙藥，終不可療』。

② 太陰終……面赤也：語見《素問·診要經終論篇第十六》。

③ 筋：佚存本誤排作『筯』。

④ 筋縮急：佚存本此三字，前空一格，擺於句末。

⑤ 日：佚存本誤排作『曰』。

⑥ 足厥陰……辛日死：《外臺秘要》卷十六『筋極論一首』《删繁》論曰所引與本條略相關涉，録之如下以備參考。其文曰：『扁鵲曰：筋絶不治，九日死。何以知之？手足爪甲青黑，呼罵口不息，筋應足厥陰，足厥陰氣絶於筋，則筋縮引卵與舌。足厥陰者，肝脈也。肝者，筋之合也。筋者聚於陰器，而脈絡於舌本，故脈不營則筋急，筋急則引卵與舌。故唇青舌卷卵縮則筋先死，庚篤辛死，金勝木，醫之拱手也』。

丁曰：足厥陰經者，肝之脈也。屬木，王春。其氣內養於[1]筋，外則上係舌本，下環於陰器。其氣絕，則舌卷卵縮，故庚日篤而辛日死也。此足厥陰絕之形也。

○楊曰：足厥陰，肝脈也。肝主筋，其氣既絕，故筋縮急而舌卷卵縮。庚辛，金也。肝，木也。金能尅木，故云『庚日篤而辛日死』也。

手太陰氣絕，即皮毛焦。太陰者，肺也。行氣溫於皮毛者也。氣弗榮，則皮毛焦。皮毛焦，則津液去。津液去，即皮節傷。皮節傷，則皮枯毛折。毛折者，則毛先死。丙日篤，丁日死[2]。

丁曰：手太陰經者，肺之脈也。屬金，王秋。其氣內主於氣，外榮於皮毛。其氣絕，則津液去，皮毛焦，故丙日篤而丁日死也。

○楊曰：手太陰，肺脈也。肺主行氣，故曰『溫皮毛』。丙丁，火也。肺，金也。火能尅金，故云『丙日篤，丁日死』也。

○虞曰：肺行衛氣以養皮毛，今皮毛焦，則知火來爍金。皮枯毛折脈絕，其爲離合，與足太陰同法也。

手少陰氣絕，則脈不通。脈不通，則血不流。血不流，則色澤去。故面黑如梨。此血先死，壬日篤，癸日死[3]。

① 於：佚存本此下誤衍一『於』字。

② 手太陰……丁日死：《外臺秘要》卷十六『氣極論一首』《千金》論曰（《刪繁》同）所引與本條略相關涉，錄之如下以備參考。其文曰：『扁鵲曰：氣絕不療，喘而冷汗出，二日死。氣應手太陰，手太陰氣絕則皮毛焦。太陰者，行氣溫皮毛者也。氣不營則皮毛焦，皮毛焦則津液去，津液去則皮節傷，皮節傷則爪枯毛折，毛折則氣先死，丙篤丁死，火勝金，非療所及也』。

③ 手少陰……癸日死：《外臺秘要》卷十六『脈極論一首』《刪繁》論曰所引與本條略相關涉，錄之如下以備參考。其文曰：『扁鵲曰：脈絕不療，三日死。何以知之？脈氣空虛則衰，顏焦發落，脈應手少陰，手少陰氣絕則脈不通。手少陰者，心脈也。心者，脈之合也。脈不通則血不流，血不流則發色不澤，故面黑如漆柴，則血脈先死。壬篤癸死，水勝火，故非治藥所效也』。

《本義》面下有『色』字。

丁曰：手少陰經者，真心脈也。屬君火，王夏。主於榮，通於脈也。其經非不言手厥陰心包絡，爲主相火，相行君命，主通榮氣。今真心氣絶，則榮氣不行。榮氣不行，則血不流行。是以色澤去，故面黑如黧。壬日篤而癸日死。此者是病，非老憊也。『梨』字當作此『黧』字。

○楊曰：經云『手三陰』，今此推釋太陰、少陰，而心主一經不言之何也？然：心主者，心包絡之脈也。少陰者，心脈也。二經同候於心，故言少陰絶則心主亦絶，其診既同，故不別解也。《本經》云『面黑如漆柴』①，此云如梨。漆柴者，恒山苗也。其草色黄黑，無潤澤，故以爲喻。梨者，即人之所食之果也，亦取其黄黑焉。言人即無血，則色黄黑。似此二物無光華也。壬癸，水也。心，火也。水尅火。故云『壬日篤，癸日死』也。

○虞曰：心主血，血乃爲榮，榮華人身，故有光華之色。今脈已絶，血乃不行，故人色夭，面黑如梨，是知水來賊火，離合與足少陰同。

三陰氣俱絶者，則目眩②轉目瞑。目瞑者爲失志，失志者則志先死，死即目瞑也③。

丁曰：所言三陰者，獨是言足三陰也。足少陰者，腎也。腎藏精與志。足厥陰，肝也。肝藏魂，通於目，故絶則失志而亂，魂去目眩也。

○楊曰：三陰者，是手、足三陰脈也。此五藏之脈也。五藏者，人之根本也。故三陰俱絶，則目瞑。瞑，閉也。言根絶於内，而華諸於外。目者，人之光華也。眩，亂也，言目亂不識人也。腎藏精與

① 面黑如漆柴：語見《靈樞·經脈第十》。
② 眩：本卷卷末『音釋』曰：『眩，榮絹切。』
③ 三陰氣俱絶……目瞑也：《外臺秘要》卷十六『精極論並方三首』《删繁》論曰所引與本條略相關涉，錄之如下以備參考。其文曰：『扁鵲曰：五陰氣俱絶，不可療，絶則目系轉，轉則目精奪，爲志先死，遠至一日半日矣，非醫所及也』。

志，精氣已竭，故曰失志也。三陰絕，皆止得一日半死也。

○虞曰：五藏之脈皆屬三陰。五藏之脈，皆會於目。今三陰俱絕，故目眩、目瞑也。人之五志皆屬於陰，謂肝志怒，心志喜，脾志思，肺志憂，腎志恐。今三陰已絕，五藏皆失其志，故無喜、怒、憂、思、恐。五志俱亡，故曰失志也。楊氏言失志，乃止言腎一藏也。《本經》曰：『陰陽相離則悵然失志』①，此之謂也。

六陽氣俱絕者，則陰與陽相離。陰陽相離，則腠理泄，絕汗乃出，大如貫珠，轉出不流，即氣先死。旦占夕死，夕占旦死。

丁曰：所言六陽，是手、足三陽也。後言陰與陽相離者，謂手三陽通天氣，故曰陽也。足三陰通地氣，故云陰也。天地陰陽否隔，所以言陰陽相離也。是故腠理泄，絕汗乃出，大如貫珠，故其死不移旦夕也。

○楊曰：此六陽氣絕，不出日死。六陽氣絕之狀，今略條之。經云：『太陽脈絕者，其絕也戴眼反折，瘈瘲，其色白，絕汗乃出，出則終矣。少陽脈絕者，其絕也耳聾，百節盡縱，目環絕系，絕系一日半死，其色青者乃死。陽明脈絕者，其絕也口耳張，善驚妄言，色黃，其上下經盛而不仁則終矣。』② 此是三陽絕之狀也。前云六陽，今經曰三陽絕狀者，手足諸陽脈絕，其絕狀並同，所以不別出。陰與陽相離者，陰陽隔絕，不相朝使也③。腠理泄者，陽氣已下，毛孔皆開，所以然也。絕汗，乃汗出如珠。言身體汗出著肉，如綴珠而不流散，故曰貫珠也。旦占夕死，夕占旦死者，正得半日也，惟少陽絕得一日半矣。

---

① 陰陽……悵然失志：本書二十九難『相離』作『不能自相維』。

② 經云……不仁則終矣：語見《素問・診要經終論篇第十六》、《靈樞・終始第九（法野）》。

③ 陰與……不相朝使也：校者案：楊氏此句注語，裁化於《四時經》（見森立之《素問考注》附文）『脈浮有表無裏，陽無所使』句古賢舊注，其文曰：『陰陽離別，不能復相朝使。』

○虞曰：陰陽相離，氣位隔絶，腠理開踈，汗乃大出。夫如是，則六陽皆絶，其死明矣。況三陽之脈，亦有離合。太陽爲開，陽明爲闔，少陽爲樞。開者，司動靜之基。闔者，執禁固之權。樞者，主轉動之微。三經不得相失。今六陽已絶，失其動靜之司，弛其禁固之樞，止其動轉之微。三經相失，故曰死也。六陽者，《素問》曰：上下經乃成六也。

○經絡大數第二凡二首

二十五難曰：有十二經，五藏六府，十一耳。其一經者，何等經也？然：一經者，手少陰與心主別脈也。心主與三焦爲表裏，俱有名而無形，故言經有十二也。

丁曰：言少陰與心主別脈者，謂心與小腸爲表裏，心主與三焦爲表裏也。少陰是真心脈，爲君火。心主者，共三焦相火，故別也。相行君命，故有心名無位也。

○楊曰：手少陰，真心脈也。手心主，心包絡脈也。二脈俱是心脈，而少陰與小腸①合。心主與三焦脈合，三焦有位而無形，心主有名而無藏，故二經爲表裏也。五藏六府各一脈爲十一脈，心有兩脈，合成十二經焉。據此而言，六府亦止五府耳。

○虞曰：心主者，手厥陰脈也。三焦者，手少陽脈也。二經合爲表裏，乃合爲十二經也。手厥陰心包絡脈者，起於胸中，出屬心包，下膈，歷絡三焦；其支者，循胸中，出脇，下腋三寸，上抵腋下，下循臑內，行太陰、少陰之間，入肘中，下臂，行兩筋之間，入掌中，出中指之端。准此推之。心包外有

①　小腸：本書及佚存本皆誤作『少陽』，據守山閣本改。

經脈，出於中指，内相維絡於三焦，歸於少陰之經，配手厥陰之脈。手少陽脈者，出於手小指次指之端，上出次指之間，循手表腕，出臂外兩骨之間，上貫肘，循臑外上肩，交出足少陽之後，入缺盆，布膻中，散絡心包，下膈，循屬三焦。准此推尋，乃與心包更相維絡，三焦配手少陽，心包配手厥陰，二經俱外有流行經脈，内無藏府，故配之爲表裏。諸家脈惟言命門與三焦爲表裏，在右手尺中，惟此經言，則三焦與心主爲表裏也。又左寸火，右寸金，左關木，右關土，左尺水，右尺火，左尺男，右尺女，可驗之。經有夫婦對位，若三焦配命門爲表裏，則水①火同位也。

二十六難曰：經有十二，絡有十五。餘三絡者，是何等絡也？然：有陽絡，有陰絡，有脾之大絡。陽絡者，陽蹻之絡也。陰絡者，陰蹻之絡也。故絡有十五焉。

丁曰：十二經十五絡者，謂每一經各有一絡，其肝、心、腎，經在左即絡右；其脾、肺、心包，經在右即絡左。其陽蹻，經在左足外踝，絡在右足外踝②；其陰蹻，經在右足内踝，絡在左足内踝③。此者是陰蹻、陽蹻之絡也。脾之大絡者，脾象土，主中宫，王四季，分養四藏，故曰脾之大絡，是名大包穴，在淵液下三寸，布胸中，出九肋④間是也。

〇楊曰：十二經各有一絡，爲十二絡耳。今云十五絡者，有陰陽之二絡，脾之大絡，合爲十五絡也。人有陰陽兩蹻，在兩足内外。男子以足外者爲經，足内者爲絡。女子以足内者爲經，足外者爲絡。

① 水：本書及佚存本皆誤作『木』，據守山閣本、佚存本人衛勘誤表改。
② 外踝：佚存本、守山閣本同。《黄帝八十一難經纂圖句解》卷之四作『内踝』。
③ 内踝：佚存本、守山閣本同。《黄帝八十一難經纂圖句解》卷之四作『外踝』。
④ 肋：佚存本誤排作『肕』。

故有陰陽蹻二絡也。經云：『男子數其陽，女子數其陰，當數者爲經，不當數者爲絡』①，此之謂也。脾之大絡，名曰大包，此則脾有二絡也。凡經脈爲表②裏，支而横者爲絡，絡之別者爲孫也。

○奇經八脈第三 凡三首

二十七難③曰：脈有奇經八脈者，不拘於十二經④，何謂也？然：有陽維，有陰維，有陽蹻，有陰蹻，有衝，有督，有任，有帶之脈。凡此八脈者，皆不拘於經，故曰奇經八脈也。經有十二，絡有十五，凡二十七氣，相隨上下，何獨不拘於經也？然：聖人圖設溝渠，通利水道，以備不然⑤。天雨降下，溝渠溢滿，當此之時，雱霈妄行，聖人不能復圖也。此絡脈滿溢⑥，諸經不能復拘也。《本義》無『何謂』之『謂』字。

丁曰：前言十二經十五絡，二十七氣相隨上下，流通氣血，相貫無有休息。今此八脈謂別道而行，故曰奇經八脈也。其所起言在後章。

○楊曰：奇，異也。此之八脈，與十二經不相拘制，別道而行，與正經有異，故曰奇經也。其數有八，故曰八脈也。

---

① 男子……不當數者爲絡：語見《靈樞・脈度第十七》。
② 表：佚存本同。守山閣本删之，並有夾註曰：『○按，「爲」下原疑衍「表」字，依《靈樞・脈度篇》删。』
③ 二十七難：二十七難見引於《脈經》卷二之『平奇經八脈病第四』。
④ 不拘於十二經：佚存本、守山閣本同。《脈經》卷二無。『拘』佚存本誤排作『扚』。
⑤ 不然：《脈經》卷二作『不虞』，語義明晰。
⑥ 滿溢：佚存本、守山閣本同。《脈經》卷二作『流溢』。

○虞曰：奇，音基也。奇，斜也。奇，零也，不偶之義。謂此八脈，不係正經陰陽，無表裏配合，別道奇行，故曰奇經也。所以經言八脈不拘於經，以此可驗矣。楊氏言奇異之義，非也。

二十八難①曰：其奇經八脈者，既不拘於十二經，皆何起何繼②也？然：督脈者，起於下極之俞，並於脊裏，上至風府③，入屬④於腦⑤。

丁曰：督脈起於下極之俞者，長強穴在脊骶。督脈絡、任脈絡會之所，並於脊裏上至風府，穴在髮上一寸。督脈、陽維所會，奇經之一脈也。

○呂曰：督脈者，陽脈之海也。

○楊曰：督之爲言都也。是人陽脈之都綱，人脈比於水。故呂氏曰陽脈之海。此爲奇經之一脈也。下極者，長強也。

○虞曰：經言督脈起於下極，上入屬於腦。呂氏曰諸陽之海也。楊氏曰陽脈之都綱。據其督脈流行，起自會陰穴，循脊中上行至大椎⑥穴，與手足三陽之脈交會，上至瘖門穴，與陽維會其所，上至百會

---

① 二十八難：二十八難見引於《脈經》卷二之『平奇經八脈病第四』。
② 繼：佚存本、守山閣本同。《脈經》卷二作『系』。
③ 並於脊裏上至風府：《甲乙經·奇經八脈第二》卷二引文同。《脈經》卷二『脊裏』下有『循背』二字。《太素·督脈》卷十楊上善注引《八十一難》云：『並脊上行，至於風府』。
④ 屬：《難經本義》卷上同。佚存本、守山閣本脫失此字。守山閣本夾註曰：『○別本「入」下有「屬」字。』
⑤ 入屬於腦：《甲乙經》卷二同。《脈經》卷二、《太素》卷十楊注均無此四字。校者案：《甲乙經》卷二此下有『上巔循額至鼻柱，陽脈之海也』十二字。《脈經》卷二『風府』下有『衝脈者陰脈之海也，督脈者陽脈之海也』十六字。《太素》卷十楊注『風府』下有『爲陽脈之海』五字。
⑥ 椎：本書及佚存本皆誤作『推』，據守山閣本、佚存本人衛勘誤表改。

穴，與太陽交會，下至於鼻柱，下水溝穴，與手陽明交會。准此推之，實謂爲諸陽之海，陽脈之都綱也。

任脈者，起於中極之下，以上毛際，循腹裏，上關元，至喉咽①。

丁曰：中極者，穴名也。在齊下四寸。其中極之下者，曲骨穴也。是任脈所起，其循腹裏上關元，至咽喉者，天突穴也。是任脈之所會，奇經之二脈也。

○楊曰：任者，姙也。此是人之生養之本，故曰位中極之下，長強之上。此奇經之二脈也。

○虞曰：據《針經》推尋，任脈起於會陰穴。上毛際者，乃是曲骨穴。在少腹下毛際，與足厥陰會於此，上至關元，乃齊下二寸也，至喉咽②，與陰維脈會也。《素問》曰：女子二七，天癸至，任脈通，衝脈盛，月事以時下，故能有子也。故楊氏曰：生養之本，良由此也。

衝脈者，起於氣衝，並足陽明之經，夾齊上行，至胸中而散也③。

呂曰：衝脈者，陰脈之海。

○丁曰：衝脈起於氣衝，並足陽明之內，俠任脈之外，上行至胸中而散，皆起於兩間。此者是三焦行氣之府也，故呂氏云：『一本曰衝』④者，此之謂也。

○楊曰：經云『衝脈者，十二經之海也』。如此則不獨⑤爲陰脈之海。恐呂氏誤焉。衝者，通也。言

---

① 任脈者……至喉咽：《脈經》卷二作『任脈者起於胞門、子戶，夾臍上行至胸中（一云任脈者，起於中極之下，以上毛際，循腹裏，上關元，至喉咽）。』

② 喉咽：佚存本、守山閣本作『咽喉』。

③ 衝脈者……而散也：《脈經》卷二作『衝脈者起於關元，循腹裏，直上至咽喉中。』

④ 一本曰衝：今本呂氏注中未見此語。唯《脈經》卷二在『直上至咽喉中』下有小字注云：『一云衝脈者，起於氣衝，並陽明之經，夾臍上行，至胸中而散也』。

⑤ 獨：佚存本誤排作『擉』。

此脈下至於足，上至於頭，通受十二經之氣血，故曰衝焉。此奇經之三脈也。

〇虞曰：《素問》曰：衝脈起於氣街。《難經》曰：起於氣衝。又《針經》穴中，兩存其名，衝街之義，俱且通也。《素問》曰：並足少陰之經。《難經》却言：並足陽明之經。況少陰之經，俠齊左右各五分。陽明之經，俠齊左右各二寸。氣衝又是陽明脈氣所發。如此推之，則衝脈自氣衝起，在陽明、少陰二經之内，俠齊上行，其理明矣。大體督脈、任脈、衝脈此三脈，皆自會陰穴會合而起，一脈分爲三岐，行於陰陽，部分不同，故名各異也。

帶脈者，起於季脇①，迴身一周。

丁曰：季脇下一寸八分，是其帶脈之穴也。迴身一周，是奇經之四脈也。

〇楊曰：帶之爲言束也。言總束諸脈，使得調柔也。季脇在肋②下，下接於髖骨③之間是也。迴，繞也。繞身一周，猶如束帶焉。此奇經之四脈也。

陽蹻脈者，起於跟④中，循外踝⑤，上行入風池。

丁曰：陽蹻脈起於跟中，循外踝⑥者，申脈穴⑦也。上入風池穴者，項後髮際陷中。是奇經之五脈也。

① 季脇：佚存本、守山閣本同。《脈經》卷二作「季肋」。
② 肋：佚存本誤排作「助」。
③ 髖骨：佚存本、守山閣本皆誤作「髐骨」。《黄帝八十一難經纂圖句解》卷之四作「骿骨」，亦不確。
④ 跟：本卷卷末「音釋」曰：「跟，古痕切。」
⑤ 踝：本卷卷末「音釋」曰：「踝，戶瓦切。」
⑥ 踝：原誤作「根」，今正之。
⑦ 申脈穴：原誤作「中衝穴」。按，中衝穴在手中指之端，非陽蹻脈所起之穴。李時珍《奇經八脈考》曰：「陽蹻者，足太陽之別脈。其脈起於跟中，出於外踝下足太陽申脈穴」，因據改。

○楊曰：蹻，捷疾也。言此脈是人行走之機要，動足之所由。故曰蹻脈焉。此奇經之五脈也。

陰蹻脈者，亦起於跟中，循内踝，上行至咽喉①，交貫②衝脈。

丁曰：陰蹻脈亦起跟中，循内踝者，照海穴也，上行至咽喉，交貫衝脈，其又至目下承泣穴，是陰蹻脈始終也。是奇經之六脈也。

○楊曰：其義與陽蹻同也。此奇經之六脈也。

○虞曰：陰蹻者，起於足然骨之後，上内踝之上，循陰股入陰，而循腹上胸裏，入缺盆，出人迎之前，入頄内廉，屬目内眥，合於太陽、陽蹻而上行。

陽維陰維者，維絡于身，溢畜不能環流，灌溉③諸經者也。故陽維起於諸陽會也，陰維起於諸陰交也。

丁曰：陽維者，維絡諸陽，故曰『陽維起於諸陽會也』。陰維者，維絡諸陰，故曰『陰維起於諸陰交也』。

○楊曰：維者，維持之義也。此脈爲諸脈之綱維，故曰維脈也。此有陰陽二脈，爲奇經八脈也。

比于聖人，圖設溝渠，溝渠滿溢，流于深湖，故聖人不能拘通也。而人脈隆盛，入於八脈，而不環周，故十二經亦不能拘之。其受邪氣，畜則腫熱，砭④射之也。

丁曰：凡八脈爲病，皆砭射取之。

---

① 至咽喉：《脈經》卷二同。《太素·陰陽喬脈》卷十楊上善注引《八十一難》作『至咽』。《甲乙經·奇經八脈第二》卷二引文作『入喉嚨』。
② 交貫：《甲乙經》卷二、《脈經》卷二同。《太素·陰陽喬脈》卷十楊上善注引《八十一難》作『交灌』。
③ 灌溉：佚存本、守山閣本同。《脈經》卷二作『溉灌』。
④ 砭：本卷卷末『音釋』曰：『砭，陂驗切。』

〇楊曰：九州之內，有十二經水，以流泄地氣。人有十二經脈以應之。亦所以流灌身形之血氣，以奉生身，故比之於溝渠也。

〇虞曰：十二經隆盛，入於八脈而不環周。邪在八脈，腫熱畜積，故以砭石射刺之，故曰砭射之也。

二十九難①曰：奇經之爲病何如？然：陽維維於陽，陰維維於陰。陰陽不能自相維，則悵然失志，溶溶②不能自收持③。

呂曰：悵然者，其人驚。驚即維脈緩，故令人身不能收持。驚則失志，善忘恍惚也④。

〇丁曰：陽維⑤者，是陰陽之綱維也，而主持陰陽之脈。今不能相維者，是陽不能主持諸陽，陰不能主持諸陰⑥，故言⑦悵然失志也。其溶溶者，緩慢，所以不能收持也。《本義》『持』字下有『陽維爲病苦寒熱，陰維爲病苦心痛』十四字。

---

① 二十九難：二十九難見引於《脈經》卷二之『平奇經八脈病第四』。

② 溶溶：《脈經》卷二作『容容』。

③ 則悵然……不能自收持：《甲乙經》卷二作『爲病腰腹縱容，如囊水之狀（一云：腹滿腰溶溶如坐水中狀）』。校者案：《太素·陰陽維脈》卷十楊上善注引『《八十一難》云』系綜合今本《難經》二十八、二十九難相關內容而成，且文字互有損益。今錄之以備參考，其注曰：『《八十一難》云：陽維起於諸脈之會，則諸陽脈會也；陰維起於諸陰之交，則三陰交也。陽維維於陽，綱維諸陽之脈也；陰維維於陰，綱維諸陰之脈也。陰陽不能相維，則悵然失志，不能自持，陽不維於陽，陰不維於陰也。陽維陰維綺絡於身，溢蓄不能還流溉灌，諸經血脈隆盛，溢入八脈而不還也。』

④ 呂曰……恍惚也：《脈經》卷二所引之注與此雷同，可證類似註文多爲呂注。其文如下：『悵然者其人驚，即維脈緩，緩即令身不能自收持，即失志、善忘、恍惚也。』

⑤ 陽維：守山閣本夾註曰：『〇按，「陽維」下脫「陰維」二字。』

⑥ 陰：佚存本誤排作『陽』。

⑦ 故言：本書及佚存本皆誤作『成言』，據守山閣本、佚存本人衛勘誤表改。

陰蹻爲病，陽緩而陰急。陽蹻爲病，陰緩而陽急。

呂曰：陰蹻在內踝上，病則其脈從內踝以上急，外踝以上緩也。陽蹻在外踝上，病則其脈從外踝以上急，內踝以上緩也①。

○丁曰：奇經八脈者，而②聖人圖設溝渠之理，以備通水道焉，非自生其病。盡諸經隆盛而散入也，乃砭射取之。諸陽脈盛，散入陽蹻，則陽蹻病。諸陰脈盛，散入陰蹻，則陰蹻病。故陰蹻、陽蹻乃爲病耳。其陰陽緩急者，即是虛實之義。陰蹻爲病，則陽緩而陰急，即病陰厥。足勁直而五絡不通。陽蹻爲病，則陰緩而陽急，即狂走不臥死。蹻者，健也。

衝之爲病，逆氣而裏急。

丁曰：逆氣，腹逆也。裏急，腹痛也。

○呂曰：衝脈從關元，上至咽喉，故其脈爲病，逆氣而裏急③。

○虞曰：衝脈並足少陰之經，夾齊上行，病故逆氣裏急矣。巢氏《病源》曰：『腎氣不足，傷於衝脈』④，故逆氣而裏急。

督之爲病，脊強而厥。

呂曰：督脈在脊，病則其脈急，故令其脊強也⑤。

---

① 呂曰……上緩也：《脈經》卷二所引呂注與此行文略異。其文如下：『陰蹺在內踝，病即其脈急，當從內踝以上急，外踝以上緩；陽蹺在外踝，病即其脈急，其人當從外踝以上急，內踝以上緩。』

② 而：守山閣本夾註曰：『○按，「而」字疑當作「乃」』。佚存本人衛勘誤表改「而」爲「乃」。

③ 呂曰……而裏急：《脈經》卷二所引呂注與此行文略異。其文如下：『衝脈從關元至喉咽，故其爲病，逆氣而裏急。』

④ 腎氣不足，傷於衝脈：此語引自《諸病源候論·虛勞裏急候》卷三。虞庶在十六難、五十七難、六十八難等多處用此理註解《難經》本文。

⑤ 呂曰……脊強也：《脈經》卷二所引呂注與此行文略異。其文如下：『督脈在背，病即其脈急，故令脊強也。』

〇丁曰：督脈起於下極之俞，行脊裏，上入風池，病則故脊強。

任之爲病，其内苦結。男子爲七疝①，**女子爲瘕**②**聚。**

呂曰：任脈起於胞門、子戶，故其脈結，爲七疝、瘕聚之病③。

〇丁曰：任脈起胞門、子④戶，循腹裏，上關元，至咽喉。病則故男子内結爲七疝，女子爲瘕聚。

〇虞曰：任脈當少腹上行，故其内苦結。男子病七疝者，謂厥疝、盤疝、寒疝、癥疝、附疝⑤、狼疝、氣疝。此七病，由氣血虛弱，寒溫不調致之也。女子病爲瘕聚。瘕有八瘕⑥，謂青瘕、黄瘕、燥瘕、血瘕、狐瘕、蛇瘕、鱉瘕、脂瘕。瘕者，謂假於物形是也。

帶之爲病，腹滿⑦，**腰溶溶**⑧**若坐水中**⑨。

呂曰：帶脈者，迴帶人之身體。病則其腹緩，故令腰溶溶也⑩。

〇丁曰：帶脈者，迴帶人之身。病則腰溶溶也。

---

① 疝：本卷卷末『音釋』曰：『疝，所晏反。』

② 瘕：本卷卷末『音釋』曰：『瘕，古訝切。』

③ 呂曰……瘕聚之病：《脈經》卷二所引呂注與此行文略異。其文如下：『任脈起於胞門、子戶，故其病結爲七疝、瘕聚。』

④ 子：佚存本誤排作『曰』。

⑤ 附疝：《諸病源候論·七疝候》卷二十作『胕疝』，是。

⑥ 八瘕：八瘕之名目亦見於《諸病源候論·八瘕候》卷三十八。

⑦ 腹滿：佚存本、守山閣本同。《脈經》卷二上有『苦』字。

⑧ 溶溶：佚存本、守山閣本同。《脈經》卷二作『容容』。

⑨ 水中：佚存本、守山閣本同。《脈經》卷二下有『狀』字。

⑩ 呂曰……腰溶溶也：《脈經》卷二所引呂注與此行文略異。其文如下：『帶脈者，迴帶人之身體。病即其脈緩，故令腰容容也。』

陽維爲病，苦寒熱。陰維爲病，苦心痛①。

呂曰：陽爲衛，故寒熱。陰爲榮，榮爲血，血者心，故心痛也②。

○丁曰：陽維主於諸陽之經，病則苦寒熱。陰維主於諸陰之經，病則苦心痛也。

此奇經八③**脈之爲病也。**

楊曰：一本云衝脈者，起於關元，循腹裏，直上于咽喉中。任脈者，起於胞門、子戶，挾齊上行，至胸中。二本雖不同，亦俱有所據。並可依用，故並載之④。呂氏注與經不同者。由此故也。

○虞曰：據《素問》言，衝脈起氣街，俠齊上行至胸中。任脈起於中極，謂當齊心上行也。以上呂、楊氏所舉，皆非也。

---

① 陽維爲病苦寒熱，陰維爲病苦心痛：以上十四字《脈經》卷二在『容容不能自收持』之下。元·滑壽《難經本義·闕誤總類》曰：『二十九難，陽維爲病苦寒熱，陰維爲病苦心痛，諸本皆在腰溶溶若坐水中下，謝氏移置溶溶不能自收持下，文理順從，必有所考而然，今從之。』元·元統間醫家謝縉孫氏《難經說》所據亦當爲《脈經》一書。元明間醫家呂復曾言：『近人謝堅白以其所藏《脈經》舊本，刻於豫章。』（《中國醫籍考》）

② 呂曰……心痛也：《脈經》卷二所引呂注與此行文略異。其文如下：『陽維爲衛，衛爲寒熱，陰維爲榮，榮爲血，血者主心，故心痛也。』

③ 八：佚存本誤排作『人』。

④ 楊曰……並載之：楊玄操指出的《難經》衝任二脈存有異文，由來已久。今本《太素》卷十『衝脈』、『任脈』下楊上善注可資參考，節略錄之如下，以備察考。衝脈條，楊上善注曰：『夫衝脈亦起於胞中，上行循腹而絡唇口，故經曰：任脈衝脈，皆起於胞中，上絡唇口。是爲衝脈上行與任脈同。《素問》衝脈起於關元，隨腹直上。呂廣註《八十一難》本云：衝脈起於關元，隨腹裏直上，至咽喉中。皇甫謐錄《素問》云：衝脈起於氣街，並陽明之經，俠齊上行，至胸中而散。此是《八十一難》說，檢《素問》無文，或可出於別本』。任脈條，楊上善注曰：『此經任脈起於胞中，紀絡於唇口。皇甫謐錄《素問經》任脈起於中極之下，以上毛際，循腹裏，上關元，至咽喉。呂廣所註《八十一難》本，言任脈與皇甫謐所錄文同。檢《素問》無此文，唯《八十一難》有前所說。又呂廣所註《八十一難》本云：任脈起於胞門子戶，俠齊上行至胸中。《九卷》又云：會厭之脈，上經任脈。但中極之下，即是胞中，亦是胞門子戶，是則任脈起處同也。《八十一難》一至胸中，一至咽喉。此經所言別絡唇口。又云：會厭之脈，上經任脈。是循胸至咽，言其行處，未爲終處，至脈絡唇口，滿四尺五寸，方爲極也。又《八十一難》任脈亦□□。』

○榮衛三焦第四 凡二首

三十難[①]曰：榮氣之行，常與衛氣相隨不？然：經言人受氣於穀，穀入於胃，乃傳與五藏六府[②]，五藏六府皆受於氣。其清者爲榮，濁者爲衛，榮行脈中，衛行脈外，榮周不息。五十而復大會，陰陽相貫，如環之無端[③]。故知榮衛相隨也。

丁曰：夫人之生，稟天真之氣，後飲水穀食入胃，傳於五藏六府，化爲精血。其精血各有清濁，其精中清者，歸肺以助天真。其濁者，堅強骨髓。故血中之清者，歸心，榮養於神。血中之濁者，外華於肌肉。而清者行於脈内[④]，濁者行於脈外。而衛者，衛訣之義也。

○楊曰：營行作榮。榮者，榮華之義也。言人百骸九竅所以得榮華者，由此血氣也。營者，經營也。言十二經脈常行不已，經紀人身，所以得長生也。二義皆通焉。衛者，護也。此是人之慓悍之氣，行於經脈之外，晝行於身，夜行於藏。衛護人身，故曰衛氣。凡人陰陽二氣，皆會於頭手足，流轉無窮，故曰如環之無端也。心榮血，肺衛氣。血流據氣，氣動依血，相憑而行，故知榮衛相隨也。

○虞曰：經言『人受氣於穀，穀入胃，乃傳與五藏六府者』，謂水穀入口，下至於胃，胃化穀爲氣，

---

① 三十難：三十難見於《千金翼方》卷二十五之『診脈大意第二』。《千金翼方》所引雖無問難格式，但與《難經》同出一源還是可以肯定的，其文曰：『夫人受氣於穀，穀入於胃乃傳於五臟六腑，五臟六腑皆受氣於胃，其清者爲榮，濁者爲衛，榮行脈內，衛行脈外，陰陽相貫，如環之無端。』

② 五藏六府：《靈樞·營衛生會第十八》作『肺』。

③ 人受氣於穀……環之無端：語見《靈樞·營衛生會第十八》。

④ 內：佚存本誤排作『肉』。

上傳與肺。肺乃主氣，氣乃爲衛。胃化水上傳與心，心乃生血，血乃爲榮。氣爲表，行於脈外。血爲裏，行於脈內。二者相依而行。故一日一夜五十周於身，復會於手太陰，如環之無端，轉相溉灌也。經言『清氣爲榮，濁氣爲衛①』，詳此清濁之義，倒言之爲正。恐傳寫誤也。《陰陽應象論》曰：『清陽實四支，濁陰歸六府』，即其義也。

三十一難曰：三焦者，何稟何生？何始何終？其治常在何許，可曉以不？然：三焦者，水穀之道路，氣之所終始也。

楊曰：焦，元也。天有三元之氣，所以生成萬物。人法天地，所以亦有三元之氣，以養人身形。三焦皆有其位，而無正藏也。

○虞曰：天有三元，以統五運。人有三焦，以統五藏也。今依《黃庭經》配八卦、屬五藏、法三焦，以明人之三焦法象三元也。心肺在上部，心法離卦，肺法兌卦。乾卦主上焦，乾爲天，所以肺行天氣。脾胃在中部，脾胃屬土，統坤卦。艮亦屬土，艮爲運氣，主治中焦。腎肝在下部，腎法坎卦，肝法震卦。巽卦主下焦，主通地氣，行水道。夫如是，乃知坎、離、震、兌、坤以法五藏，乾、艮、巽乃法三焦，以合八卦變用。乃如下說。

上焦者，在心下下膈，在胃上口，主內而不出。其治在膻②中，玉堂下一寸六分，直兩乳間陷者是。

楊曰：自膈以上，名曰上焦。主出陽氣，溫於皮膚分肉之間。若霧露之溉焉，胃上口穴在鳩尾下二

① 衛：佚存本誤排作『濁』。
② 膻：本卷卷末『音釋』曰：『膻，徒亶切。』

寸五分也。

○虞曰：膻中者，穴名也。直兩乳中是穴，任脈氣之所發。《素問》曰：『膻中爲①臣使之官』，以主氣布陰陽。氣和志達，喜樂由生，謂布氣也，故治其中矣。上焦主入水穀，内而不出，其爲病止言冷熱。虚則補其心，實則瀉其肺。如此治者，萬無一失。《靈樞經》曰：『上焦如霧』②，謂行氣如霧③溉灌諸經也。言胃氣自膻中布氣，與肺下溉灌諸藏。經曰：肺行天氣，即此義也。

中焦者，在胃中脘④，不上不下，主腐熟水穀。其治在⑤齊傍。

楊曰：自齊以上⑥，名曰中焦⑦。變化水穀之味，生血以營五藏六府，及於身體。中脘穴在鳩尾下四寸也。

○虞曰：中焦乃脾胃也。中焦爲病，止言冷熱。虚則補其胃，實則瀉其脾。如此治者，萬無一失。《靈樞經》曰：『中焦如漚』⑧，謂腐熟水穀也。其治在齊傍。齊傍左右各一寸，乃足陽明胃脈所發，夾齊乃天樞穴也。中焦主脾胃。故治在此經中，故曰齊傍也。

① 爲：《素問・靈蘭秘典論篇第八》作『者』。
② 上焦如霧：語見《靈樞・營衛生會第十八》。
③ 霧：佚存本、守山閣本作『露』。
④ 脘：本卷卷末『音釋』曰：『脘，古卵切。』
⑤ 在：佚存本誤排作『有』。
⑥ 自齊以上：《史記正義・扁鵲倉公列傳》引作『自臍已上，至帶鬲』。
⑦ 名曰中焦：《史記正義・扁鵲倉公列傳》引作『爲中焦也』。
⑧ 中焦如漚：語見《靈樞・營衛生會第十八》。

下焦者①，當膀胱上口，主分別清濁，主出而不內以傳導也。其治在齊下一寸。

楊曰：自齊以下，名曰下焦。齊下一寸，陰交穴也。主通利溲便以時下而傳。故曰『出而不內』也。

○虞曰：下焦爲病，止言冷熱。虛則補其腎，實則瀉其肝。如此治者，萬無一失。《靈樞經》曰：『下焦如瀆』②，謂膀胱主水也。《素問》曰：『三焦爲③決瀆之官，水道出焉。』齊下一寸，乃足三陰任脈之會。其治在茲，乃下紀也。

故名曰三焦，其府在氣街。一本曰衝。四字《本義》細書，『曰』作『作』字。

丁曰：《靈蘭秘典論》曰：『三焦者，決瀆之官』，引導陰陽水穀，故言『三焦者，水穀之道路』也。布氣於胸中，故治在膻中穴也。其府在氣街而或曰衝者。二義俱通。言氣街者，即陰陽道路也。言氣衝者，氣衝脈也。氣衝者，十二經根本，諸經行氣之府也。故言『府在氣衝』也。

○楊曰：氣街者，氣之道路也。三焦既是行氣之主，故云府在氣街。街，衢也。衢者，四達之道焉。『一本曰衝』此非扁鵲之語，蓋呂氏再錄之言。別本有此言，於義不可用也。

○虞曰：氣街在少腹毛中兩旁各二寸。是穴乃足陽明脈氣所發。言其三焦主三元之氣，其府在氣街。其氣街者，《針經》本名氣衝。衝者通，與四達之義不殊。兩存之亦可也。以氣街爲府者何也？謂足陽明胃，化穀爲氣。三焦又主三元之氣，故以氣街爲府也。

---

① 下焦者：守山閣本夾註曰：『○按，《史記正義》引，此下有「在臍下」三字。』

② 下焦如瀆：語見《靈樞·營衛生會第十八》。

③ 爲：《素問·靈蘭秘典論篇第八》作『者』。

○藏府配像第五凡六首

三十二難曰：五藏俱等，而心肺獨在膈上者何也？然：心者血，肺者氣。血爲榮，氣爲衛，相隨上下，謂之榮衛。通行經絡，營①周於外。故令心肺在膈上也。

丁曰：心肺主通天氣，故在膈上。

○楊曰：自齊以上通爲陽，自齊以下通爲陰。故《經》曰：『腰以上爲天，腰以下爲地』②，天陽地陰，即其義也。今心肺既居膈上而行榮衛，故云『榮周於外』。

○虞曰：心爲帝王，高居遠視。肺爲華蓋，位亦居膈。心主血，血爲榮。肺主氣，氣爲衛。血流據氣，氣動依血③，血氣相依而行。故心肺居在上焦也。

三十三難曰：肝青象木，肺白象金。肝得水而沉，木得水而浮。肺得水而浮，金得水而沉。其意何也？然：肝者，非爲純木也。乙，角也。庚之柔。大言陰與陽，小言夫與婦。釋其微陽而吸其微陰之氣。其意樂金，又行陰道多。故令肝得水而沉也。

丁曰：五行既定，即有剛柔，配合夫婦，柔納其剛。今經舉肝青象木，木性本浮。今肝得水沉者，

① 營：下之楊注引作『榮』。

② 腰以……下爲地：語見《靈樞·陽陽系日月第四十一》。

③ 血流據氣氣動依血：以上八字，已兩見於虞氏本人十四、二十二難注中。亦見於本書三十難楊注。雖然以上八字楊注中僅一見之，但上下行文貼切，使用自然。因此考慮，以上八字在虞注中的三次出現，或是虞庶引楊玄操注中精練之語，含英咀華、推而廣之的結果。

謂又懷金性也。又木七月受氣，正月臨官，行其陰道多，是故肝得水而沉也。

○楊曰：四方皆一陰一陽。東方甲乙木。甲爲陽，乙爲陰，餘皆如此。又甲爲木，乙爲草，丙爲火，丁爲灰，戊爲土，己爲糞，庚爲金，辛爲石，壬爲水，癸爲池。又乙帶金氣，丁帶水氣，己帶木氣，辛帶火氣，癸帶土氣。此皆五行王相配偶，故言『肝者，非爲純木也』。陰陽交錯故也。木生於亥而王於卯，故云行陰道多。東方甲乙木，畏西方庚辛金，故釋其妹乙，嫁庚爲婦，故曰庚之柔，柔陰也。乙帶金氣以歸，故令肝得水而沉也。

○虞曰：乙與庚合，從夫之性。故得水而沉也。

肺者，非爲純金也。辛，商也。丙之柔。大言陰與陽，小言夫與婦。釋其微陰，婚而就火。其意樂火，又行陽道多，故令肺得水而浮也。

丁曰：肺白象金。金性本沉。今肺反浮，謂辛納火性。又正月受氣，七月臨官，行其陽道多，是故肺得水而浮也。

○楊曰：金生於巳，王於酉，故云行陽道多。西方庚辛金，畏南方丙丁火，故釋其妹辛，嫁丙爲婦①，故曰丙之柔。辛帶火氣以歸，故令肺得水而浮也。

○虞曰：丙與辛合，隨夫之性，炎上而浮。故云也。

肺熟而復沉，肝熟而復浮者何也？故知辛當歸庚，乙當歸甲也。

丁曰：皆歸本性也。

○楊曰：肝生沉而熟浮，肺生浮而熟沉。此是死則歸本之義。熟謂死矣。如人夫婦有死亡者，未有

---

① 嫁丙爲婦：佚存本同。守山閣本作『嫁爲丙婦』。

子息，各歸其本。極陰變陽，寒盛生熱，壅久成通，聚而必散，故其然也。義之反覆，故浮沉改變也。

三十四難曰：五藏各有聲色臭味，可曉知以不？然：《十變》言肝色青。《本義》『味』下有『皆』字。

虞曰：五色之變在于木①也。五藏五色，由肝木之氣更相溉灌，故各從其類見其色。《黄庭經》云：肝者木之精，震之氣，其色青，位居東方。

其臭臊②。

虞曰：得火之變，故其臭則臊也。

其味酸。

虞曰：土受木味則酸。《洪範》曰：『曲直作酸』，酸取其收斂也。

其聲呼。

虞曰：金木相配，發聲爲呼。呼亦嘯也。

其液泣。

虞曰：泣則言淚也，此乃水行氣，溉灌於子，故生泣也。

心色赤。

虞曰：木之布色，在火乃赤也。

其臭焦。

虞曰：五臭之變在于火，五藏五臭，火盛則焦苦出焉，故曰『其臭焦』也。

---

① 木：原本作『水』，據佚存本、守山閣本改。
② 臊：本卷卷末『音釋』曰：『臊，蘇曹切。』

其味苦。

虞曰：火性炎上，故生焦苦。故《洪範》云：『炎上作苦』。《本經》云：脾主甘受味。火由土受之，則味苦，取其燥洩也。

其聲言。

虞曰：金火相當，夫婦相見，發聲爲言。《素問》云：『笑』。

其液汗。

虞曰：水火交泰，蒸而成汗。

脾色黄。

虞曰：脾土在中央，其色黄。此乃木之布色，在土乃黄也。

其臭香。

虞曰：火之化土，其臭則香也。

其味甘。

虞曰：脾土，味甘。甘能受味以取寬緩，行五味以養五藏，各從其數①以配其味，在本性則甘。故《洪範》云：『稼穡作甘』也。

其聲歌。

虞曰：金土相生，母子相見，發聲爲歌。

---

① 數：佚存本、守山閣本同。《黄帝八十一難經纂圖句解》卷之四作『類』，義長。

其液涎。

虞曰：水之行液，在脾成涎。

肺色白。

虞曰：木之布色，在肺乃白也。

其臭腥。

虞曰：火之變，在金則腥也。

其味辛。

虞曰：土之受味，在肺爲辛，辛取其散潤也。

其聲哭。

虞曰：凡五音之發在于金。金髮五音以出五藏。各從其類以發其聲。金在本性爲哭者，謂肺屬金，商也。商，傷也。主於秋。秋，愁也，故在志則悲哭。此之謂也。

其液涕。

虞曰：水之行液，在肺成涕。

腎色黑。

虞曰：木①之布色，在腎乃黑。《淮南子》云：『水者，積陰之氣而成水也』②。取其積陰，故其色乃黑也。

① 木：本書及守山閣本皆誤作『水』。據佚存本改。

② 水者……成水也：《淮南子·天文訓》作『積陰之寒氣爲水』。《初學記·地部中·總載水第一敘事》卷六則引作『《淮南子》云：積陰之氣爲水。』

其臭腐。

虞曰：火主臭，在水爲腐臭也。啟玄子云：『因水變爲腐也』。

其味鹹。

虞曰：土之受味，在水作鹹。鹹，取其柔耎也。

其聲呻。

虞曰：子之見母，乃發嬌呻之聲也。

其液唾。

虞曰：凡五液皆出於水。水行五液，分灌五藏，故諸藏各有液也。在本宮則爲唾也。

是五藏聲色臭味也。

丁曰：其言五聲、五色、五味、五音、五液，此者是五藏遞相榮養。過此則病也。

○楊曰：五藏相通各有五，五五合爲二十五，以相生養也。

五藏有七神，各何所藏耶？然：藏者，人之神氣所舍藏也。故肝藏魂，肺藏魄①，心藏神，脾藏意與智。

虞曰：心有所憶謂之意。水從其夫，故有智也。

腎藏精與志也。

丁曰：五藏七神者，《宣明五氣篇》注云：心藏神，精氣之化成也。肺藏魄，精氣之匡輔也。《靈樞經》云：並精而出入者謂之魄。肝藏魂，神氣之輔弼也。《靈樞經》曰：隨神而往來者謂之魂。脾藏意

① 魄：佚存本誤排作『魂』。

與智，意主所思，智主其記。腎藏精與志，專意而不移者也。《靈樞經》曰：意之所在謂之志。又云：守其精者謂之志也。

○虞曰：氣之所化謂之精，意之所存謂之志。

○楊曰：肝、心、肺各一神，脾腎各二神。五藏合有七神。

三十五難曰：五藏各有所，府皆相近，而心、肺獨去大腸、小腸遠者，何謂也？經言：心榮肺衛，通行陽氣，故居在①上。大腸、小腸傳陰氣而下，故居在下。所以相去而遠也。又諸府者，皆陽也，清淨之處。今大腸、小腸、胃與膀胱，皆受不淨，其意何也？然：諸府者，謂是非也。

丁曰：經言『諸府皆陽，清淨之處』者。爲手足三陽爲行氣之府，故言『清淨之處』也。今大腸、小腸、胃、膀胱爲傳化之府，故言非也。

○楊曰：謂是非者，言諸府各別其所傳化。此爲是也。小腸爲府，此爲非也。何爲如此？然：小腸者，雖配心爲表，其治則別，其氣則通。其氣雖通，其所主又異。所以雖曰心病，而無心別位，故曰非也。

經言小腸者，受盛之府也。大腸者，傳瀉行道之府也。膽者，清淨之府也。胃者，水穀之府也。膀胱者，津液之府也。

楊曰：此各有此傳也。

一府猶無兩名，故知非也。小腸者，心之府。大腸者，肺之府。胃者，脾之府。膽者，肝之府。膀胱者，腎之府。

① 在：本書及佚存本皆誤作『有』，據守山閣本、佚存本人衛勘誤表改。

楊曰：此是小腸與心通氣也。餘並同矣。

小腸謂赤腸，大腸①**謂白腸，膽者謂青腸，胃者謂黄腸，膀胱者謂黑腸。下焦所治也。**

丁曰：皆謂隨五藏之色相配而言也。

○楊曰：腸者，取其積貯熟治之義也，故以名之。然六府五藏之正色也。

三十六難曰：藏各有一耳，腎獨有兩者何也？然：腎兩者，非皆腎也。其左者爲腎，右者爲命門。命門者，諸神精之所舍，原氣之所繫也。故男子以藏精，女子以繫胞。故知腎有一也。《本義》無上『故』字。

丁曰：命門者，諸神精之所舍，原氣之所繫也。故男子藏精，女子係胞也，是知腎有一也。其言命門者，非右尺也，爲人之主命之門也。腎屬水，故知以其右尺爲相火行君火之命，今亦名命門，即非腎之命門也。蓋同名而異義也。

○楊曰：腎雖有兩而一非腎，故《脈經》曰：『左手尺中爲腎脈，右手尺中爲神門脈』，此其義也。腎者，人生之根本。神門者，元氣之宗始。故云『精神②之所舍也』，神門亦命門也。

○虞曰：經云，右爲命門，元氣之所係也。《脈經》言與三焦爲表裏。三焦又主三元之氣。准此推之，三焦自命門之所起也，屬手少陽火，配心包手厥陰火爲表裏，其理明矣。

三十七難曰：五藏之氣，於何發起，通於何許。可曉以不？然：五藏者，當上關於九竅也。故肺氣

---

① 大腸：原誤作『太腸』，今正之。

② 精神：《難經・三十九難》同，本條正文作『神精』。

通於鼻，鼻和則知香臭矣。肝氣通於目，目和則知白黑矣。脾氣通於口，口和則知穀味矣。心氣通於舌，舌和則知五味矣。腎氣通於耳，耳和則知①五音矣。『白黑』《本義》作『黑白』。

楊曰：七竅者，五藏之門戶。藏氣平調，則門戶和利矣。

五藏不和，則九竅不通。

楊曰：五藏失和於內，九竅壅塞於外也。今上有七竅而云九者，二竅幽隱，所以不言。腎氣上通於耳，下通於二陰。故云九竅也。

六腑不和，則留結爲癰②。

丁曰：不和者，爲府與藏不和者。邪氣不得外泄，則害其九竅。六府不得內通，則留結爲癰。凡人藏府陰陽和，即如水之流不得息也，如環之無端，莫知其紀，周而復始也。

○楊曰：六府，陽氣也。陽氣不和，則結癰腫之屬，故云爲癰也。邪乘氣來，先游於府也。

邪在六府，則陽脈不和。陽脈不和，則氣留之。氣留之，則陽脈盛矣。邪在五藏，則陰脈不和。陰脈不和，則血留之。血留之，則陰脈盛矣。陰氣太盛，則陽氣不得相營也，故曰格。陽氣太盛，則陰氣不得相營也，故曰關。陰陽俱盛，不得相營也，故曰關格。關格者，不得盡其命而死矣。

丁曰：內外不相濟，是爲關格，故知死矣。

○楊曰：人之所有者，氣與血也。氣爲陽，血爲陰。陰陽俱盛，或俱虛，或更盛，或更虛，皆爲病也。

① 知：《史記正義》引作『聞』。
② 留結爲癰：《史記正義》引作『留爲癰也』。

經言：氣獨行於五藏，不營於六府者何也？然：氣之所行也，如水之流不得息也，故陰脈營於五藏，陽脈營於六府，如環之無端，莫知其紀，終而復始，其不覆溢。人氣内溫於藏府，外濡於腠理。《本義》『然』下有『夫』字。

丁曰：諸陰不足，陽入乘之，爲覆。諸陽不足，陰出乘之，爲溢也。此者是氣之獨行也。

○楊曰：覆溢者，謂上魚入尺也。若不如此，當行不止，故云終而復始焉。

○藏府度數第六 凡十首

三十八難曰：藏唯有五府獨有六者何也？然：所以府有六者，謂三焦也。有原氣之別焉，主持諸氣有名而無形，其經屬手少陽，此外府也。故言府有六焉。

丁曰：其言五藏六府者，謂五藏應地之五行，其六府應天之六氣。其言天之六氣，謂三焦爲相火，屬手少陽，故言『府獨有六』也。

○楊曰：三焦無内府，惟有經脈名手少陽，故曰外府也。

三十九難曰：經言府有五，藏有六者何也？然：六府者，正有五府也。然五藏亦有六藏者，謂腎有兩藏也。其左爲腎，右爲命門。命門者，謂精神之所舍也。男子以藏精，女子以繫胞。其氣與腎通，故言藏有六也。府有五者何也？然：五藏各一府，三焦亦是一府。然不屬於五藏，故言府有五焉。

丁曰：五藏正有五府，今曰三焦是爲一府，配心包絡爲藏。即藏府皆有六焉。其二經俱是相火，相行君命，故曰命門也。

○楊曰：五藏六府，皆互有五六之數，或俱五，或俱六，或一五，或一六，並應天地之數也。若以正藏府言之，則藏府俱有五也。藏五以應地之五嶽，府五以應天之五星。若以俱六言之，則藏六以應六律，府六以應乾數。若以藏五府六言之，則藏五①以應五行，府六以法六氣。若以府五藏六言之，則藏六以法六陰，府五以法五常。所以藏府俱五者，手心主非藏，三焦非府也。藏府俱六者，合手心主及三焦也，其餘例可知也。

○虞曰：天以六氣司下，地以五行奉上。天地交泰②，五六之數而成也。人法三才，所以藏府以法五六之數，謂人頭圓象天，足方象地，以藏府五六之數以象人，則三才備矣。十一之數，相因而成，故不離於五六也。《漢書》云：『五六乃天地之中數也。』③

音釋

二十難

癲都田反。　盲乎光反。

二十二難

呴香句反。

① 五：佚存本誤排作『六』。
② 泰：佚存本誤排作『恭』。
③ 漢書云五六乃天地之中數也：《漢書·律歷志第一上》卷二十一上作『天之中數五……地之中數六。』虞氏的引用對原文略作拼合調整。

二十三難

蹻訖約反。

二十四難

眩縈絹切。

二十八難

跟古痕切。　踝戶瓦切。　砭陂驗切。

二十九難

疝所晏反。　瘕古訝切。

三十一難

膻徒亶切。　脘古卵切。

三十四難

臊①蘇曹切。

王翰林集註黃帝八十一難經卷之三②

① 臊：佚存本漏排此字。

② 王翰林集註黃帝八十一難經卷之三：該標識原作『難經卷之三終』，今據本書通例改。

王翰林集註黃帝八十一難經卷之四

盧國秦越人　撰

呂廣　丁德用　楊玄操
虞庶　楊康侯　註解
王九思　王鼎象　石友諒
王惟一　校正　附音釋

四十難曰：經言肝主色。

虞曰：肝，木也。木之華萼，敷布五色，故主色也。

心主臭。

虞曰：心，火也。火之化物，五臭出焉，是故五臭心獨主之也。

脾主味。

虞曰：脾，土也。土甘，甘受味，故主味。《禮》云：『甘受和味』①，此義也。

肺主聲。

虞曰：肺，金也。金擊之有聲，故五音皆出於肺也。

① 甘受和味：《禮記·禮器第十》作『甘受和』，並無『味』字。

腎主液。

虞曰：腎，水也。水流濕，故主液也。

鼻者，肺之候，而反知香臭。耳者，腎之候，而反聞聲。其意何也？然：肺者，西方金也。金生於巳。巳者，南方火也。火者心，心主臭，故令鼻知香臭。腎者，北方水也。水生於申。申者，西方金。金者肺，肺主聲，故令耳聞聲。

楊曰：五行有相因成事，有當體成事者。至如肺、腎二藏，相因成也。其餘三藏，自成之也。

四十一難曰：肝獨有兩葉。以何應也？然：肝者，東方木也。木者，春也。

虞曰：在五常，木法春，應仁，故云『木者，春也』，人之仁發於用也。

萬物始生，其尚幼小。

虞曰：肝木①，足厥陰，配膽木足少陽。小陽②之至，乍大乍小③，乍短乍長，故云幼少。

意無所親。

虞曰：木者，應春法仁，施恩無求報，不以親而施化育，故曰『意無所親』。

去太陰尚近。

虞曰：十二經相注，足厥陰還復注手太陰。故曰『去太陰尚近』也。

---

① 木：佚存本誤排作『水』。
② 小陽：守山閣本作『少陽』。
③ 小：本書及佚存本皆誤作『少』，據守山閣本、佚存本人衛勘誤表改。

離太陽不遠。

虞曰：《本經》言『足厥陰少陽木，生手太陽少陰火』①，故云『離太陽不遠』，則此義也。

猶有兩心。

虞曰：猶，如也。如有兩心者，謂注於太陰，有畏金之心，生於太陽，有生火之心。故云猶有兩心。

故有兩葉，亦應木葉也。

楊曰：肝者，據大葉言之，則是兩葉也。若據小葉言之，則多葉矣。解在後章。

○丁曰：經言『肝者，東方木也』，應春萬物之所生，其尚幼小。然始生者，非長生也，謂木初受氣，是言幼少也。『意無所親』者，謂以失其父，未識其母，故曰『意無所親』也。『去太陰尚近』，太陰是七月，木始受氣。離太陽不遠也，太陽是六月，故言『離太陽不遠』也。猶有兩心者，爲離太陽戀太陰，有此離戀，故言兩心也。所以肝有兩葉，以應木葉也。

四十二難曰：人腸胃長短，受水穀多少，各幾何？然：胃大一尺五寸，徑五寸，長二尺六寸，橫屈受水穀三斗五升，其中常留穀二斗，水一斗五升。

楊曰：凡人食入於口而聚於胃。故經云：『胃者，水穀之海』②，胃中穀熟，則傳入小③腸也。

---

① 足厥陰……少陰火：見本書十八難。

② 胃者水穀之海：見本書十五難。

③ 小：本書及佚存本皆誤作『少』，據守山閣本、佚存本人衛勘誤表改。

小腸大二寸半，徑八分分之少半，長三丈二尺。受穀二斗四升，水六升三①合，合之大半。

楊曰：小腸受胃之穀，而傳入於大腸，分穀三分有二爲太半，有一爲少半。

迴腸大四寸，徑一寸半，長二丈一尺。受穀一斗，水七升半。

楊曰：迴腸者，大腸也。受小腸之穀，而傳入於廣腸焉。

〇虞曰：水穀自胃有三斗五升，傳入小腸，則穀剩四升②，水少八升六合，合之少半，又傳入大腸，水穀之數，比之在胃，各減一半。至此則水分入膀胱，穀傳入肛門也。

廣腸大八寸，徑二寸半③，長二尺八寸。受穀九升，三合八分合之一。

楊曰：廣腸者，䐈腸也，一名肛門。受大腸之穀而傳出。

故腸胃凡長五丈八尺四寸，合受水穀八斗七升六合八分合之一④。此腸胃長短受水穀之數也。

楊曰：據《甲乙經》言：腸胃凡長六丈四寸四分，所以與此不同者。《甲乙經》從口至䐈腸而數之，故長。此經從胃至腸而數之，故短。亦所以互相發明，非有謬也。

肝重四斤四兩⑤，左三葉，右四葉。凡七葉。《本義》『四斤』作『二斤』。

虞曰：肝足厥陰，配足少陽。少陽之次數⑥於七，故有七葉。

---

① 三：佚存本漏排此字。

② 升：本書及佚存本皆誤作『斗』，據守山閣本、佚存本人衛勘誤表改。

③ 徑二寸半：守山閣本夾註曰：『〇按，下文云「徑二寸大半」以圍三徑一約之，其數正合。此處脱「大」字。』

④ 八斗……八分合之一：守山閣本夾註曰：『〇按，此數誤，依上文計之，當云「九斗二升一合又二十四分合之十九」。』

⑤ 四斤四兩：守山閣本夾註曰：『〇按，別本並作「二斤四兩」，惟《史記正義》引作「四斤四兩」，與此合。』

⑥ 次數：佚存本、守山閣本同。《黄帝八十一難經纂圖句解》卷之五作『數劇』。

主藏魂。

虞曰：魂者，神氣之輔弼也。

○楊曰：肝者，幹也，於五行爲木，故其於①體狀有枝幹也。肝神七人，老子君也②，名曰③明堂宫蘭臺府。從官④三千六百人。又云：肝神，六童子，三女人⑤。又肝神名蓋藍⑥。

心重十二兩，中有七孔三毛，盛精汁三合，主藏神。

楊曰：心，讖⑦也。言所以⑧識讖微，無物不貫也。又云：心，任也。言能任物也。其神九人，太尉公也⑨，名絳宫大始⑩南極老人元先之身⑪。其從官三千六百人。又曰：心爲帝王，身之主也，心神又名呴呴。

○虞曰：神者，精氣之化成也。

---

① 於：佚存本同。守山閣本刪之，並有夾註曰：『○按，原本「其」下衍「於」字，依《史記正義》引此文刪。』

② 君也：本書及佚存本、守山閣本脱此二字，據《雲笈七籤·老子中經·第二十三神僊》卷之十八補。

③ 名曰：本書及佚存本皆誤作『曰名』，據守山閣本、佚存本人衛勘誤表改。與《雲笈七籤·老子中經·第二十三神僊》卷之十八文相合。

④ 從官：佚存本誤排作『從宫』，下同。

⑤ 女人：《史記正義·扁鵲倉公列傳》引作『女子』。

⑥ 蓋藍：《雲笈七籤·老子中經·第二十六神僊》卷之十八、《千金要方·肝藏脈論第一》卷十一作『藍藍』，似當據改。校者案：《太上靈寶五符序》作『臨臨』。

⑦ 讖：佚存本作『讖』。守山閣本改作『纖』，並有夾註曰：『○按，原本「纖」誤作「讖」，依《史記正義》引此文改。下同。』校者案：《正字通·酉集上·言部（十七）》載：『讖，初覲切，參去聲。……《釋名》：讖，纖也，義纖微也。……俗作讖。』

⑧ 以：佚存本同。守山閣本刪之，並有夾註曰：『○按，原本「所」下衍「以」字，依《史記正義》引此文刪。』

⑨ 也：本書及佚存本、守山閣本均脱此字，據《雲笈七籤·老子中經·第二十三神僊》卷之十八補。

⑩ 絳宫大始：佚存本、守山閣本同。《雲笈七籤·老子中經·第二十三神僊》卷之十八、《史記正義·扁鵲倉公列傳》均作『絳宫太始』，似當據改。

⑪ 元先之身：佚存本、守山閣本同。守山閣本夾註曰：『○按，《史記正義》引此文「元先」作「員光」。』校者案：《雲笈七籤·老子中經·第二十三神僊》卷之十八作『元光也』。

脾重二斤三兩，扁廣三寸，長五寸。有散膏半斤。主裹血，溫五藏。主藏意。

楊曰：脾，俾①也。在胃之下。俾助胃氣，主化水穀也。其神五人，玄光玉女，子丹母也②，其從官三千六百人。其脾神又名俾俾③。

肺重三斤④三兩，六葉兩耳，凡八葉。

虞曰：肺者，金之稽，兌之氣，位居於酉。酉是八門，八葉之應，法於此也。

主藏魄。

楊曰：肺，勃⑤也。言其氣勃欝⑥也。其神八人，大和君⑦，名曰玉堂宮⑧尚書府。其從官三千六百人。又云：肺神，十四童子，七女子⑨。肺神又名鳴鳩⑩。

○虞曰：魄者，精氣之匡輔也。

---

①俾：佚存本同。守山閣本改「俾」爲「裨」，並有夾註曰：「○按，原本「裨」誤作「俾」，依《史記正義》引此文改，下同。」

②子丹母也：本書及佚存本、守山閣本誤作「子母」二字，據《雲笈七籤·老子中經·第二十三神僊》卷之十八改。

③俾俾：佚存本、守山閣本、《雲笈七籤·老子中經·第二十六神僊》卷之十八同。校者案：《太上靈寶五符序》作「裨裨」。

④斤：佚存本誤排作「兩」。

⑤勃：《史記正義·扁鵲倉公列傳》引作「孛」。下同。

⑥言其氣勃欝：守山閣本夾註曰：「○按，《史記正義》引此，下有「故短」二字。」校者案：此句今本《史記正義》引作「言其氣孛，故短也，鬱也。」是知錢熙祚注當置於「勃」之後，而不當置於「欝」之後。

⑦大和君：《史記正義·扁鵲倉公列傳》引作「太和君」。

⑧玉堂宮：佚存本、守山閣本同。《雲笈七籤·老子中經·第二十三神僊》卷之十八作「玉真宮」。

⑨十四童子七女子：佚存本、《千金要方·肺藏脈論第一》卷十七同。守山閣本下補一「七」字，並有夾註曰：「○按，此字依《史記正義》補。」校者案：若補一「七」字，則含義、句讀均有變化。

⑩鳴鳩：《千金要方·肺藏脈論第一》卷十七作「鳥鴻」。《雲笈七籤·老子中經·第二十六神僊》卷之十八作「鴻鴻」。

腎有兩枚，重一斤一兩，主藏志。

楊曰：腎，引也。腎屬水，主引水氣灌注諸脈也。其神六人，司徒、司空①、司命、司錄②、司隸校尉、廷③尉卿。腎神又名僄僄④。

○虞曰：專意不移者志。

膽在肝之短葉間，重三兩三銖，盛精汁三合。

楊曰：膽，敢也。言其⑤人有膽氣⑥果敢也，其神五人，太一道君也⑦，居紫房宮中，其從官三千六百人。膽神又名灌灌⑧。

○虞曰⑨：膽者，中正之官，決斷出焉。

胃重二斤二兩⑩，紆曲屈伸，長二尺六寸，大一尺五寸，徑五寸，盛穀二斗，水一斗五升。「二兩」《本義》作「一兩」。

楊曰：胃，圍也。言圍受食物也。其神十二人，五元之氣，諫議大夫。其胃神名且且⑪。

---

① 司空：原書及佚存本、守山閣本均誤作「司宮」，據《雲笈七籤・老子中經・第二十三神僊》卷之十八改。守山閣本夾註曰：「○按，《史記正義》「宮」作「空」，又「司命」下有「司錄」。」

② 司錄：本書及佚存本、守山閣本均脫此二字，據《雲笈七籤・老子中經・第二十三神僊》卷之十八補。

③ 廷：《史記正義・扁鵲倉公列傳》引文無「廷」字。

④ 僄僄：佚存本、守山閣本同。《雲笈七籤・老子中經・第二十六神僊》卷之十八、《千金要方・腎藏脈論第一》卷十九作「漂漂」。

⑤ 其：守山閣本夾註曰：「○按，《史記正義》引此句無「其」字。」

⑥ 膽氣：《史記正義・扁鵲倉公列傳》下有「而能」二字。

⑦ 也：本書及佚存本、守山閣本均脫此字，據《雲笈七籤・老子中經・第二十三神僊》卷之十八補。

⑧ 灌灌：《雲笈七籤・老子中經・第二十六神僊》卷之十八作「護護」。校者案：《太上靈寶五符序》作「獲獲」。

⑨ 曰：佚存本漏排此字。

⑩ 二斤二兩：守山閣本夾註曰：「○按，《史記正義》引作「二斤十四兩」。」

⑪ 且且：佚存本、守山閣本同。《雲笈七籤・老子中經・第二十六神僊》卷之十八作「旦旦」。校者案：《太上靈寶五符序》作「沮沮」。

○虞曰：胃爲倉廩之官也。

小腸重二斤十四兩，長三丈二尺，廣二寸半，徑八分分之少半。左迴疊積①十六曲。盛穀二斗四升，水六升三合合之太半。

楊曰：腸，暢也。言通暢胃氣，去滓穢也②。其神二人，元梁使者。小腸神又名潔潔③。

○虞曰：小腸爲受盛之官，化物出焉。

大腸重二斤十二兩，長二丈一尺，廣四寸，徑一寸④。當齊右迴十六曲。盛穀一斗，水七升半。『齊』《本義》作『臍』。

楊曰：大腸，即迴腸也，以其迴曲，因以名之。其神二人，元梁使者。其神名涸涸⑤。

○虞曰：大腸爲傳導之官，變化出焉。

膀胱重九兩二銖，縱廣九寸，盛溺九升九合。

楊曰：膀，橫也。胱，廣也。言其體短而橫廣，又名胞。胞，䩠也。䩠，虛空也，以需承水液焉⑥。今人多以兩脇下及小腹兩邊爲膀胱，深爲謬也。

○虞曰：膀胱爲州都之官，津液藏焉。

---

① 左迴疊積：《史記正義·扁鵲倉公列傳》引作『回積』。

② 去滓穢也：《史記正義·扁鵲倉公列傳》引作『牽去穢也』。

③ 潔潔：佚存本、守山閣本同。《雲笈七籤·老子中經·第二十六神僊》卷之十八作『契契』。

④ 徑一寸：佚存本同。守山閣本、佚存本人衛勘誤表作『徑一寸半』。守山閣本夾註曰：『○按，原本脫「半」字，依《史記正義》引此句補，與前文合。』

⑤ 涸涸：佚存本、守山閣本同。《雲笈七籤·老子中經·第二十六神僊》卷之十八作『胴胴，一作洞洞』。

⑥ 胞䩠也……水液焉：佚存本、守山閣本『虛』作『者』。守山閣本夾註曰：『○《史記正義》引此文云：「胞虛空也，主以虛承水液」。』《黃帝八十一難經纂圖句解》卷之五『需』作『虛』。

口廣二寸半，脣至齒長九分，齒以後至會厭，深三寸半，大容五合，舌重十兩，長七寸，廣二寸半。

楊曰：舌者，泄也，言可舒泄於①言語也。

○虞曰：脣者，聲之扇。舌者，聲之機。

咽門重十兩，廣二寸半，至胃長一尺六寸。『十兩』《本義》作『十二兩』。

楊曰：咽，嚥也，言可以嚥物也。又謂之嗌，言氣之流通阨要之處也。咽爲胃之系也。故經曰：咽主地氣，胃爲土。故云主地氣也。

喉嚨重十二兩，廣二寸，長一尺二寸，九節。

楊曰：喉嚨，空虛也。言其中空虛，可以通氣息焉，即肺之系也，呼吸之道路。故經云：喉主天氣。肺應天。故云主天氣也。喉嚨與咽並行，其實兩②異，而人多惑③之。

肛門重十二兩，大八寸，徑二寸大半，長二尺八寸。受穀九升三合④八分合之一。

楊曰：肛，釭也。言其處似車釭形，故曰肛門。即廣腸⑤也。又名⑥䐈腸⑦。

① 於：佚存本同。守山閣本刪之，並有夾註曰：『○按，原本「舒泄」下有「於」字，依《史記正義》刪。』

② 兩：本書及佚存本皆誤作『無』，據守山閣本、佚存本人衛勘誤表改。

③ 惑：本書及佚存本皆誤作『感』，據守山閣本、佚存本人衛勘誤表改。守山閣本夾註曰：『○按，原本「兩」作「無」，「惑」作「感」，並依《史記正義》改正。』

④ 三合：佚存本同。守山閣本、佚存本人衛勘誤表作『二合』。校者案：《史記正義》此處亦作『三合』，是原文不誤也。守山閣本刊刻偶誤，而佚存本人衛勘誤表依之。或可說明人衛勘誤表，主據守山閣本行文對校而得。

⑤ 廣腸：《史記正義・扁鵲倉公列傳》下有『之門』二字。

⑥ 名：佚存本同。守山閣本作『言』。

⑦ 腸：《史記正義・扁鵲倉公列傳》引作『也』。

〇丁曰：前腸胃徑圍大小不同。其言胃大一尺五寸，徑五寸者，即是圍三①徑一也。小腸徑八分，大二寸四分則是也。今言二寸半，即分之少半。迴腸徑一寸半，即大四寸五分。今言大四寸，即少五分也。廣腸徑二寸半，即大七寸五分。今言八寸，即有剩五分也。其升斗寸尺者②，先立③其尺，然後造其升斗秤兩，皆以同身寸之爲法④，以尺造斗。斗⑤面闊一尺，底⑥闊七寸，高四寸，俱厚⑦三分，可容十升。凡以木此指節者⑧，方一寸爲兩，十六兩爲斤⑨。此制同身寸、尺、升、斗之度，爲人之腸胃斤⑩重長短之法也。

四十三難曰：人不食飲，七日而死者何也？然：人胃中常有留穀二斗，水一斗五升，故平人日再至圊，一行二升半，日中五升，七日五七三斗五升，而水穀盡矣。故平人不食飲七日而死者，水穀津液俱盡，即死矣。

丁曰：人受氣於穀以養其神，水穀盡即神去，故安穀者生，絕穀者死也。

---

① 三：本書及佚存本皆脫失此字，據守山閣本、佚存本人衛勘誤表補。
② 其升斗寸尺者：《衛生寶鑒·造度量權衡法》卷二十引作「其升斗秤尺四者」。
③ 立：《衛生寶鑒·造度量權衡法》卷二十引作「正」。
④ 之爲法：《衛生寶鑒·造度量權衡法》卷二十引作「爲」。
⑤ 斗：《衛生寶鑒·造度量權衡法》卷二十引文無。
⑥ 底：《衛生寶鑒·造度量權衡法》卷二十引文誤作「庭」，形近之訛。
⑦ 厚：《衛生寶鑒·造度量權衡法》卷二十引文誤作「後」，音近之訛。
⑧ 凡以木此指節者：《衛生寶鑒·造度量權衡法》卷二十引作「凡以木之脂脈全者」，似是。
⑨ 十六兩爲斤：《衛生寶鑒·造度量權衡法》卷二十引作「十六方爲一斤」。
⑩ 斤：《衛生寶鑒·造度量權衡法》卷二十引作「輕」。

〇楊曰：胃中常留水穀三斗五升，人既不食飲，而日別再圊，便一日五升。七日之中，五七三斗五升。胃中水穀俱盡，無氣以生，故死焉。圊，廁也。

〇虞曰：人受氣於穀。今不食飲七日，是知水穀氣盡，即死也。

四十四難曰：七衝門何在？然：脣爲飛門，齒爲戶門，會厭爲吸門，胃爲賁門，太倉下口爲幽門，大腸①、小腸會爲闌門，下極爲魄門。故曰七衝門也。

丁曰：經言脣爲飛門者，取動之義也。齒爲戶門者，爲關鍵開合。五穀由此摧廢出入也。會厭爲吸門者，咽喉爲水穀下時，厭按呼吸也。胃爲賁門者，胃言若虎賁之士，圍遶②之象，故曰賁門也。況胃者，圍也，主倉廩，故別名太倉，其下口者，即腸口是也。大腸③、小腸會爲闌門，會者，合也。大腸、小腸合會之處，分闌水穀精血，各有所歸，故曰闌門也。下極爲魄門，大腸者，肺之府也，藏其魄，大腸下名肛門，又曰魄門也。

〇楊曰：人有七竅，是五藏之門戶，皆出於面。今七衝門者，亦是藏府之所出，而內外兼有證焉。飛門者，脾氣之所出也。脾主於脣，爲飛門也。飛者，動也。言脣受水穀，動轉入於內也。齒爲戶門者，口齒心氣之所出也，在心爲志，出口爲言，故齒爲心之門戶，亦取摧伏五穀傳入於口也。會厭爲吸門者，會厭爲五藏音聲之門戶，故云會厭爲吸門也。胃爲賁門，賁者，膈也，胃氣之所出也。胃出穀氣以傳於肺，肺在膈上，故以胃爲賁門也。太倉下口爲幽門者，腎氣之所出也。太倉者，胃也。胃之下

① 大腸：原誤作『太腸』，今正之。
② 圍遶：佚存本、守山閣本作『圍達』。
③ 大腸：原誤作『太腸』，今正之。

口，在齊上三寸，既幽隱之處，故曰幽門。大腸、小腸會爲闌門。闌門者，遺失之義也，言大小二腸皆輸瀉於廣腸，廣腸既受傳而出之，是遺失之意也，故曰闌門。下極爲魄門，魄門者，下極肛門也。肺氣上通喉嚨，下通於肛門，是肺氣之所出也。肺藏魄，故曰魄門焉。衝者，通也，出也。言藏府之氣，通出之所也。

四十五難曰：經言八會者何也？然：府會太倉①。

丁曰：府會太倉者，胃也。其穴者，中脘是也。

○虞曰：太倉在心前鳩尾下四寸是也。足陽明胃脈、手太陽小腸②脈、手少陽三焦脈、任脈之會，本名中脘，此云太倉也，即胃之募也。胃化氣養大府，故云會。

藏會季脇。

丁曰：藏會季脇，軟筋③之名，其端有穴，直臍章門穴，是脾之募。足厥陰、少陽④所會，故曰：藏會季脇也。

○虞曰：是章門穴，乃脾之募也，直齊季脇端，側臥屈上足，伸下足，舉⑤臂取之。乃足厥陰、少陽之會也。

① 太倉：原誤作『大倉』，今正之。
② 小腸：原誤作『少腸』，今正之。
③ 軟筋：守山閣本同。佚存本作『軟飭』。《黃帝八十一難經纂圖句解》卷之五作『軟肋』，義長。
④ 少陽：原誤作『少陰』，據《甲乙經·腹自章門下行至居髎凡十二穴第二十三》卷三改。佚存本亦誤作『少陰』，守山閣本已正作『少陽』。
⑤ 舉：原本及佚存本、守山閣本均誤作『齊』。據宋·王惟一《銅人腧穴針灸圖經》改。

筋會陽陵泉。

丁曰：陽陵泉，穴名也。在膝下一寸外廉是也。

○虞曰：陽陵泉穴，在膝下宛宛中。足少陽膽脈氣所發也。

髓會絕骨。

丁曰：髓[①]會絕骨，是骨名也。其穴在外踝上四寸，陽輔穴是也。

○虞曰：絕骨，乃陽輔穴也。亦足少陽之脈氣所出也。

血會鬲俞。

丁曰：血會鬲俞，穴名也。在第七椎下兩旁[②]，同身寸各一寸五分是也。

○虞曰：鬲俞二穴。在脊骨第七椎下兩旁各一寸五分，足太陽膀胱脈氣所發也。

骨會大杼[③]。脈會[④]太淵。

丁曰：骨會大杼[⑤]，穴名也。在項後第一椎兩旁相去同身寸一寸五分。脈會太淵，穴在右寸內魚際下。

○虞曰：大杼亦足太陽脈氣所發。在脊第一椎兩旁各一寸五分。太淵在手魚際間，應手動脈，則手太陰之脈氣所發也。

---

① 髓：原誤作『隨』，今正之。
② 旁：本難中『旁』每誤作『傍』，今正之。
③ 大杼：原誤作『大抒』，今正之。
④ 會：佚存本漏排此字。
⑤ 大杼：原誤作『太抒』，今正之。

氣會三焦外一筋直兩乳内也。熱病在内者，取其會之氣穴也。

丁曰：氣會三焦外一筋，直兩乳内者，膻中穴是也。此者是成會之穴所在也。

○楊曰：人藏府筋骨髓血脈氣，此八者，皆有會合之穴。若熱病在於内，則於外取其所會之穴，以去其疾也。季脇，章門穴也。三焦外一筋直兩乳内者，膻中穴也。餘皆可知也。

四十六難曰：老人卧而不寐，少壯寐而不寤者何也？然：經言少壯者，血氣盛，肌肉滑，氣道通，榮衛之行，不失於常，故晝日精，夜不寤①。老人血氣衰，氣肉②不滑，榮衛之道濇，故晝日不能精，夜不得寐也，故知老人不得寐也。

丁曰：天地交泰③，日月曉昏④，人之寤寐，皆相合也。少壯未損其榮衛，故寤寐與天地陰陽同度，是以晝日精強，夜得其寐也。老者損瘁，故晝日不能精強，榮衛滯濇，所以夜不得寐也，是以晝日不精而夜不得寐也。

○楊曰：衛氣者，晝日行於陽。陽者，身體也。夜行於陰。陰者，腹内也。人目開，衛氣出則寤；入則寐。少壯者，衛氣行，不失於常，故晝得安靜而夜得穩眠也。老者衛氣出入，不得應時，故晝不得安靜，夜不得寐也。精者，靜。靜，安也。

---

① 夜不寤：《難經本義》卷下作『夜不寤也』。守山閣本夾註曰：『○別本有「也」字，與下文一例。』

② 氣肉：佚存本同。守山閣本作『肌肉』，義長。《難經本義》卷下亦作『肌肉』，似當據改。

③ 泰：佚存本誤排作『秦』。

④ 日月曉昏：《黄帝八十一難經纂圖句解》卷之五此下有『冬乃四時之夜，夜乃一日之冬』十二字。校者案：『日月曉昏』一詞，丁德用一難、二十三難和四十六難注中三見之，而其餘各家並未使用。事實上，即便把考察語彙僅限定在『曉昏』一詞上，雖然出現頻率增至五次，但使用者仍局限於丁德用一家。

四十七難曰：人面獨能耐寒者何也？然：人頭者，諸陽之會也。諸陰脈皆至頸、胸中而還，獨諸陽脈皆上至頭耳，故令面耐寒也。

丁曰：天地陰陽升降，各有始終。陽氣始於立春，終於立冬。陰氣始於立秋，終於立夏。其小滿、芒種、夏至、小暑、大暑，此五節故以法象於頭，故面獨能耐寒。其小雪、大雪、冬至、小寒、大寒，此五節法象人之足，亦不耐其寒。此之謂也。

○楊曰：按諸陰脈皆至頸、胸中而還，蓋取諸陽盡會於頭面，諸陰至頭面者少，故以言之耳。經云：三百六十五脈，悉會於目①。如此則陰陽之脈，皆至於面，不獨言陽脈自至於頭面也。

○虚實邪正第七 凡五首

四十八難②曰：人有三虚三實，何謂也？然：有脈之虚實，有病之虚實，有診之虚實也。脈之虚實者，濡者爲虚③，緊牢者爲實④。

丁曰：脈緩軟者濡，按之而有力者牢實也。

楊曰：按之如切繩之狀，謂之緊也。

---

① 悉會於目：守山閣本夾註曰：「○按，《靈樞·邪氣藏府病形篇》云：「十二經脈，三百六十五絡，其血氣皆上於面而走空竅」此所引有脫誤。』

② 四十八難：四十八難見引於《脈經》卷一之『平虚實第十』。

③ 濡者爲虚：佚存本、守山閣本同。《脈經》卷一作『脈來耎者爲虚』。

④ 緊牢者爲實：佚存本、守山閣本同。《脈經》卷一無『緊』字。

病之虛實者，出者爲虛①，**入者爲實。**

丁曰：陰陽者，主其內外也。今陽不足，陰出乘之，在內俱陰，故知出者爲虛也。陰不足，陽入乘之，在外俱陽，故知入者爲實也。

○楊曰：呼多吸少，吸多呼少。

言者爲虛，不言者爲實。

楊曰②：肺主聲，入心爲言，故知言者爲虛。肝主謀慮，故入心即不言，用爲實邪，故知不言者爲實也。

○楊曰③：藏氣虛，精氣脫，故多言語也。藏氣實，邪氣盛，故不欲言語也。

緩者爲虛，急者爲實。

丁曰：陽主躁，陰主靜。陰即緩，陽即急。故知緩者爲虛，急者爲實也。

○楊曰：皮肉寬緩，皮膚滿急也。

診之虛實者，濡者爲虛④。

楊曰：皮膚濡緩也。

---

① 虛：佚存本此下誤衍一「實」字。

② 楊曰：佚存本、守山閣本同。校者案：此處雖然各本皆指爲「楊曰」，但同一條經文的註釋中兩見「楊曰」是不尋常的。筆者以爲，此處的「楊曰」或許是「丁曰」的筆誤。本條註文：「……故知言者爲虛。……故知不言者爲實也」的句式，與上一條丁注：「……故知出者爲虛也。……故知入者爲實也」略相雷同，亦值得深思。

③ 楊曰：此條「楊曰」二十五字，同治三年（1864）甲字五月虞山北厓主人手錄本《難經呂楊註》不取。

④ 濡者爲虛：佚存本、守山閣本同。《脈經》卷一無。

牢者爲實①。

楊曰：皮肉牢強也。

癢者爲虛。

楊曰：身體虛癢也。

痛者爲實。

楊曰：身形有痛處皆爲實。

外痛内快，爲外實内虛。

楊曰：輕手按之則痛，爲外實，病淺故也。重手按之則快，爲内虛，病深故也。

内痛外快，爲内實外虛。

楊曰：重手按之則痛，爲内實，病深故也。輕手按之則快，爲外虛，病淺故也。凡人病按之則痛者，皆爲實；按之則快者，皆爲虛也。

故曰虛實也。

楊曰：是三虛三實之證也。

〇丁曰：診按之心腹皮膚内外，其痛按之而止者虛，按之而其痛甚者實，内外同法也。

四十九難曰：有正經自病，有五邪所傷，何以別之？然：經言憂愁思慮則傷心。

丁曰：心主脈。憂愁思慮，即心脈不得宣行，故傷心也。

① 牢者爲實：佚存本、守山閣本同。《脈經》卷一無。

○呂曰：心爲神，五藏之君，聰明才智，皆由心出。憂勞之甚，則傷其心，心傷神弱也。

○虞曰：任治於物，清箏栖靈曰心。今憂愁思慮不息，故傷心也。

形寒飲冷則傷肺。

丁曰：肺主皮毛，惡其寒，所以形寒飲寒，則令傷其肺也。

○呂曰：肺主皮毛，形寒者，皮毛寒也。飲冷者，傷肺也。肺主受水漿，水漿不可冷飲，肺又惡寒，故曰傷也。

恚怒氣逆，上而不下，則傷肝。

丁曰：肝主謀慮，膽主勇斷，故怒極即傷其肝也。

○呂曰：肝與膽爲藏府，其氣勇，故主怒，怒則傷也。

○虞曰：《素問》云：怒則血菀積於上焦，名曰逆厥。又曰：怒甚嘔血，氣逆使然，故傷也。

飲食勞倦則傷脾。

丁曰：脾主味，飲食味美，而過食之無度，勞動其力，倦局其足，故傷脾也。

○呂曰：飲食飽，胃氣滿，脾絡恒急，或走馬跳躍，或以房勞脈絡裂，故傷脾也。

○虞曰：脾爲倉廩之官，五味出焉。謂納其五味，化生五氣，以養人身。今飲食勞倦而致自傷，是故聖人謹和五味，骨正筋柔，謹道如法，長有天命，安致自傷。養生之道，可不戒哉。

久坐濕地，強力入水，則傷腎。

丁曰：腎主腰。腰者，腎之府。久坐則腎氣不得宣行，故損也。腎穴在足心底，名曰涌泉，居處濕地入水，故有損也。強力者，務快其心，強合陰陽，故傷其腎也。

○呂曰：久坐濕地，謂遭憂喪。強力者，謂舉重引弩。入水者，謂復溺於水，或婦人經水未過，強合陰陽也。

○虞曰：土主濕，自然之理也。今久坐濕地，則外濕内感於腎，合之風寒，發爲瘴病，強力過用，必致自傷也。《經脈別論》曰：持重遠行，必傷①於腎。《生氣通天論》曰：因而強力，腎氣乃傷，高骨乃壞。《經脈別論》曰：度水跌仆，喘出於腎與骨②也。

是正經之自病也。

丁曰：此五者，皆正經自病，非謂他邪也。

○呂曰：此皆從其藏内自發病，不從外來也。

○虞曰：呂氏言其藏内自發其病，不從外來，其義非也。只如形寒飲冷傷肺者，謂外寒感於皮毛，内合於肺，此從外來也。又飲冷入口，内傷於肺，亦從外來也。餘悉如此。聖人大意，言正經虛則腠理開，腠理開則外感於内，故曰正經自病也。

何謂五邪？然：有中風。

丁曰：中者，傷也。言中風者，謂肝應風、主色，邪散於五藏爲之五色也。

○呂曰：肝主風也。

○虞曰：東方生風，風生木，惡風。又巽木爲風。

有傷暑。

丁曰：傷暑者，謂心應暑、主臭，邪散於五藏爲之五臭也。

① 必傷：《素問·經脈別論篇第二十一》卷第七作「汗出」。
② 骨：佚存本、守山閣本誤作「冑」。

○呂曰：心主暑也。

○虞曰：心火主暑，王於夏暑，熱也。《素問》曰：夏傷於暑，秋必痎瘧。

有飲食勞倦。

丁曰：脾應濕、主味，邪散入五藏爲五味。

○呂曰：脾主勞倦也。

○虞曰：正經自病亦言飲食勞倦傷脾，今五邪亦言飲食勞倦。正經病謂正經虚又傷飲食，五邪病謂食飲傷於脾而致病也。

有傷寒。

丁曰：肺主燥，而其令清切①惡寒②。主其聲，邪散入五藏爲之五聲也。

○呂曰：肺主寒也。

○虞曰：謂寒感皮毛，故曰傷寒也。

有中濕。

丁曰：腎應寒、主水，邪散入五藏爲之五液也。

○呂曰：腎主濕也。

○虞曰：水流濕之義也。

此之謂五邪。

呂曰：此五病，從外來也。

---

① 切：佚存本誤排作「功」。

② 惡寒：佚存本、守山閣本同。《黄帝八十一難解纂圖句解》卷之六上有「肺主皮毛」四字。

○虞曰：此五行相勝也，作邪如下說也。

假令心病，何以知中風得之？然：其色當赤，何以言之，肝主色。

虞曰：巽爲風，屬木，故主中風。木之華蕚，敷布五色，作五邪，乃如下說也。

自入爲青。

虞曰：本經自病也。

入心爲赤。

虞曰：肝邪入心，其色乃赤。

入脾爲黄。

虞曰：肝邪入脾，其色黄也。

入肺爲白。

虞曰：肝邪入肺，故其色白。

入腎爲黑。

虞曰：肝邪在腎，其色黑。

肝爲心邪，故知當赤色也。

吕曰：肝主中風，心主傷暑者。今心病中風，故知肝邪徃①傷心也。

其病身熱，脇下滿痛。

吕曰：身熱者心，滿痛者肝，二藏之病證也。

① 徃：往之俗體，見《正字通·寅集下·彳部》所示。佚存本尚保留此寫法，守山閣本已正作「往」。

○虞曰：心主傷暑，病則身熱。肝布兩脇，故脇滿。肝之乘心也。

其脈浮大而絃。

呂曰：浮大者心，弦者肝。二藏脈見應也。

何以知傷暑得之？然：當惡臭。何以言之？心主臭。

虞曰：心，火也。火之化物，五臭出焉。

自入爲焦臭。

虞曰：火性炎上，則生焦臭。此曰正經自病也。

入脾爲香臭。

虞曰：火之化土，其臭乃香。

入肝爲臊臭。

虞曰：火之化木，其臭乃臊。

入腎爲腐臭。

虞曰：火之化水，其臭乃腐。

入肺爲腥臭。

虞曰：火之化金，其臭乃腥。

故知心病傷暑得之也①，**當惡臭，其病身熱而煩，心痛，其脈浮大而散。**

呂曰：心主暑，今傷暑，此正經自病，不中他邪。

---

① 也：佚存本、守山閣本同。《難經本義》卷下無。守山閣本夾註曰：『○按，此「也」字當在下句之末，別本並脫去。』

何以知飲食勞倦得之？然：當喜苦味也。虛爲不欲食，實爲欲食，何以言之？脾主味。

虞曰：稼穡作甘。《禮》云：『甘受和』①，故主味也。

入肝爲酸。

虞曰：脾主味，爲邪乘肝病者，乃喜酸味也。

入心爲苦。

虞曰：脾主味，爲邪干心病者，乃喜苦味也。

入肺爲辛。

虞曰：脾主味，爲邪干肺病者，乃喜辛味也。

入腎爲鹹。

虞曰：脾主味，爲邪干腎病者，乃喜鹹味也。

自入爲甘。

虞曰：土爲稼穡，本經自病，乃喜甘味也。

故知脾邪入心，爲喜苦味也。

呂曰：心主傷熱。脾主勞倦。今心病以飲食勞倦得之，故知脾邪入心也。

其病身熱，而體重嗜臥，四肢不收。

呂曰：身熱者，心也。體重者，脾也。此二藏病證也。

① 甘受和：語見《禮記·禮器第十》。

其脈浮大而緩。

呂曰：浮大者，心脈。緩者，脾脈也。

何以知傷寒得之？然：當譫言妄語。何以言之？肺主聲。

虞曰：五金擊之有聲，故五音出於肺也。

入肝爲呼。

虞曰：木之畏金故呼。啟玄子云：呼亦當嘯。

入心爲言。

虞曰：此云『言』。《素問》云：『笑』。謂金火相當，夫婦相見，故言笑。

入脾爲歌。

虞曰：土母金子，母子相見，故有歌義。

入腎爲呻。

虞曰：金母水子，子之見母，發嬌呻聲也。

自入爲哭。

虞曰：肺主於秋。秋者，愁也。其音商。商，傷也。故自入爲哭也。

故知肺邪入心，爲譫言妄語也。

呂曰：心主暑，肺主寒①。得之，故知肺邪入心以爲病也。

---

① 肺主寒：守山閣本夾註曰：『○按，依前後注例，此下脫「今心病以傷寒」六字。』

其病身熱，洒洒惡寒，甚則喘咳。

呂曰：身熱者心，惡寒者肺。此二藏病證也。

其脈浮大而濇。

呂曰：浮大者，心脈。濇者，肺脈也。

何以知中濕得之？然：當喜汗出不可止。何以言之？腎主濕。

丁曰：腎主水，水化五液也。

○虞曰：腎主水，水流濕，故五濕皆出於腎。

入肝爲泣。

虞曰：悲哀動中則傷魂，魂傷則感而淚下。謂肺主悲，悲則金有餘，木乃畏之。水者木之母，母憂子①，故入②肝爲泣也。

入心爲汗。

虞曰：水火交泰③，蒸之爲汗。

入脾爲涎④。

虞曰：土夫水妻，妻從夫則生涎也。

①母憂子：佚存本、守山閣本同。《黄帝八十一難經纂圖句解》卷之六下有『患』字，義長。
②入：原本及佚存本、守山閣本均脱漏此字，據《黄帝八十一難經纂圖句解》卷之六補。
③泰：佚存本誤排作『秦』。
④涎：原本及佚存本、守山閣本均誤作『液』，據《黄帝八十一難經纂圖句解》卷之六改。

入肺爲涕。

虞曰：北方生寒，寒生腎。今寒感皮毛，内合於肺，肺寒則涕，是知入肺爲涕。

自入爲唾。

虞曰：腎之脈，上絡於舌，故生唾也。離中六二爻是也。此則正經自病。

故知腎邪入心，爲汗出不可止也。

呂曰：心主暑，腎主濕。今心病以傷濕得之，故知腎邪入心也。

其病身熱，而小腹痛，足脛寒而逆。

呂曰：身熱者，心。小腹痛者，腎。腎邪干心，此二藏病證也。

其脈沉濡而大。

呂曰：大者，心脈。沉濡者，腎脈也。

此五邪之法也。

五十難①曰：病有虚邪，有實邪，有賊邪，有微邪，有正邪，何以別之？然：從後來者爲虚邪。

丁曰：假令心病得肝脈來乘，是爲虚邪。肝是母，心是子，子能令母虚，故云『從後來者爲虚邪』。

○呂曰：心王之時，脈當洪大而長，反得弦小而急，是肝王畢木傳於心，奪心之王，是肝往乘心，故言『從後來』也。肝爲心之母，母之乘子，是爲虚邪也。

從前來者爲實邪。

丁曰：脾脈來乘，是爲實邪。心是母，脾是子，而母能令子實，故云從前來者爲實邪也。

○呂曰：謂心王得脾脈。心王畢，當傳脾。今心王未畢，是脾來逆奪其王，故言『從前來』也。脾者心之子，子之乘母，是爲實邪。

---

① 五十難：五十難的前半節見引於《脈經》卷一之『遲疾短長雜脈法第十三』。《千金翼方》卷二十五『診四時脈第三』是五十難虚、實、微、賊、正五邪理論在脈法實踐上的良好示範，錄之以備臨證參考。其文曰：『春，肝木王，其脈弦細而長者，平脈也，反得微浮而短澀者，是肺之乘肝，金之克木，爲賊邪大逆，十死不治。反得浮大而洪者，是心之乘肝，子之乘母，爲實邪，不治自愈。反得沈濡而滑者，是腎之乘肝，母之歸子，爲虚邪雖病自愈。反得大而緩者，足脾之乘肝，土之畏木爲微邪，雖病不死。夏，心火王，其脈浮大而洪者，是平脈也，反得沈濡而滑者，是腎之乘心，水之克火，爲賊邪大逆，十死不治。反得大而緩者，是脾之乘心，子之乘母，爲實邪，不治自愈。反得弦細而長者，是肝之乘心，母之歸子，爲虚邪，雖病當愈。反得微浮而短澀者，是肺之乘心，金之畏火，爲微邪，雖病不死。季夏六月，脾土王，脈大穠穠而緩者，爲平脈也。反得弦細而長者，是肝之乘脾，木之克土，爲賊邪大逆，十死不治。反得微浮而短澀，是肺之乘脾，子之乘母，爲實邪，不治自愈。反得浮大而洪者，是心之乘脾，母之歸子，爲虚邪，雖病自愈。反得沈濡而滑者，是腎之乘脾，水之畏土，爲微邪，雖病不死。凡脾脈王則不見，衰時即見。秋，肺金王，其脈微浮而短澀者，是平脈也。反得浮大而洪者，是心之乘肺，火之克金爲賊邪大逆，十死不治。反得沈濡而滑者，是腎之乘肺，子之乘母，爲實邪，不治自愈。反得大而緩者，是脾之乘肺，母之歸子，爲虚邪，雖病自愈。反得弦細而長者，是肝之乘肺，木之畏金，爲微邪，雖病不死。冬，腎水王，其脈沈濡而滑者，是平脈也。反得大而緩者，是脾之乘腎，土之克水，爲賊邪大逆，十死不治。反得弦細而長者，是肝之乘腎，子之乘母，爲實邪，不治自愈。反得微浮而短澀者，是肺之乘腎，母之歸子，爲虚邪，雖病自愈。反得浮大而洪者，是心之乘腎，火之畏水，爲微邪，雖病不死。』

從所不勝來者爲賊邪。

丁曰：火所不勝於水，心病腎脈來乘，故爲賊邪。

○呂曰：心王得腎脈，水勝火，故是爲賊邪也。

從所勝來者爲微邪。

丁曰：火所勝於金，心病肺脈來乘，故云微邪。

○呂曰：心王反得肺脈。火勝金，故爲微邪也。

自病①者爲正邪。

丁曰：無他邪相乘，則爲正邪。

○呂曰：心王之時，脈實強太過，反得虛微，爲正邪也。

何以言之？假令心病，中風得之爲虛邪，傷暑得之爲正邪。

呂曰：心主暑，今心自病傷暑，故爲正邪也。

飲食勞倦得之爲實邪。

呂曰：從前來者，脾乘心也。脾主勞倦，故爲實邪。

傷寒得之爲微邪。

呂曰：從所勝來者，肺乘心也。肺主寒，又畏心，故爲微邪。

中濕得之爲賊邪。

呂曰：從所不勝來者，腎乘心也。腎主濕，水尅火，故爲賊邪也。

---

① 病：《脈經》卷一下有「一作得」三字小注。

〇丁曰：夫在天之寒，在地爲水，在人爲腎。腎主水與寒。在天之風，在地爲木，在人爲肝。肝主風。在天之暄暑，在地爲火，在人爲心。心主暑。在天之燥，在地爲金，在人爲肺。肺主燥。在天之濕，在地爲土，在人爲脾。脾主濕。此是天地人三才相通也。今經以寒合肺，以濕合腎，以飲食勞倦合脾，此三者，義理稍差，未詳其旨。

五十一難曰：病有欲得溫者，有欲得寒者，有欲得見人者，有不欲得見人者，而各不同。病在何藏府也？然：病欲得寒而欲見人者，病在府也。病欲得溫而不欲得見人者，病在藏也。何以言之？府者，陽也。陽病欲得寒，又欲見人。藏者，陰也。陰病欲得溫，又欲閉戶獨處，惡聞人聲，故以別知藏府之病也。

丁曰：手三陰三陽應天，主暄暑燥病，即欲得寒也。然陽者，明也。是以欲得見人，陽爲府，故言『病在府也』。足三陰三陽應地，主風寒濕，故病即欲得溫。陰主藏，故不欲見人也。諸浮躁者，病在手。諸靜不躁者，病在足。

〇呂曰①：陽病作熱故欲得寒，陽氣清明故欲見人；陰病作寒故欲得溫，陰氣冥故不欲見人也。

五十二難曰：府藏發病，根本等不？然：不等也。其不等奈何？然：藏病者，止而不移，其病不離其處。

丁曰：藏病爲陰，陰主靜，故止而不移。

〇呂曰：藏者陰，決②於地，故不移動也。

---

① 呂曰：此條三十三字，輯自幻雲《史記·扁鵲倉公列傳》批註中所引『呂氏曰』之文。

② 決：守山閣本夾註曰：『〇按，「決」字疑當作「法」。』

府病者，彷彿賁嚮，上下行流，居處無常。

丁曰：府病爲陽，陽①主動，故上下行流，居處無常②。

○呂曰：府，陽也。陽者，法天。天有迴旋不休，故病流轉，居無常處也。

故以此知藏府根本不同也。

○藏府傳病第八 凡二首

五十三難曰：經言七傳者死，間藏者生，何謂也？然：七傳者，傳其所勝也。間藏者，傳其子也，何以言之？假令心病傳肺，肺傳肝，肝傳脾，脾傳腎，腎傳心，一藏不再傷，故言七傳者死也。間藏者，傳其所生也。

丁曰：經云前七傳者死，後言間藏者生。其言七傳者，是五藏爲陰，傳其所勝。間藏者，是六府爲陽，故傳其所生。亦五藏六府並應五行，傳其所生者生，傳其所勝者死，其言傳肺，肺死而不傳，故一藏不再傷也。

○呂曰：七當爲次字之誤也，此下有間字，即知上當爲次。又有五藏，心獨再傷，爲有六傳耳。此蓋次傳其所勝藏，故其病死也。

○虞曰：七傳者死，七字明也。呂氏以七爲次，深爲誤矣。又聲音不相近也，今明之以示後學。謂

---

① 陽：原書脫失，據《難經本義》引丁氏注補。校者案：《黄帝八十一難經纂圖句解》卷之六亦有此字。

② 故上下……無常：《黄帝八十一難經纂圖句解》卷之六作『故所向仿佛賁衝』。校者案：《句解》所示文句或是李駉的鋪陳發揮。

五行相生而數之，數終於五。又却再數至二成七，向上之五，來傳於七，七之被尅，故云死也。今舉一例以發明之，假令相生之數，數木火土金水木①火，第五水字，隔第六木字，來尅第七火字，火被水尅，故曰七傳。下文云間藏者，是第五水字，下傳與第六木字，見相生，故曰間藏者生也。呂氏言次者，次正成間藏也。

假令心病傳脾，脾傳肺，肺傳腎，腎傳肝，肝傳心，是母子相傳，竟而復始，如環之無端，故言生也。《本義》作『子母』。

丁曰：其言心傳脾，脾得生氣，再傳於肺，是母子相傳，故言生也。

〇呂曰：間藏者，間其所勝藏而相傳也，心勝肺，脾間之。肝勝脾，心間之。脾勝腎，肺間之。肺勝肝，腎間之。腎勝心，肝間之。此謂傳其所生也。

五十四難曰：藏病難治，府病易治，何謂也？然：藏病所以難治者，傳其所勝也。府病易治者，傳其子也。與七傳間藏同法也。

丁曰：藏者，陰也。病難治者，謂言②傳其勝也。勝者，謂肝勝脾，脾勝腎，腎勝心，心勝肺，肺勝肝，故難治也。府者，陽也。言陽病傳其子者，即是木病傳火，火病傳土，土病傳金，金病傳水，水木遞相生，即府病易治也，是故與七傳間藏法同也。

〇楊曰：與前章略同也。

---

① 木：本書及佚存本皆誤作『水』，據守山閣本、佚存本人衛勘誤表改。
② 謂言：守山閣本夾註曰：『〇按，「謂」、「言」二字，當衍其一。』

○藏府積聚第九 凡二首

五十五難①曰：病有積有聚，何以別之？然②：積者，陰氣也。聚者，陽氣也。故陰沉而伏，陽浮而動。氣之所積，名曰積。氣之所聚，名曰聚。故積者，五藏所生③。聚者，六府所成也④。積者⑤，陰氣也。其始發有常處，其痛⑥不離其部，上下有所終始，左右有所窮處⑦。聚者，陽氣也。其始發無根本，上下無所留止，其痛無常處，謂之聚⑧。故以是別知積、聚也。

丁曰：積者，陰氣所積，是五藏傳其所勝，當王時不受邪，故留結爲積，所以止而不移也。聚者，六府之爲病。陽也，所傳其子，以廻轉不定。又陽主動，故無常處。

○呂曰：諸陰証病，常在一處，牢強、有頭足，止不移者，藏氣所作，死不治，故言『藏病難治』。所以證病上下左右無常處者，此所謂陽證，雖困可治，本不死也。故當經歲月，故經言『府病易治』。

---

① 五十五難：五十五難見引於《千金要方》卷十一之『堅癥積聚第五』。
② 然：《千金要方》卷十一作『答曰』。
③ 五藏所生：《千金要方》卷十一作『五藏之所生』。
④ 六府所成也：《千金要方》卷十一作『六府之所成』。
⑤ 積者：《千金要方》卷十一上有『故』字。
⑥ 痛：《千金要方》卷十一下有『一作病』三字小注。
⑦ 處：《千金要方》卷十一作『已』。
⑧ 聚：《千金要方》卷十一下有『也』字。

五十六難①曰：五藏之積，各有名乎？以何月何日得之？然：肝之積名曰肥氣。在左脇下，如覆杯，有頭足②，久不愈③，令人發咳逆瘖瘧，連歲④不已，以季夏戊己日得之。何以言之⑤？肺病傳於肝，肝當傳脾。脾季夏適王⑥，王者不受邪，肝復欲還肺，肺不肯受⑦，故⑧留結爲積，故知肥氣以季夏戊己日得之⑨。

楊曰：積，蓋⑩也。言血脈不行，積蓋成病也。凡積者，五藏所生也。榮氣常行，不失節度，謂之

---

① 五十六難：五十六難集中見引於《甲乙經》卷八之『經絡受病入腸胃五藏積發伏梁息賁肥氣痞氣奔豚第二』。分散見引於《脈經》卷六之『肝病證第一』、『心病證第三』、『脾病證第五』、『肺病證第七』和『腎病證第九』。亦分散見於《千金要方・肝藏脈論第一》卷十一、《千金要方・心藏脈論第一》卷十三、《千金要方・脾藏脈論第一》卷十五、《千金要方・肺藏脈論第一》卷十七和《千金要方・腎藏脈論第一》卷十九。約略言之，《脈經》、《千金》二書所引雖未點明文獻出處，且裁分章句各置篇卷，但在排列次序（五行相生：肝、心、脾、肺、腎），詳略結構上與今本《難經》更加接近。《甲乙經》的引用，雖明確指出文字源於《八十一難》，且屬集中引用，但在排列次序（五行相剋：心、肺、肝、脾、腎）、詳略結構上均與今本《難經》略異。諸書所引細節差別較多，今僅擇其要者略作勘校。

② 有頭足：《脈經》卷六、《甲乙經》卷八、《千金要方》卷十一下有『如龜鱉狀』4字。

③ 久不愈：《脈經》卷六、《甲乙經》卷八、《千金要方》卷十一作『久久不愈』。

④ 歲：《脈經》卷六、《甲乙經》卷八、《千金要方》卷十一作『歲月』。

⑤ 何以言之：《脈經》卷六、《千金要方》卷十一作『何也』。《甲乙經》卷八無。本章內諸書所引其餘四節（除《千金要方》卷十五偶脫『何也』二字外），同此類者同此例，不再出注。

⑥ 脾季夏適王：《脈經》卷六、《千金要方》卷十一作『脾適以季夏王』。《甲乙經》卷八作『脾以季夏王』。本章內諸書所引其餘四節，同此類者同此例，不再出注。

⑦ 肝復欲還肺肺不肯受：《脈經》卷六、《千金要方》卷十一同。《甲乙經》卷八無。本章內諸書所引其餘四節，同此類者同此例，不再出注。

⑧ 故：《脈經》卷六、《甲乙經》卷八、《千金要方》卷十一作『因』。本章內諸書所引其餘四節，同此類者同此例，不再出注。

⑨ 故知肥氣……戊己日得之：《脈經》卷六、《千金要方》卷十一無『戊己日』三字。《甲乙經》卷八無全句。本章內諸書所引其餘四節，同此類者同此例，不再出注。

⑩ 蓋：佚存本同。守山閣本、佚存本人衛校勘表均作『蓄』字，似當據改。下同。

平人。平人者，不病也。一藏受病，則榮氣壅塞，故病焉。然五藏受病者，則傳其所勝。所勝適王，則不肯受傳。既不肯受，則反傳所勝。所勝復不爲納，於是則留結成積，漸以長大，病因成矣。肥氣者，肥盛也。言肥氣聚於左脇之下，如覆杯突出，如肉肥盛之狀也，小兒多有此病。按前章有積有聚，此章唯出五積之名狀，不言諸聚。聚者，六府之病，亦相傳行，還如五藏，以勝相加，故不重言，從省約也。恭按：『積蓋』之『蓋』當作『蓄』，恐因字形之似誤矣。

心之積名曰伏梁。起齊上①，大如臂，上至心下②，久不愈③，令人病煩心④，以秋庚辛日得之，何以言之？腎病傳心，心當傳肺，肺以秋適王，王者不受邪，心復欲還腎，腎不肯受，故留結爲積，故知伏梁以秋庚辛日得之。

楊曰：伏梁者，言積自齊上至心下，其大如臂，狀似屋舍棟梁也。

脾之積名曰痞氣。在胃脘⑤，覆大如盤，久不愈⑥，令人四肢不收，發黃疸，飲食⑦不爲肌膚，以冬壬癸日得之。何以言之？肝病傳脾，脾當傳腎，腎以冬適王，王者不受邪，脾復欲還肝，肝不肯受，故留結爲積，故知痞氣以冬壬癸日得之。

楊曰：痞，否也。言否結成積也。脾氣虛，則胃中熱而引食焉。脾病不能通氣，行津液，故雖食多

① 起齊上：《脈經》卷六、《甲乙經》卷八、《千金要方》卷十三作『起於臍上』。
② 大如臂上至心下：《甲乙經》卷八作『上至心下大如臂』。《脈經》卷六、《千金要方》卷十三作『上至心大如臂』。
③ 久不愈：《脈經》卷六、《甲乙經》卷八、《千金要方》卷十三作『久久不愈』。
④ 煩心：《脈經》卷六、《甲乙經》卷八、《千金要方》卷十三下有『心痛』二字。
⑤ 胃脘：《甲乙經》卷八同。《脈經》卷六、《千金要方》卷十五作『胃管』。
⑥ 久不愈：《脈經》卷六、《甲乙經》卷八、《千金要方》卷十五作『久久不愈』。
⑦ 飲食：《甲乙經》卷八同。《脈經》卷六、《千金要方》卷十五作『食飲』。

而羸瘦也。

肺之積名曰息賁。在右脇下，覆大如杯，久不已①，令人洒淅寒熱②，喘咳③，發肺壅，以春甲乙日得之。何以言之？心病傳肺，肺當傳肝。肝以春適王，王者不受邪，肺復欲還心，心不肯受，故留結爲積，故知息賁以春甲乙日得之。

楊曰：息，長也。賁，鬲也。言肺在膈上，其氣不行，漸長而逼於膈，故曰息賁。一曰賁，聚也。言其漸長而聚蓄。肺爲上蓋，藏中陽也。陽氣盛，故令人發肺壅也。

腎之積名曰賁豚。發於少腹，上至心下，若豚狀④，或上或下無時⑤，久不已⑥，令人喘逆，骨痿少氣，以夏丙丁日得之。何以言之？脾病傳腎，腎當傳心。心以夏適王，王者不受邪，腎復欲還脾，脾不肯受，故留結爲積，故知賁豚以夏丙丁日得之。此是五積之要法也。《本義》無『是』字。

丁曰：人之五藏本和，謂恣慾五情，所以有增損，故蘊積生其病也，故有積有聚。積病爲陰，聚病爲陽。王時即安，失時即病也。舊經文注皆明矣。

○楊曰：此病狀似豚而上⑦衝心，又有奔豚之氣，非此積病也。名同而疾異焉。

---

① 久不已：《脈經》卷六、《甲乙經》卷八、《千金要方》卷十七作『久久不愈』。
② 洒淅寒熱：《脈經》卷六、《千金要方》卷十七作『洒洒寒熱』。《甲乙經》卷八作『洒洒惡寒』。
③ 喘咳：《脈經》卷六、《甲乙經》卷八、《千金要方》卷十七上有『氣逆』二字。
④ 若豚狀：《甲乙經》卷八同。《脈經》卷六、《千金要方》卷十九作『如豚奔走之狀』。
⑤ 或上或下無時：《甲乙經》卷八同。《脈經》卷六、《千金要方》卷十九作『上下無時』。
⑥ 久不已：《甲乙經》卷八同。《脈經》卷六、《千金要方》卷十九作『久久不愈』。
⑦ 上：佚存本誤排作『士』。

○五泄傷寒第十 凡四首

五十七難曰：泄凡有幾，皆有名不？然：泄凡有五，其名不同。有胃泄，有脾泄，有大腸泄，有小腸泄，有大瘕泄，名曰後重。胃泄者，飲食不化，色黄。

楊曰：泄，利也。胃屬土，故其利色黄，而飲食不化焉。化，變也，消也。言所食之物，皆完出不消變也。

○虞曰：此乃風入於腸，上熏[①]於胃，故使食不消化。《風論》曰：久風入中，則爲腸風飧泄。飧泄，爲食不消化也。

脾泄者，腹脹滿泄注，食即嘔吐逆。

楊曰：注者，無節度也，言利下猶如注水，不可禁止焉。脾病不能化穀，故食即吐逆。

○虞曰：中央生濕，濕生土，土生脾，脾惡濕，濕氣之勝，故腹脹而泄注。土性主信[②]，又主味。

---

① 熏：原書及佚存本、守山閣本皆誤作『重』，形近之訛。據《黄帝八十一難經纂圖句解》卷之七改。

② 土性主信：這是古人將五常與五行相互聯係的一種理論。一般認爲：木性仁，金性義，火性禮，水性智，土性信。但虞庶在六十三難『井者，東方春也』的註釋中卻强調『在五常，仁乃法水。水之有仁者，井水也。』筆者認爲，虞氏這種在『春者，仁也』、『春，木也……井有仁，仁亦木也』（六十三難虞注）、『井法木，以應肝』（六十八難虞注）前提下的『仁乃法水』表述，在宏觀上來看並無不妥。但若僅以局部文字觀之，則確與常理有所悖謬。李駉（字子埜，號晞範子）《黄帝八十一難經纂圖句解》引用其文時，將其直接改爲『仁乃法木』，並硬性拼接虞庶同條異處相關文詞的作法則略顯魯莽。李氏基於類似理由的改動，不僅局限於諸家注語，也可見於《難經》正文，比如四十九難『假令心病，何以知中風得之？然：其色當赤』，亦被李氏改爲『假令肝病……其色當青』。此等改動，若出注說明，或無大礙，然不注而改，難免不爲後世所詬病。滑壽《難經本義・凡例》開首即言『《難經》正文，周仲立、李子埜輩，擅加筆削，今並不從。』

今土病於味，無信，故食則吐逆。《陰陽應象論》曰：濕勝則濡瀉。謂濕氣內攻脾胃，則水穀不分，故泄注。

大腸泄者，食已窘迫，大便色白，腸鳴切痛。

楊曰：窘迫，急也，食訖即欲利，迫急不可止也。白者，從肺色焉。腸鳴切痛者，冷也。切者，言痛如刀切其腸之狀也。

○虞曰：大腸氣虛，所以食畢而急思廁，虛則邪傳於內，真邪相擊，故切痛也。

小腸泄者，溲而便膿血，少腹痛。

楊曰：小腸屬心，心主血脈，故便膿血。小腸①處在少腹，故小腹痛也。

大瘕泄者，裏急後重，數至圊而不能便，莖中痛。此五泄之法也。《本義》『法』字上有『要』字。

楊曰：瘕，結也。少腹有結而又下利者是也。一名利。重後②，言大便處疼重也。數欲利，至所即不利，又痛引陰莖中，此是腎泄也。按諸方家，利有二十餘種，而此惟見五種者，蓋舉其宗維耳。

○虞曰：腎開竅於二陰，氣虛故數思圊，後重而不能便，莖中痛，腎氣不足傷於衝脈，故裏急也。《靈樞・病惣》曰：凡五泄者，春傷於風，寒邪留連，乃爲洞泄③。此之謂也。

○丁曰：裏急者，腸中痛。後重者，腰以下④沉重也。餘皆舊經有注。

---

① 小腸：原誤作『少腸』，今正之。

② 重後：佚存本同。本條正文作『後重』。按，守山閣本、佚存本人衛校勘表皆作『後重』，並以其上『利』字爲衍文，使『一名後重』四字連讀。

③ 靈樞病惣……乃爲洞瀉：守山閣本夾註曰：『○按，此文見《素問・生氣通天論》。無「凡五泄者」句。《靈樞》無「病惣篇」。惟「論疾診尺篇」云：「春傷於風，夏生飧泄腸澼」，亦與此文小異。然則今之《靈樞》，非虞氏所見之舊矣。』

④ 下：本書及佚存本皆誤作『上』，據守山閣本、佚存本人衛勘誤表改。

五十八難曰：傷寒有幾，其脈有變不？然：傷寒有五，有中風、有傷寒、有濕溫、有熱病、有溫病，其所苦各不同。中風之脈，陽浮而滑，陰濡而弱。《本義》「不」作「否」。註云：「『變』當作『辨』，謂分別其脈也。」

丁曰：肌肉之上，陽脈所行，輕手按之，狀若大過，謂之滑。肌肉之下，陰脈所行，重手按之不足，謂之弱。此者是按之不足，舉之有餘，故知中風也。

○楊曰：自霜降至春分，傷於風冷即病者，謂之傷寒。其冬時受得寒氣，至春又中春風而病者，謂之冷溫病①。其至夏發者，多熱病，病而多汗者，謂之濕溫。其傷於八節之虛邪者，謂之中風。據此經言：溫病則是疫癘之病，非爲春病也。疫癘者，謂一年之中，或一州一縣，若大若小俱病者是也。按之乃覺往來如有，舉之如無者，謂之弱也。關以前浮滑，尺中濡弱者也。

濕溫之脈，陽濡而弱，陰小而急。

丁曰：陽濡而弱者，肌肉之上，陽脈所行。濡弱者，是濕氣所勝火也。肌肉之下，陰脈所行。小急者，是土濕之不勝木，故見小急。所以言「陽濡而弱陰小而急」也。

○楊曰：小，細也。急，疾也。

○虞曰：濕溫之病，謂病人頭多汗出，何以言之？寸口謂陽脈見濡弱，此水之乘火也。《本經》曰：「腎主液」②、「入心成汗」③，此之謂也。

---

① 冷溫病：佚存本同。守山閣本、佚存本人衛勘誤表皆刪「冷」字。若依《素問・陰陽應象大論篇第五》卷第二「冬傷於寒，春必溫病」律之，此處的「冷」字或是「春」字之訛。

② 腎主液：見本書四十難。

③ 入心成汗：本書四十九難作「入心爲汗」。

傷寒之脈，陰陽俱盛而緊濇。

丁曰：陰陽俱盛者，極也。謂寸尺脈俱盛極而緊濇，此者中霧露之寒也。水得風寒而凝結，故知腎得寒而有此脈見也。

○虞曰：如切繩狀曰緊，如刀剖竹曰濇。

熱病之脈，陰陽俱浮，浮之滑①，沉之散濇。

丁曰：陰陽俱浮者，謂尺寸俱浮也。浮之而滑者，輕手按之而滑，是心傷熱脈也②。沉之而散濇者，沉手而③按之而散濇，是津液虛少也。

○楊曰：輕手按者名浮，重手按者名沉也。

溫病之脈，行在諸經，不知何經之動也，各隨其經所在而取之。

丁曰：肺者金，主氣，散行諸經，不知何經虛而傳受此邪，故隨其所在取其病邪也。

○楊曰：兼鬼癘之氣，散行諸經，故不可不④預知。臨病人而診之，知其何經之動，即爲治也。

傷寒有汗出而愈，下之而死者。有汗出而死，下之而愈者何也？然：陽虛陰盛，汗出而愈，下之即死。陽盛陰虛，汗出而死，下之而愈⑤。

丁曰：其陰陽盛虛者，謂非言脈之浮沉也，謂寒暑病異，燥濕不同。人之五藏六府，有十二經，皆

---

① 浮之滑：佚存本同。《難經本義》卷下、守山閣本作「浮之而滑」。
② 是心傷熱脈也：守山閣本夾註曰：「○按，「心」、「熱」二字當互易。」
③ 而：佚存本同。守山閣本無，佚存本人衛勘誤表亦以之爲衍文。
④ 不：佚存本同。守山閣本無，佚存本人衛勘誤表亦以之爲衍文。
⑤ 汗出而死下之而愈：句中兩「而」字，《甲乙經·六經受病發傷寒熱病第一上》卷七引「《八十一難》曰」均作「即」。另按，《甲乙經》卷七此下有「與經乖錯，於義反倒，不可用也」十二字小注。

受於病，其手太陽少陰屬火，主暄。手陽明太陰屬金，主燥。手少陽厥陰屬相火，主暑。此是燥暑暄六經，以通天氣，病即不躰重、惡風而有躁。《素問》曰：諸浮躁者，病在手是也。若以承氣下之即愈。服桂枝取汗，汗出即死。其足太陽少陰屬水，主寒。足陽明太陰屬土，主濕。足厥陰少陽屬木，主風。此是風寒濕六經，以通地氣，病即體重惡寒。故《素問》曰：諸浮不躁者，病在[1]足是也。若以桂枝取汗，汗出即愈。服承氣下之即死。此是五藏六府配合陰陽大法也。所以經云：『陽虛陰盛，汗出而愈，下之而死。其陽盛陰虛，汗出而死，下之而愈。』此義非反顛倒也。

○楊曰：此説反倒，於義不通，不可依用也。若反此行之，乃爲順爾。

○虞曰：諸經義皆不錯，此經例義，必應傳寫誤也。凡傷寒之病，脈浮大而數，可汗之則愈，病有[2]表也。脈沉細而數，可下之則愈，病在裏也。推此行之，萬無一失。

寒熱之病，候之如何也？然：皮寒熱者，皮不可近席，毛髮焦，鼻槀不得汗。

丁曰：肺候身之皮毛，大腸爲表裏，藏病即寒，府病即熱，故言『皮寒熱』也。皮不可近席者，謂手三陰三陽法天，天動，故病即不欲臥近席也。毛髮焦，鼻槀不得汗者，謂下有心火燥熱之爲病，不得汗之。汗之即死，下之即愈，謂肺主燥故也。

肌寒熱者，皮膚痛，唇舌槀，無汗。

丁曰：脾候身之肌肉，胃爲表裏。藏病即體寒，府病即體熱，故言『肌寒熱』也。皮膚痛，唇舌槀，脾者應土，土主濕，故皮膚津液出，體重，其津液外泄，即唇舌槀，病名濕燥。無以汗之，汗之即

① 在：佚存本誤排作『左』。
② 有：佚存本同。守山閣本作『在』，似當據改。

腸胃瀉不通，下之即泄注，此者是濕氣之爲病，當溫中調氣也。

骨寒熱者，病無所安，汗注不休，齒本槀痛。

丁曰：腎主骨，與膀胱爲表裏，病在陽，即身熱、體重、惡寒。在陰即寒，病無所安。腎主水，汗注不休，齒本槀痛，汗即愈，下即死。陰盛陽虚故死。

○楊曰：五藏六府，皆有寒熱。此經惟出三狀，餘皆闕也。

五十九難曰：狂癲之病，何以別之？然：狂之始發，少臥而不饑，自高賢也，自辨智也，自貴倨也，妄笑好歌樂，妄行不休是也。《本義》作『狂疾之始發』。『貴倨』作『倨貴』。

丁曰：狂病者，病在手三陽，而反汗，故陽盛即發狂也。病在足三陰，而反下，故陰盛即發癲也。

○楊曰：狂病之候，觀其人初發之時，不欲眠臥，又不肯飲食，自言賢智尊貴，歌笑行走不休，皆陽氣盛所爲，故經言重陽者狂。此之謂也。今人以爲癲疾，謬矣。

癲疾始發，意不樂，直視僵仆，其脈三部陰陽俱盛是也。

丁曰：經言重陽者狂，重陰者癲。今三部陰陽俱盛者，寸爲陽，尺爲陰，寸尺俱盛極而沉也。

○楊曰：癲，顛也。發則僵仆焉，故有顛蹶之言也。陰氣太盛，故不得行立而側仆也。今人以爲癎病，誤矣。

六十難曰：頭心之病，有厥痛，有真痛，何謂也？然：手三陽之脈，受風寒，伏留而不去者，則名厥頭痛。入連在腦者，名真頭痛。

丁曰：手三陽者，陽中之陽。今受風寒，伏留不去，即是三陽逆於上，故名曰厥頭痛。入連在腦者，名曰真頭痛。腦者，髓海，風寒入即死矣。

〇楊曰：去者，行也。厥者，逆也。言手三陽之脈，伏留而不行，則壅逆而衝於頭，故名厥頭痛也。足三陽留壅，亦作頭痛。今經不言之，從省文①故也。

〇虞曰：風冷之氣，入於三陽之經，故頭厥痛也，其痛立已。真頭痛者，謂風冷之氣，入於泥丸宮，則爲髓海，邪入則曰真頭痛也。頭腦中痛甚，而手足冷至肘膝者，名真頭痛，其寒氣入深故也。風寒之氣，循風府入於腦，故云入連腦也。

其五藏氣相干，名厥心痛。

楊曰：諸經絡皆屬於心。若一經有病，其脈逆行，逆則乘心，乘心則心痛，故曰厥心痛。是五藏氣衝逆致痛，非心家自痛也。

其痛甚，但在心，手足青者，即名真心痛。其真心痛者，旦發夕死，夕發旦死。

丁曰：真心不病，外經受五邪相干，名曰厥心痛。其痛甚則手足青而冷，神門穴絕者死。病名真心痛也。

〇楊曰：心者，五藏六府之主②。法不受病，病即神去氣竭，故手足爲之清冷也。心痛手足冷者，爲真心痛。手足溫者，爲厥心痛也。頭痛亦然，從今日平旦至明日平旦爲一日，今云旦發夕死，夕發旦死，是正得半日而死也。

①文：佚存本、守山閣本作『久』。守山閣本夾註曰：『〇按，「久」字疑當作「文」。』
②主：佚存本誤排作『王』。

○神聖工巧第十一 凡一首

六十一難曰：經言望而知之謂之神，聞而知之謂之聖，問而知之謂之工，切脈而知之謂之巧，何謂也？然：望而知之者，望見其五色，以知其病。

楊曰：望色者，假令肝部見青色者，肝自病；見赤色者，心乘肝，肝亦病，故見五色知五病也。

聞而知之者，聞其五音，以別其病。

楊曰：五音者，謂宫、商、角、徵、羽也，以配五藏。假令病人好哭者，肺病也。好歌者，脾病也。故云聞其音，知其病也。

問而知之者，問其所欲五味，以知其病所起所在也。

楊曰：問病人云好辛味者，則知肺病也。好食冷者，則知内熱。故云知所起所在。

切脈而知之者，診其寸口，視其虚實，以知其病，病在何藏府也。恭按：衍一『病』字。

丁曰：『視』當作『持』字，爲以手循持其寸口也。

○楊曰：切，按也。謂按寸口之脈。若弦多者，肝病也。洪多者，心病也。浮數則病在府，沉細則病在藏。故云在何藏①也。

經言以外知之曰聖，以内知之曰神。此之謂也。

丁曰：夫脈合五色，色合五味，味合五音，故有此望、聞、問、切之法。經内前篇具說，習之者能

① 藏：守山閣本夾註曰：『○按，「藏」下似脫「府」字。』

知此，乃是神聖工巧之良醫也。

○楊曰：視色、聽聲、切脈，皆在外而知内之病也。

○藏府井俞第十二凡七首

六十二難曰：藏井滎有五，府獨有六者，何謂也？然：府者陽也，三焦行於諸陽，故置一俞名曰原。府有六者，亦與三焦共一氣也。

丁曰：三焦者，臣使之官。位應相火，宣行君火命令，使行於諸陽經中，故置一俞名曰原，所以府有六，亦是三焦之一氣，故三焦共一氣也。

○楊曰：五藏之脈，皆以所出爲井，所流爲滎，所注爲俞，所行爲經，所入爲合，是謂五俞，以應金木水火土也。六府亦並以所出爲井，所流爲滎，所注爲俞，所過爲原，所行爲經，所入爲合，其俞亦應五行。惟原獨不應五行。原者，元也。元氣者，三焦之氣也。其氣尊大，故不應五行。所以六府有六俞，亦以應六合於乾道也。然五藏亦有原，則以第三穴爲原，所以不別立穴者，五藏法地。地卑，故三焦之氣經過而已。所以無別穴。六府既是陽，三焦亦是陽，故云共一氣也。

○虞曰：天以六氣司下，地以五行奉上。六氣者，風寒暑燥濕火也。五行者，金木水火土也。十一之氣相因而成，人應之，乃六府法六氣，五藏法五行，亦十一之氣相因而成也。天得六，謂天屬陽，以陰數配之。地得五，謂地屬陰，以陽數配之，而成陰陽也。人府藏亦然。六府配六氣者，謂膽木配風，膀胱水配寒，小腸火配暑，大腸①金配燥，胃土配濕，三焦少陽配火。三焦爲原氣，在六府陽脈中，自立一爲原也。五藏配五行者，肝木，心火，脾土，肺金，腎水。五藏法陰，無原一穴者，謂五行陰脈穴中原氣暗主之，故原井②俞同一穴也。故曰：三焦共一氣，其理明矣。詳此經義前後問答，文理有闕。

六十三難曰：《十變》言五藏六府滎合，皆以井爲始者何也？然：井者，東方春也。

虞曰：經言『井者，東方春也。』春者，施化育、無求其報。春者，仁也，在五常，仁乃法水③。水之有仁者，井水也。井水濟人亦無求報。故經云：『井者，東方春也。』《易》曰：『井養而不窮』④，可象春仁也。

萬物之始生。

虞曰：萬物始生，由春氣之化育也。

諸蚑行喘息，蜎飛蠕動，當生之物，莫不以春而生。

虞曰：井有仁焉，故聖人涉春育物以象於井也。夫葭灰方飛，蟄虫始振，所以蚑虫行，喘息⑤，蜎

---

① 大腸：原誤作『太腸』，今正之。

② 井：守山閣本夾註曰：『〇按，五藏以俞爲原，此「井」字疑衍。』校者案：『井』字或是『並』字之訛。

③ 仁乃法水：《黄帝八十一難經纂圖句解》卷之七作『仁乃法木』。校者案：李駉使用前賢文字，每以己意相與化裁，或變理次序，或拼接雜揉，或刪繁就簡，或增衍其文，或依傍舊式而成新義。此處即李氏有意改動拼切虞注舊文，目的在於闡揚己義而另作發揮。從其融萃十家之補註鑄造一家之訓釋的本意來看，李氏在句解層面的這種操作似亦無可厚非。況且李氏句解在一定程度上保存了舊經註文，尚有參考意義。

④ 井養而不窮：語見《易・井卦・彖傳》。

⑤ 喘息：佚存本同。守山閣本作『喘蟲息』。《黄帝八十一難解纂圖句解》卷之七亦作『喘蟲息』。

虫飛，蠕虫動，皆因春氣而生故也。蜎乃井中虫。

虞曰：春，木也。下文甲亦木。井有仁，仁，亦木也①。今以井爲始者，謂仁道至大，在歲春爲首，在日甲爲首，在經脈井爲首故也。

故歲數始於春。

日數始於甲，故以井爲始也。

楊曰：凡藏府皆以井爲始。井者，謂谷井爾，非謂堀作之井。山谷之中，泉水初出之處，名之曰井。井者，主出之義也。泉水既生，留停於近，縈②迂未成大流，故名之曰滎。滎者，小水之狀也。留停既深，便有注射輸文之處，故名之曰俞。俞者，委積逐③。流行經歷而成渠徑。徑者，經也，亦經營之義也。經行既達，合會於海，故名之曰合。合者，會也。此是水行流轉之義。人之經脈，亦法於此，故取名焉。所以井爲始春者，以其所生之義也。歲數始於春者，正月爲歲首故也。日數始於甲者，謂東方甲乙也。正月與甲乙，皆屬於春也。

○丁曰：十二經氣穴三百六十五穴，皆以井爲始，各有其終矣。

王翰林集註黃帝④八十一難經卷之四

① 仁亦木也：這是古人將五常與五行相互聯係的一種理論。一般認爲：木性仁，金性義，火性禮，水性智，土性信。
② 縈：本書及佚存本皆誤作『榮』，據守山閣本、佚存本人衛勘誤表改。
③ 俞者委積逐：此處幾近不詞，或有脫文。
④ 帝：『帝』字原脫，據本書通例補，與佚存本相合。

王翰林集註黃帝八十一難經卷之五

盧國秦越人　撰

呂廣　丁德用　楊玄操
虞庶　楊康侯　註解
王九思　王鼎象　石友諒
王惟一　校正　附音釋

六十四難曰：《十變》又言陰井木，陽井金，陰滎火，陽滎水，陰俞土，陽俞木，陰經金，陽經火，陰合水，陽合土。陰陽皆不同，其意何也？然：是剛柔之事也，陰井乙木，陽井庚金。陽井庚，庚者，乙之剛也。陰井乙，乙者，庚之柔也。乙爲木，故言陰井木也。庚爲金，故言陽井金也。餘皆放①此。

丁曰：經言剛柔者，謂陰井木，陽井金。庚金爲剛，乙木爲柔。陰滎火，陽滎水。壬水爲剛，丁火爲柔。陰俞土，陽俞木。甲木爲剛，己土爲柔。陰經金，陽經火。丙火爲剛，辛金爲柔。陰合水，陽合土。戊土爲剛，癸水爲柔。

〇楊曰：五藏皆爲陰。陰井爲木②，滎爲火，俞爲土，經爲金，合爲水。六府爲陽。陽井爲金，滎爲水，俞爲木，經爲火，合爲土。以陰井木配陽井金，是陰陽夫婦之義，故云『乙爲庚之柔，庚爲乙之剛。』

① 放：當作『仿』。
② 木：佚存本誤排作『水』。

餘並如此也。

○虞曰：所尅者爲妻，謂孤陽不生，孤陰不長，故井滎亦名夫婦，剛柔相因而成也。

六十五難曰：經言所出爲井，所入爲合，其法柰何？

楊曰：柰何猶如何也？

然：所出爲井。井者，東方春也，萬物之始生，故言所出爲井也。所入爲合。合者，北方冬也，陽氣入藏，故言所入爲合也。

丁曰：人之陽氣，隨四時而出入，故春氣在井，夏在滎，秋在經，冬在合。其所取氣穴，皆隨四時而刺之也。

○楊曰：春夏主生養，故陽氣在外。秋冬主收藏，故陽氣在内。人亦法之。

六十六難曰：經言肺之原，出于太淵①。

丁曰：在右手掌後，魚際下，是脈之大會，故云『肺之原，出于太淵』。

○楊曰：穴在掌後是也。

○虞曰：《針經》言：五藏有俞無原，原與俞共一穴所出。《難經》又言：五藏有原所出，乃亦《針經》中俞穴也。兩義皆通也。

①太淵：原誤作『大淵』，今正之。

心之原，出于大陵①。

丁曰：在掌後兩筋間陷中。此是心包絡之原也。

○虞曰：在掌後兩骨間。

肝之原，出于太衝。

虞曰：在足大指②本節後二寸是。又曰：足大指本節後二寸或一寸半是也。

脾之原，出于太白。

丁曰：在足内側核骨下。

腎之原，出于太谿。

丁曰：在足内踝後，跟骨間是也。

少陰之原，出于兑骨。

丁曰：神門穴是也。此是真心之脈也。

○楊曰：此皆五藏俞也，所以五藏皆以俞爲原。少陰真心脈也，亦有原在掌後兑骨端陷者中。一名神門，一名中都。前云心之原出于大陵③者，是心胞絡脈也。凡云心病者，皆在心胞絡脈矣。真心不病，故無俞。今有原者，外經之病，不治内藏也。

膽之原，出于丘墟。

丁曰：在足外踝下微前是也。

---

① 大陵：原誤作『太陵』，今正之。校者案：『太陵』之作由來亦久，《史記正義·扁鵲倉公列傳》已引作『太陵』。

② 大指：原誤作『太指』，今正之。

③ 大陵：原誤作『太陵』，今正之。

○楊曰：足內踝後微前也。

胃之原，出于衝陽。

丁曰：在足跗上五寸，骨間動脈是也。

三焦之原，出于陽池。

丁曰：在手小指次指本節後陷中是也。

○楊曰：手表腕上也。

膀胱之原，出于京骨。

丁楊曰：在足外側大骨下，赤白肉際。

大腸之原，出于合谷。

丁曰：在大指、次指間，虎口內。

○楊曰：手大指歧骨間。

小腸之原，出于腕骨。

丁曰：在小指腕骨內。

○楊曰：在手腕陷中。指腕者，誤也。

○虞曰：以上十二經，皆配之五行，其二行①行勝之年，於王前先瀉其原。不足之年，先補其原，即此原也。

① 二行：佚存本、守山閣本皆作『五行』。

十二經皆以俞爲原者何也？然：五藏俞者，三焦之所行，氣之所留止也。三焦所行之俞爲原者何也？然：臍下腎間動氣者，人之生命也，十二經之根本也，故名曰原。三焦者，原氣之別使也，主通行三氣，經歷於五藏六府。原者，三焦之尊號也，故所止輒爲原。五藏六府之有病者，皆取其原也。

楊曰：齊下腎間動氣者，丹田也。丹田者，人之根本①也，精神之所藏，五氣之根②元。太子③之府也。男子以藏精，女子主月水，以生養子息④，合和陰陽之門戶也。在齊下三寸，方圓四寸，附着脊膂⑤，兩腎之根。其中央黃，左青，右白，上赤，下黑⑥。三寸法三才，四寸法四時，五色法五行。兩腎之間，名曰大海，一名溺水⑦。中有神龜，呼吸元氣，流行則爲風雨，通氣四肢，無所不至也。腎者，分爲⑧日月之精，虛無之氣，人之根本也。齊者，人之命也。分爲⑨一名大中極⑩，一名太淵⑪，一名崑崙，一名持樞⑫，

---

①本：佚存本、守山閣本同。《雲笈七籤·老子中經·第十七神僊》卷之十八無此字。
②根：佚存本、守山閣本同。《雲笈七籤·老子中經·第十七神僊》卷之十八無此字。
③太子：佚存本、守山閣本同。《雲笈七籤·老子中經·第十七神僊》卷之十八作『赤子』。
④女子主……子息：佚存本、守山閣本同。《雲笈七籤·老子中經·第十七神僊》卷之十八作『女子以藏月水，主生子』。
⑤脊膂：本書及佚存本、守山閣本皆誤作『脊脈』，據《雲笈七籤·老子中經·第十七神僊》卷之十八改。
⑥其中央黃……下黑：佚存本、守山閣本同。《雲笈七籤·老子中經·第十七神僊》卷之十八作『丹田之中，中赤左青右黃上白下黑』。
⑦溺水：佚存本、守山閣本同。《雲笈七籤·老子中經·第十九神僊》卷之十八作『弱水』，似當據改。
⑧分爲：佚存本、守山閣本同。《雲笈七籤·老子中經·第十神僊》卷之十八作『爲』。
⑨分爲：《雲笈七籤·老子中經·第十四神僊》卷之十八無。
⑩大中極：佚存本、守山閣本作『太中極』。《雲笈七籤·老子中經·第十四神僊》卷之十八作『中極』。
⑪太淵：佚存本、守山閣本同。《雲笈七籤·老子中經·第十四神僊》卷之十八作『太淵』。
⑫持樞：佚存本、守山閣本同。《雲笈七籤·老子中經·第十四神僊》卷之十八作『特樞』。

一名五城。五城有真人，即五常也①。五城②之外有八使者，即八卦神也。八使者，並③太一爲九卿④。八卦之外有十二樓⑤，樓有十二子也⑥，並三焦神爲⑦二十七大夫，又並⑧四支神爲八十一元士⑨。齊中央名太一君⑩，人之侯王也⑪，柱⑫天大將軍特進侯，主人身中萬二千神也。郊⑬在頭上腦戶中，廟在項後頂上⑭，社在脾左端，稷在大腸⑮窮，風伯在八門，八門在齊傍⑯，雨師⑰在小腸窮。四瀆雲氣在⑱崑

---

① 五城有真人即五常也：佚存本同。守山閣本「五常」作「五帝」。《雲笈七籤·老子中經·第十四神僊》卷之十八作「五城中有五真人，五城者，五帝也」。

② 五城：本書原誤作「三城」，據佚存本、守山閣本改。

③ 並：本書及佚存本皆誤作「井」，據守山閣本改。與《雲笈七籤·老子中經·第十四神僊》卷之十八文相合。

④ 九卿：本書及佚存本皆誤作「九鄉」，據守山閣本、佚存本人衛勘誤表改。與《雲笈七籤·老子中經·第十四神僊》卷之十八文相合。

⑤ 八卦之外有十二樓：佚存本、守山閣本同。《雲笈七籤·老子中經·第十四神僊》卷之十八下有「者」字。

⑥ 樓有十二子也：佚存本、守山閣本同。《雲笈七籤·老子中經·第十四神僊》卷之十八作「十二太子、十二大夫也」。

⑦ 爲：佚存本、守山閣本同。《雲笈七籤·老子中經·第十四神僊》卷之十八作「合爲」。

⑧ 又並：守山閣本同。佚存本誤作「又井」。《雲笈七籤·老子中經·第十四神僊》卷之十八無此二字。

⑨ 士：佚存本誤排作「土」。

⑩ 齊中央名太一君：本書及佚存本、守山閣本同。校者案：此句不誤，但前後裁切《老子中經》原文失當，難以理解。《雲笈七籤·老子中經·第十三神僊》卷之十八原文是：「璇璣者，北斗君也，天之侯王也，主制萬二千神，持人命籍。人亦有之在臍中，太一君，人之侯王也。」云云。

⑪ 人之侯王也：本書及佚存本、守山閣本均作「之侯王」三字。據《雲笈七籤·老子中經·第十三神僊》卷之十八補正。

⑫ 柱：本書及佚存本、守山閣本皆誤作「王」。據《雲笈七籤·老子中經·第十三神僊》卷之十八改。

⑬ 郊：本書及佚存本皆誤作「効」，據守山閣本改。與《雲笈七籤·老子中經·第十二神僊》卷之十八文相合。

⑭ 項後頂上：《雲笈七籤·老子中經·第十二神僊》卷之十八作「頂後骨之上」。

⑮ 大腸：原誤作「太腸」，今正之。

⑯ 八門在齊傍：《雲笈七籤·老子中經·第十二神僊》卷之十八「八門者，在臍旁五城十二樓也」十二字爲小字註文。

⑰ 雨師：本書及佚存本皆誤作「兩師」，據守山閣本改。與《雲笈七籤·老子中經·第十二神僊》卷之十八文相合。

⑱ 在：《雲笈七籤·老子中經·第十二神僊》卷之十八作「出」。

崙，溺水[1]在胞中。所以備言此者，欲明腎爲人生之本焉。故知丹田者，性命之本也。道士思神，比丘坐禪，皆行心氣於臍下者，良爲此也。故云原者，三焦之尊號也。三焦合氣於腎故也。

○虞曰：在天則三元五運相因而成，在人則三焦五藏相因而成也。《素問》曰：『其氣三，其生五』[2]此之謂也。啟玄子曰：人之所存，秉五行之運用，徵其本始，從三氣以生成。此則天地之原氣也，故五藏六府有病皆取其原也。

○丁曰：三焦者，是十二經根本，是生氣之原也。爲臣使之官，宣行榮衛。所以在陽經輒有其原也。

井滎俞經合圖[3]

此圖明其經絡始終五藏六府原

手厥陰心包絡之經，起於中衝穴，在手中指之端，去爪甲角，如韭葉是也。終於天池[4]穴，在腋下乳後一寸，著脇肋間是也。

圖十三[5]

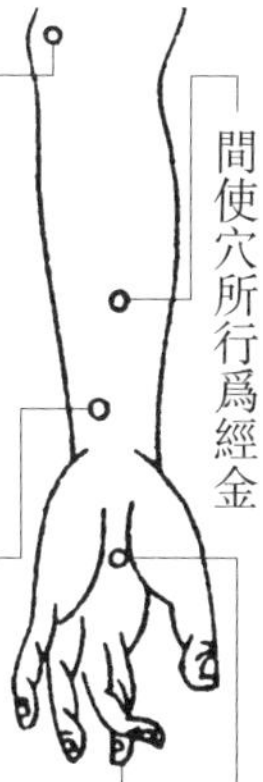

① 溺水：佚存本同。守山閣本、《雲笈七籤·老子中經·第十二神僊》卷之十八作『弱水』。

② 其氣三其生五：《素問·生氣通天論篇第三》卷第一、《素問·六節藏象論篇第九》卷第三均作『其生五其氣三』。虞氏此處引自《六節藏象論》，此下王冰注曰：『形之所存，假五行而運用，徵其本始，從三氣以生成，故云其生五其氣三也。』

③ 井滎俞經合圖：此係以下圖十三~圖二十四之總圖名，亦可視之爲『六十六難畫圖』。

④ 天池：原書及佚存本皆誤作『天地』，據守山閣本改。

⑤ 圖十三：原書配圖二十四幀，此其第十三幀，圖序系新補。校者案：此圖指示中衝穴位置有誤，中衝穴在手中指之端，此圖指在食指之端了。

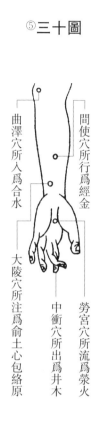

手太陰肺之經，起於少商穴，在手大指內側，去爪甲角如韭葉是也。終於中府穴，在雲門下一寸，乳上三肋間是也。

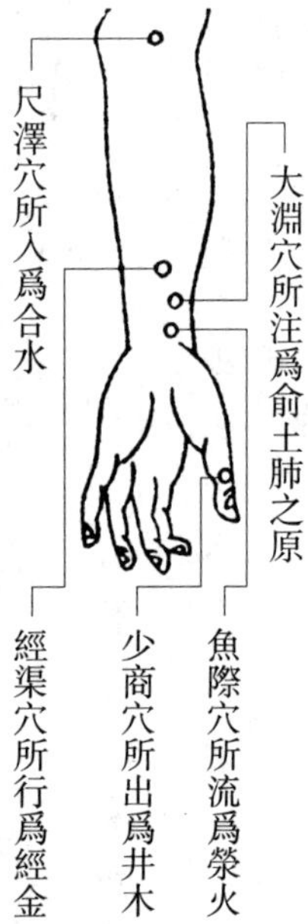

圖十四①

手陽明大腸之經，起於商陽穴，在手大指次指之側，去爪甲角如韭葉是也。終於迎香穴，在鼻孔傍禾髎上是也。

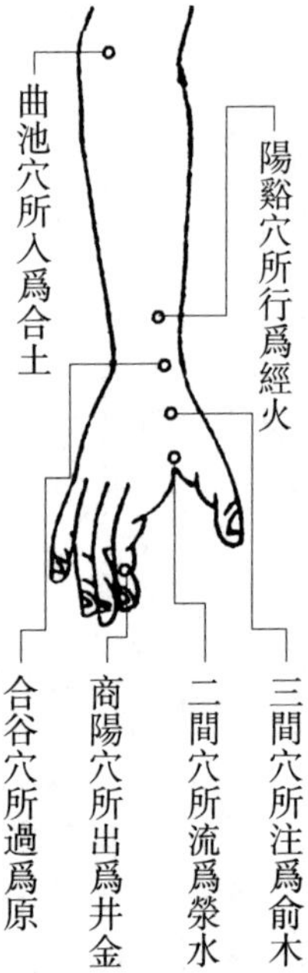

圖十五②

---

① 圖十四：原書配圖二十四幀，此其第十四幀，圖序系新補。
② 圖十五：原書配圖二十四幀，此其第十五幀，圖序系新補。

手太陽小腸之經，起於少澤穴，在手小指之端，去爪甲下一分是也。終於聽宮穴，在耳內珠子上是也。

圖十六①

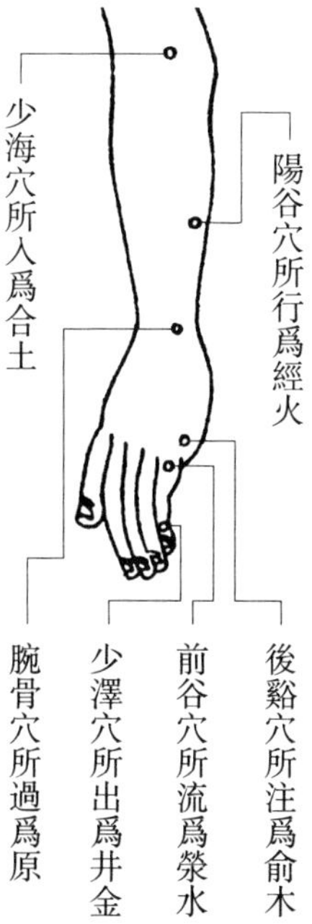

手少陽三焦之經，起於關沖穴，在手小指次指之側，去爪甲角如韭葉是也。終於耳門穴，在耳前起肉缺者是也。

圖十七②

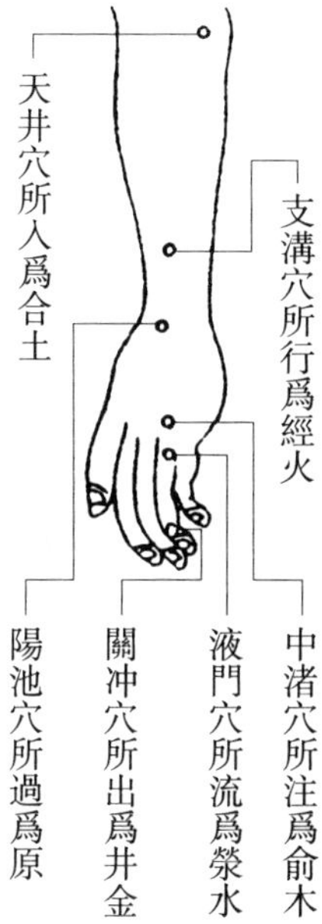

① 圖十六：原書配圖二十四幀，此其第十六幀，圖序系新補。
② 圖十七：原書配圖二十四幀，此其第十七幀，圖序系新補。

手少陰真心之經，起於少冲穴，在手小指內側，去爪甲角如韭葉是也。終於極泉穴，在腋下筋間動脈是也。

圖十八①

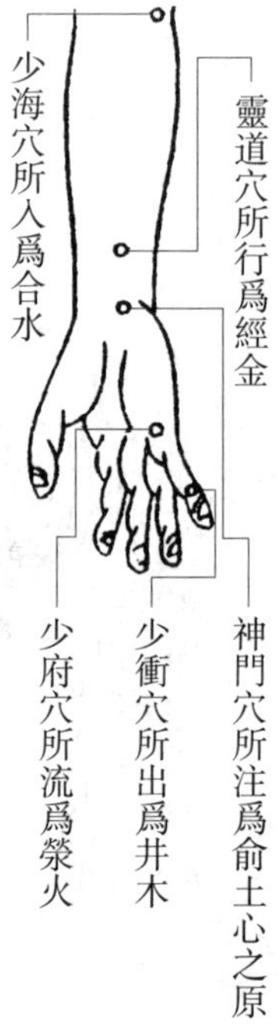

《靈樞經》曰：少陰獨無俞者，不病乎？言外經病而藏不病也，是治外不治內也。故少陰真心應君火之位，故不治內而治外也。

足厥陰肝之經，起於大敦穴，在足大指之端，去爪甲角如韭葉是也。終於期門穴，在不容傍一寸五分，二肋端是也。

圖十九②

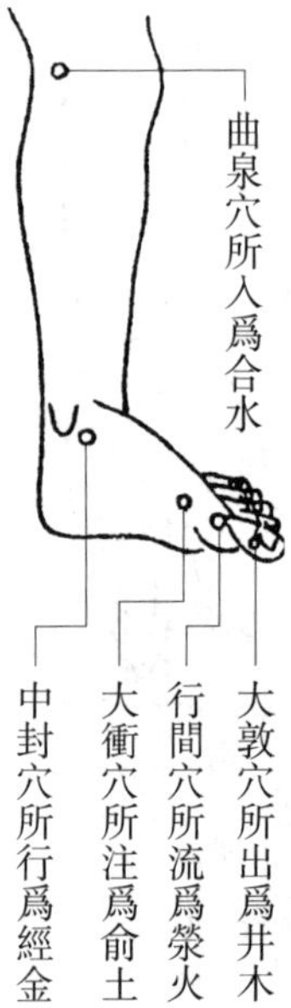

① 圖十八：原書配圖二十四幀，此其第十八幀，圖序系新補。
② 圖十九：原書配圖二十四幀，此其第十九幀，圖序系新補。

足陽明胃之經，起於厲兑穴，在足大指次指之端，去爪甲角如韭葉是也。終於頭維穴，在面五行額角髮際本神傍一寸五分是也。

圖二十①

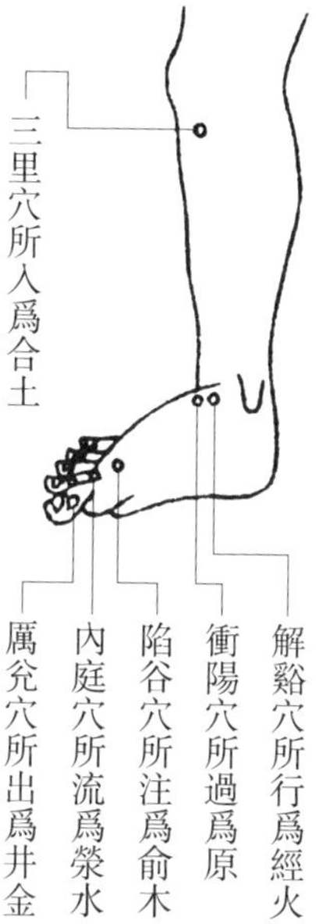

足太陽膀胱之經，起於睛明穴，在目內眥淚孔邊是也。終於至陰穴，在足小指外側去爪甲角如韭葉是也。

圖二十一②

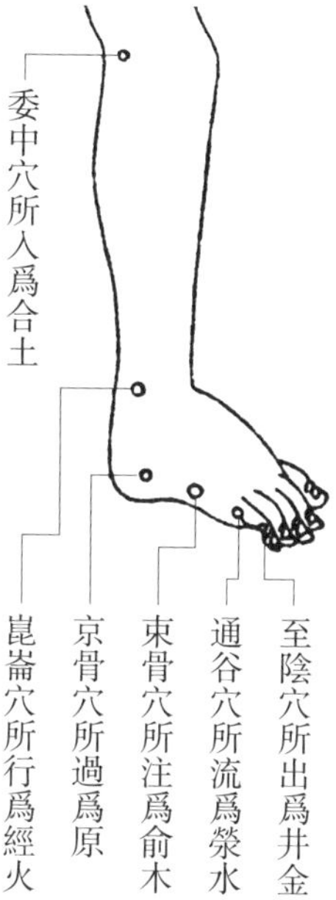

① 圖二十：原書配圖二十四幀，此其第二十幀，圖序系新補。校者案：此圖指示厲兑穴位置有誤，厲兑穴在足大指次指之端，此圖指在足大指之端了。

② 圖二十一：原書配圖二十四幀，此其第二十一幀，圖序系新補。

足少陰腎之經，起於湧泉穴，在足心陷中，屈足卷指宛宛中是也。終於俞府穴，在璇璣傍二寸巨骨下是也。

圖二十二[1]

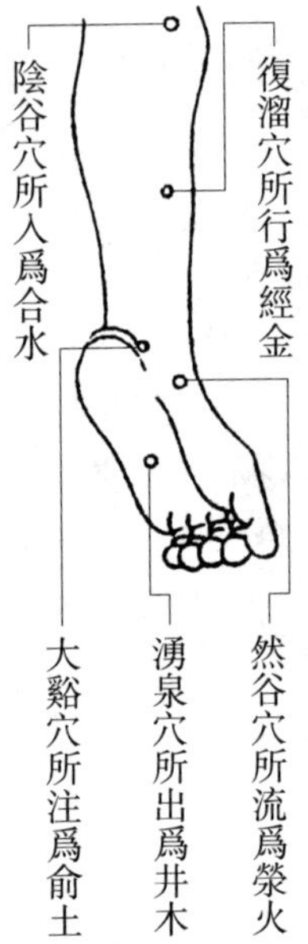

足少陽膽之經，起於竅陰穴，在足小指次指之端，去爪甲角如韭葉是也。終於瞳子髎穴，在目外眥五分是也。

圖二十三[2]

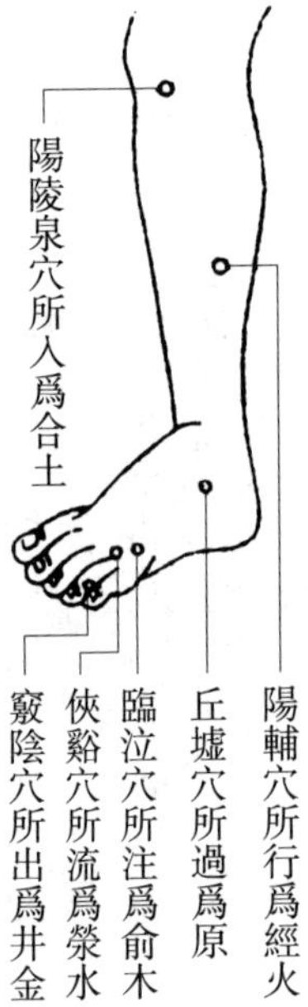

---

① 圖二十二：原書配圖二十四幀，此其第二十二幀，圖序系新補。
② 圖二十三：原書配圖二十四幀，此其第二十三幀，圖序系新補。

足太陰脾之經，起於隱白穴，在足大指內側之間，去爪甲角如韭葉是也。終於大包穴，在淵腋下三寸，九肋間是也。

圖二十四①

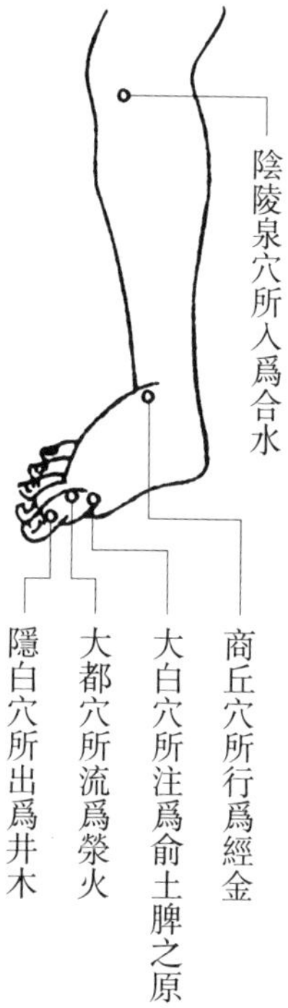

六十七難曰：五藏募②皆在③陰，而俞在陽者，何謂也？然：陰病行陽，陽病行陰，故令募在陰，俞在陽。

丁曰：人背爲陽，腹爲陰，是言五藏俞皆在④陽者，背俞也。故肺俞二穴，在第三椎下兩傍，相去同身寸之一寸五分是也。心俞二穴，在第五椎下兩傍，相去同身寸之一寸五分是也。肝俞二穴，在第九椎下兩傍，相去同身寸之一寸五分是也。脾俞二穴，在第十一椎下兩傍，相去同身寸之一寸五分是也。腎俞二穴，在第十四椎下兩傍，相去同身寸之一寸五分是也。肺之募，中府二穴，在雲門下一寸，乳上

① 圖二十四：原書配圖二十四幀，此其第二十四幀，圖序系新補。
② 募：本卷卷末『音釋』曰：『募，音暮。』
③ 在：佚存本誤排作『左』。
④ 在：佚存本誤排作『有』。

三肋間是也。心之募，巨闕一穴，在鳩尾下一寸是也。脾之募，章門二穴，在季脇下直齊是。肝之募，期門二穴，在不容兩傍一寸五分是也。腎之募，京門二穴，在腰中季脇本是也。

○楊曰：腹爲陰，五藏之募皆在腹，故云募皆在陰。背爲陽，五藏之俞皆在背，故云俞①皆在陽。內藏有病，則出行於陽，陽俞在背也。外體有病，則入行於陰，陰募在腹也。故《針法》云：從陽引陰，從陰引陽。此之謂也。

六十八難曰：五藏六府，各有井滎俞經合，皆何所主？然：經言所出爲井，所流爲滎，所注爲俞，所行爲經，所入爲合。井主心下滿。《本義》『各』作『皆』。

呂曰：井者木，木者肝，肝主滿也。

○虞曰：井法木以應肝。脾位在心下，今邪在肝，肝乘脾，故心下滿。今治之於井，不令木乘土也。

滎主身熱。

呂曰：滎者火，火者心，心主身熱也。

○虞曰：滎爲火以法心。肺屬金，外主皮毛。今心火灼於肺金，故身熱，謂邪在心也，故治之於滎，不令火乘金，則身熱必愈也。

俞主體重節痛。

呂曰：俞者土，土者脾，脾主體重也。

○虞曰：俞者法土應脾。今邪在土，土必刑水，水者腎，腎主骨，故病則節痛。邪在土，土自病則

① 俞：佚存本誤排作『愈』。

體重。宜治於俞穴。

經主喘咳寒熱。

呂曰：經者金，金主肺，肺主寒熱也。

〇虞曰：經法金應肺。今邪在經，則肺爲病，得寒則咳，得熱則喘。今邪在金，金必刑木。木者肝，肝在志爲怒，怒則氣逆乘肺，故喘。何以然？謂肝之支別，從肝別貫膈，上注肺。《脈要精微論》曰：血在脇下，令人喘逆。此之謂也。治之於經，則金不刑於木矣。

合主逆氣而泄。

呂曰：合者水，水主腎，腎主泄也。

〇虞曰：合法水應腎。腎氣不足，傷於衝脈，則氣逆而裏急。腎主開竅於二陰，腎氣不禁，故泄注。邪在水，水必乘火。火者心，法不受病。肝木爲心火之母，爲腎水之子，一憂母受邪，二憂子被刑。肝在志爲怒，憂則怒，怒則氣逆，故也。此五行更相乘剋，故病有異同。今治之於合，不令水乘火，則肝木不憂，故氣逆止。邪不在腎，則無注泄。以上井滎俞經合，法五行應五藏，邪賸其中，故主病如是。善診者審而行之，則知自病。或相乘，虛則補之，實則瀉之。

此五藏六府，其井滎俞經合，所主病也。《本義》無『其』字。

丁曰：此是五藏井滎俞經合也。經言：井主心下滿者，爲肝病，即逆滿。當取其諸井，以主其心下滿也。滎主身熱者。滎者，火也。故身熱，當取其諸滎，以主其熱也。俞主體重節痛。俞者，土也。故令體重節痛，當取其諸俞，以主其體重節痛也。經主喘咳寒熱。經者，金也。故喘咳而發寒熱，當取其諸經，以主其喘咳寒熱也。合主逆氣而泄。合爲水，水主泄，當取其諸合，以主逆氣而泄也。

〇虞曰：以上井滎俞①經合之生病，各依四時而調治之，謂四時之邪，各凑滎俞中留止也。

用鍼補瀉第十三凡十三首

六十九難曰：經言虛者補之，實者瀉之，不實不虛，以經取之，何謂也？然：虛者補其母，實者瀉其子。當先補之，然後瀉之，不實不虛，以經取之者。是正經自生病，不中他邪也，當自取其經，故言以經取之。《本義》作『不虛不實』下同。

丁曰：此經先立井滎俞經合配象五行，即以十二經中各有子母，遞相生養。然後言用針補瀉之法也。假令足厥陰肝之絡中虛，即補其足厥陰經合，是母也。實即瀉足厥陰經滎，是子也。如無他邪，即當自取其經，故言『以經取之』也。

〇楊曰：春得腎脈爲虛邪，是腎虛不能傳氣於肝，故補腎。腎有病則傳之於肝，肝爲腎子，故曰補其母也。春得心脈爲實邪，是心氣盛實，逆來乘肝，故瀉心。心平則肝氣通，肝爲心母，故曰瀉其子也。不實不虛，是諸藏不相乘也。春得弦多及但弦者，皆是肝藏自病也，則自於足厥陰、少陽之經而補瀉焉。當經有金木水火土，隨時而取之也。

七十難曰：經言春夏刺淺，秋冬刺深者，何謂也？然：春夏者，陽氣在上，人氣亦在上，故當淺取之。秋冬者，陽氣在下，人氣亦在下，故當深取之。《本義》無『經言』二字。

① 俞：佚存本誤排作『愈』。

丁曰：春夏刺淺，秋冬刺深者。經言：春夏刺井滎，從肌肉淺薄之處。秋冬刺經合，從肌肉深厚之處。此是四時隨所在刺之也。

○楊曰：經言春氣在毫毛，夏氣在皮膚，秋氣在分肉，冬氣在筋骨。此四時之氣也。其四時受病，亦各隨正氣之深淺，故用針者治病，各依四時氣之深淺而取之也。

春夏各致一陰，秋冬各致一陽者，何謂也？然：春夏溫必致一陰者，初下鍼，沉之，至腎肝之部，得氣引持之，陰也。

虞曰：經言春夏養陽。言取一陰之氣以養於陽，慮成孤陽。致者，到也，及也。言到於腎肝，引持一陰之氣，肝腎乃陰也。

秋冬寒必致一陽者，初內鍼，淺而浮之，至心肺之部，得氣推內之，陽也。

虞曰：經言秋冬養陰。言至陰用事，無陽氣以養其陰，故取一陽之氣以養於陰，免成孤陰也。心肺乃陽也，故言『至心肺之部』也。

是謂春夏必致一陰，秋冬必致一陽。

楊曰：入皮三分，心肺之部，陽氣所行也。入皮五分，腎肝之部，陰氣所行也。陽爲衛，陰爲榮。春夏病行於陽，故引陰以和陽。秋冬病行於陰，故內陽以和陰也。

○虞曰：楊氏所注言三分爲心肺之部，五分爲肝腎之部。此乃《玄珠密語》，分天地氣而言之，故有三分、五分之說也。

○丁曰：人之肌膚，皆有厚薄之處。但皮膚之上，爲心肺之部，陽氣所行；肌肉之下，爲腎肝之部，陰氣所行。其春夏陽氣上騰，所用針沉，手內針至腎肝之部，得氣引持陰氣，以和其陽氣，故春夏必致一陰也。秋冬陰氣下降①，所用針浮，手至心肺之部，得氣推内針入，引持陽氣，以和其陰氣也，故秋冬必致一陽也。所以經云：『春夏必致一陰，秋冬必致一陽』也。

七十一難曰：經言刺榮無傷衛，刺衛無傷榮，何謂也？然：鍼陽者，臥鍼而刺之；刺陰者，先以左手攝按所針滎②俞之處，氣散乃内針，是謂刺榮無傷衛，刺衛無傷榮也。

丁曰：人之榮爲陰，衛爲陽，二者爲之表裏。其臥針取之，恐傷於榮也。針榮先以左手攝按所刺之穴，令陽散而内針者，蓋恐傷於衛也。

○楊曰：入皮三分爲衛氣。病在衛，用針則淺，故臥針而刺之，恐其深傷榮氣故也。入皮五分爲榮氣，故先按所針之穴，待氣散乃内針，恐傷衛氣故也。

○虞曰：三陰三陽，各主氣血，至有多少不同，故聖人説行針之道，無令至有傷於榮衛也。《血氣形志篇》曰：太陽多血少氣，少陽少血多氣，陽明多氣多血，厥陰多血少氣，少陰多氣少血，太陰多氣少血。啟玄子注曰：血氣多少，天之常數。故用針之道，常瀉其多也。

七十二難曰：經言能知迎隨之氣，可令調之，調氣之方，必在陰陽，何謂也？然：所謂迎隨者，知榮衛之流行，經脈之徃③來也，隨其逆順而取之，故曰迎隨。調氣之方，必在陰陽者，知其内外表裏，隨其陰陽而調之，故曰調氣之方，必在陰陽。

① 下降：原本誤作『下致』，據佚存本、守山閣本改。
② 滎：原本誤作『榮』，據醫理改。本書此類訛誤甚多，不一一出注。
③ 徃：往之俗體，見《正字通·寅集下·彳部》所示。佚存本尚保留此寫法，守山閣本已正作『往』。

丁曰：夫榮衛通流，散行十二經之内，即有始有終。其始自中焦，注手太陰一經一絡，然後注手陽明[①]一經一絡，其經絡有二十四，日有二十四時，皆相合也。凡氣始至而用針取之，名曰迎而奪之。其氣流注終而内針，出而捫其穴，名曰隨而濟之。又補其母，亦名曰隨而補之。瀉其子，亦名曰迎而奪之。又隨呼吸出内其鍼，亦曰迎隨也。此者是調陰陽之法，故曰必在陰陽也。

○楊曰：榮氣者，常行不已。衛氣者，晝行於身體，夜行於藏府。迎者，逆也。隨者，順也。謂衛氣逆行，榮氣順行。病在陽，必候榮衛行至於陽分而刺之；病在陰，必候榮衛行至於陰分而刺之，是迎隨之意也。又迎者，瀉也。隨者，補也。故經曰迎而奪之，安得無虛。言瀉之則虛也。隨而濟之，安得無實。言補之則實也。調氣之方，必在陰陽者。陰虛陽實，則補陰瀉陽。陽虛陰實，則補陽瀉陰。或陽并於陰，陰并於陽，或陰陽俱虛，或陰陽俱實，皆隨病所徃[②]，而調其陰陽，則病無不已。

○虞曰：迎，取也。乃五行六氣，各有勝復。假令木氣有餘之年，於王前先瀉其化源。《玄珠密語》曰：木之行勝也。蒼埃先見於林木，木乃有聲，宫音失調，倮虫不滋，濕雨失合，先於十二月瀉其化源，故曰迎也。不足之年，補於化源，故曰隨也。調氣之方，必在陰陽者。言引外至内，引内至外也。謂月生無瀉，月滿無補，定人之呼吸，觀日之寒溫，從陽引陰，從陰引陽，春夏致一陰，秋冬致一陽，故曰調氣之方，必在陰陽也。知其内外表裏者，謂察脈之浮沉，識病之虛實，以外知内，視表知裡，故曰『知其内外表裏』也。『隨其陰陽而調之』者，謂[③]各隨病在何陰陽脈中而調治之也。

① 注手陽明：佚存本同。守山閣本作『手陽明注』。
② 徃：往之俗體，見《正字通・寅集下・彳部》所示。佚存本尚保留此寫法，守山閣本已正作『往』。
③ 謂：原誤作『調』，據佚存本、守山閣本改。

七十三難曰：諸井者，肌肉淺薄，氣少不足使也，刺之柰何？然：諸井者，木也。滎者，火也。火者木之子，當刺井者，以滎瀉之，故經言補者不可以爲瀉，瀉者不可以爲補。此之謂也。

丁曰：諸井在手足指稍，故言『肌肉淺薄』也。井爲木，是火之母。滎爲火，是木之子。故肝木實，瀉其滎。肝木氣虛不足，補其合，瀉之復不能補，故言『不可以爲補』也。

○楊曰：冬刺井，病在藏，取之井，應刺井者，則瀉其滎，以去其病。故經曰：冬陰氣緊，陽氣伏，故取井以下陰氣，逆取滎以通陽氣也。

○虞曰：不至而至，故春乃瀉滎也。

七十四難曰：經言春刺井，夏刺滎，季夏刺俞，秋刺經，冬刺合者。何謂也？然：春刺井者邪在肝，夏刺滎者邪在心，季夏刺俞者邪在脾，秋刺經者邪在肺，冬刺合者邪在腎。

丁曰：其言春刺井者，謂邪在肝。無令肝木邪害於脾土，故刺諸井也。夏刺滎者，謂邪在心。無令心火邪害於肺金，故刺諸滎也。季夏刺俞者，謂邪在脾。無使脾土邪害於腎水，故刺諸俞也。秋刺經者，謂邪在肺。無令肺金邪害於肝木，故刺諸經也。冬刺合者，謂邪在腎。無令腎水邪害於心火，故刺諸合也。此是斷五邪之原法也。

○楊曰：用針微妙，法無窮。若不深達變通，難以救疾者矣。至如此說，則是變通之義也。經云：『冬刺井，春刺滎。』① 此乃云『春刺井，夏刺滎』，理極精奇，特宜留思，不可固守以一槩之法也。

○虞曰：春刺井，夏刺滎，季夏刺俞，秋刺經，冬刺合。乃經之大法也。七十三難，以言春刺於

① 冬刺井春刺滎：語見《靈樞・順氣一日分爲四時第四十四》，其原文爲『藏主冬，冬刺井；色主春，春刺滎』。

滎，此乃休王未畢，火奪木王。法曰實邪。故瀉之於滎，所以經言『瀉者不可以爲補』也。

其肝、心、脾、肺、腎而繫於春夏秋冬者何也？然：五藏一病輒有五也。假令肝病，色青者，肝也。臊臭者，肝也。喜酸者，肝也。喜呼者，肝也。喜泣者，肝也。其病衆多，不可盡言也。四時有數而竝繫於春夏秋冬者也，針之要妙，在於秋毫者也。

丁曰：人之五藏繫於四時。五藏一病輒有五者，謂五聲、五色、五味、五液、五香①、五臭。若持針者，皆能斷其五邪，令中病源。故知『針之要妙在於秋毫』，不可不通也。

○楊曰：五藏六府病，各有形證。今略舉肝家一藏以爲法爾。雖言春刺井，夏刺滎。若一藏有病，脈亦隨之，診而取之。假令肝自病，實則取肝中火瀉之，虛則取肝中木補之。餘皆倣此。即秋毫微細之意也，言用針微細若秋毫矣。

○虞曰：五藏各有聲色臭味液，以爲形證，以合四時井滎俞經合，而行補瀉之法也。微妙之理，若秋毫之在目也。

七十五難曰：經言東方實，西方虛，瀉南方，補北方，何謂也？然：金木水火土，當更相平。東方，木也。西方，金也。木欲實，金當平之。火欲實，水當平之。土欲實，木當平之。金欲實，火當平之。水欲實，土當平之。東方肝也，則知肝實。西方肺也，則知肺虛。瀉南方火，補北方水。南方火。火者，木之子也。北方水。水者，木之母也。水勝火，子能令母實，母能令子虛，故瀉火補水，欲令金

① 五香：守山閣本夾註曰：『○按，此二字疑衍。』

不得平木①也。經曰：不能治其虛，何問其餘，此之謂也。

丁曰：四方者，五行之正位也，其王應四時。即春應東方木，夏應南方火，秋應西方金，冬應北方水，長夏應中央土。南方火實勝西方金，即北方水來復勝，火水且待爭，反害於肺。今當先瀉南方火，實即還北方水，肺金得平也。平者，調四方虛實之法也。

○楊曰：五行以勝相加，故木勝土，金勝木。木，肝也。金，肺也。肺氣虛弱，肝氣強實，木反陵②金，金家不伏，欲來平木，金木若戰，二藏則傷，故用針者，診知其候，則須瀉心。心氣既通，肝氣則復，又補於腎。腎家得氣，傳而養肝。肝氣已定，則肺不復來平肝，然後却補脾氣。脾是肺母，母氣傳子，子便安定，故曰『不能治其虛，何問其餘，此之謂也』。一本說楊氏曰：金克木。今據肝家一條以例五藏。假令東方木肝實，西方金肺虛，肝木實陵③肺金虛，金本尅木，木伏金，肝欲制肺，肺乃不伏。二藏爭勝，反害於火，宜瀉其心。心屬火。火者木之子，子氣既通，肝虛則伏，肝氣既復，則肺不復來。然後補其脾，脾是肺母，母氣授子，子氣便實。故言母能令子實，子能令母虛，不能治其虛，何問其餘？

○虞曰：五藏五行，更相平伏，宜憑補瀉以調治之。《素問》曰：『邪氣盛則實，真氣④奪則虛』，以下凡有虛實，皆準此也。經言木實金虛，瀉火補水也。夫木實者，謂木有餘，則土遙畏之。土畏之，則

① 木：原誤作『水』，今正之。
② 陵：通『凌』，侵侮。
③ 陵：通『凌』，侵侮。
④ 真氣：《素問·通評虛實論篇第二十八》卷第八作『精氣』。

金無所養而令金虛也。若不瀉火，火必盛而爍金，金乃化①讎於木。金木相勝，而致兩相刑尅，故瀉火。火者木之子，子合母氣，木亦不實，火亦不平，金土亦無所畏，乃行氣養於金也。金虛者，乃補水禦火，補水養木。禦火，火不平金；養木，木亦安復，故曰『子能令母實』也。木有餘，則土乃畏木，土不能傳氣與金，金乃虛，故曰『母能令子虛』也。

七十六難曰：何謂補瀉？當補之時，何所取氣？當瀉之時，何所置氣？然：當補之時，從衛取氣。

虞曰：肺行五氣，溉灌五藏，通注六經，歸於百脈。凡取氣須自衛取氣，得氣乃推內針於所虛之經脈淺深分部之所以補之。故曰：『當補之時，從衛取氣』，此之謂也。

當瀉之時，從榮置氣。

虞曰：邪在榮分，故內針於所實之經，待氣引針而瀉之。故曰：『當瀉之時，從榮置氣』。置者，取也，迎也。

其陽氣不足，陰氣有餘，當先補其陽，而後瀉其陰。

虞曰：假令膽不足，肝有餘，先補足少陽，而後瀉足厥陰也。

陰氣不足，陽氣有餘，當先補其陰，而後瀉其陽。

虞曰：反於上法。

榮衛通行，此其要也。

楊曰：此是陰陽更虛更實之變，須通榮衛，病則愈也。

① 化：佚存本、守山閣本作『仇』，義長。

〇丁曰：其當補之時，從衛取氣。衛者，陽也。故從衛取氣，方其補也。當瀉之時，從榮置氣。榮者，陰也。故從榮置氣，置榮而後瀉之。陰陽有餘不足，當先補其不足，然後瀉其有餘，故得榮衛通行，即是持針之要妙，故言其要也。

七十七難曰：經言上工治未病，中工治已病者，何謂也？然：所謂治未病者，見肝之病，則知肝當傳之與脾，故先實其脾氣，無令得受肝之邪，故曰治未病焉。中工治已病者，見肝之病，不曉相傳，但一心治肝，故曰治已病也。

丁曰：《素問》曰：『春勝長夏，長夏勝冬，冬勝夏，夏勝秋，秋勝春』① 此四時五行相勝之理也。人之五藏有餘者行勝，不足者受邪。上工先補不足，無令受邪，而後瀉有餘，此是治未病也。中工持針，即使瀉有餘，故言『治已病也』。

〇楊曰：五藏得病，皆傳其所勝，肝病傳脾之類是也。若當其王時，則不受傳，即不須行此方也。假令肝病當傳脾，脾以季夏王，正王則不受邪，故不須實脾氣也。若非季夏，則受肝邪。便當預令實脾氣，勿令得受肝邪也。如此者，謂之上工。工，猶妙也。言妙達病源者也。其中工未能全解，故止守一藏而已。

七十八難曰：針有補瀉，何謂也？然：補瀉之法，非必呼吸出内針也。

楊曰：補者呼則出針，瀉者吸則内針，故曰呼吸出内針也。

---

① 春勝長夏……秋勝春：語見《素問・六節藏象論篇第九》。

○虞曰：謂用針補瀉之法，呼吸取生成之數爲之。

然知爲針者信其左，不知爲針者信其右。當刺之時，必先以左手厭①按所針滎俞之處，彈而努之，爪而下之。其氣之來，如動脈之狀，順針而刺之，得氣因推而内之，是謂補。動而伸之，是謂瀉。不得氣，乃與男外女内。不得氣，是謂十死不治也。《本義》無『然知』之『然』字。

楊曰：凡欲下針之法，先知穴處，便以左手按之，乃以右手彈其所按之處，脈動應於左手之下，仍即以左手指按之。然後循針而刺之，待氣應於針下，因推入滎中，此是補也。若得氣便搖轉而出之，此是瀉也。若久留針而待氣不至，則於衛中留針，待氣久不得，又内入於滎中，久留待氣，如其三處候氣不應於針者，爲陰陽俱盡，不可復針。如此之候，十人十死。故云：十死不治。衛爲陽，陽爲外，故云男外。滎爲陰，陰爲内，故云女内也。

○虞曰：自衛得氣，推之於所虚之分，開穴出針，曰補也。自滎取氣，引針開穴出針，曰瀉也。候吸内針，呼盡出針，曰先補後瀉。反此行之，則曰先瀉後補也。《玄珠密語》祢其補瀉法云：按之得氣，内於天部。天部得氣，推之至地部。天地氣相接則出針，曰瀉。反此行之，曰補。與此義相反。

○丁曰：知爲針者信其左，謂左手先按所刺之穴。以其氣來如動脈而應其手，即内其針，亦是迎而奪之爲之瀉。氣過而順針而刺之，是爲隨而濟之也。其男子陽氣行於外，女人陰氣行②於内。男子則輕手按其穴，女子則重手按其穴。過時而氣不至，不應其左手者，皆不可刺之也。刺之則無功，謂氣絕。故十死不治也，何得③留針而候氣也。

---

① 厭：本卷卷末『音釋』曰：『厭，益涉切。』
② 行：佚存本誤排作『外』。
③ 得：佚存本同。守山閣本作『待』。

七十九難曰：經言迎而奪之，安得無虚，隨而濟之，安得無實。虚之與實，若得若失。實之與虚，若有若無，何謂也？然：迎而奪之者，瀉其子也。隨而濟之者，補其母①也。假令心病，瀉手心主俞。是謂迎而奪之者也。

虞曰：心病却瀉手心主俞，心者，法不受病。受病者，心包絡也。手心主者，則手厥陰心包絡也。包絡中俞者，土也。心，火也。土是火子，乃瀉其俞。此乃瀉子也。

虞曰：迎謂取氣。奪謂瀉氣也。

補手心主井，是謂隨而濟之者也。

虞曰：心火井木，今補心主之井，謂補母也。木者，火之母也，隨謂自衛取氣，濟謂補不足之經。

所謂實之與虚者，牢濡之意也。

虞曰：牢濡，虚實之意也。

氣來實牢者爲得，濡虚者爲失，故曰若得若失也。

楊曰：此是當藏自病，而行斯法，非五藏相乘也。

○丁曰：五藏虚即補其母，是謂隨而濟之。實即瀉其子，是謂迎而奪之。况欲行其補瀉，即先候其五藏之脈，及所刺穴中。如氣來牢實者，可瀉之；虚濡者，可補之。若持針不能明其牢濡者，故若得若失也。

① 母：佚存本誤排作『毋』。

八十難曰：經言有見如入，有見如出者，何謂也？然：所謂有見如入者①**，謂左手見氣來至，乃内針。針入，見氣盡，乃出針。是謂有見如入，有見如出也。**

丁曰：欲刺人脈，先以左手候其穴中之氣，其氣來而内針，候氣盡乃出其針者，非迎隨瀉補之穴也。謂不虚不實，自取其經。施此法也。

〇楊曰：此還與彈而努之，爪而下之相類也。

八十一難曰：經言無實實虚虚，損不足而益有餘，是寸口脈耶，將病自有虚實耶，其損益奈何？然：是病非謂寸口脈也，謂病自有虚實也。假令肝實而肺虚。肝者，木也。肺者，金也。金木當更相平，當知金平木。假令肺實而肝虚，微少氣，用針不補其肝，而反重實其肺。故曰：實實虚虚，損不足而益有餘。此者中工之所害也。

丁曰：中者，傷也。謂昧學之工，不能明其五藏之剛柔，而針藥誤投。所以反增其害。十人全八，能知二藏也。令肝虚肺實二藏之病，全六，反增其害也。

〇楊曰：上工治未病，知其虚實之原，故補瀉而得其宜。中工未審傳病之本，所治反增其害也。

① 有見如入者：守山閣本夾註曰：『〇滑氏《本義》云：「有見如入」下，當欠「有見如出」四字。』

音釋

六十七難

募音暮。

七十八難①

厭益涉切。

王翰林集註黃帝八十一難經卷之五

① 七十八難：「七」原作「六」，今據本書正文情況改。

《醫道傳承叢書》跋*（鄧老談中醫）

現在要發揚中醫經典，就要加入到弘揚國學的大洪流中去，就是要順應時代的需要。中華民族的精神，廣泛存在于十三億人民心中，抓住這個去發揚它，必然會得到大家的響應。中醫經典要宣揚，必須有中醫臨床作爲後盾。中醫經典都是古代的語言，兩千多年前的，現在很多人沒有好好地學習《醫古文》，《醫古文》學習不好，就沒法理解中醫的經典。但更重要的是中醫臨床！沒有臨床療效，我們講得再好現在人也聽不進去，更不能讓人接受。

過去的一百年裏，民族虛無主義的影響很大，過去螺絲釘都叫洋釘，國内做不了。可現在我們中國可以載人航天，而且中醫已經應用到了航天事業上，例如北京中醫藥大學王綿之老就立了大功，爲宇航員調理身體，使他們大大減少太空反應，這就是對中醫最好的宣揚。

中醫是個寶，她兩千多年前的理論比二十一世紀還超前很多，可以説是『後現代』。比如我們的治未病理論，西醫就沒有啊，那所謂的預防醫學就只是預防針（疫苗）而已，只去考慮那些微生物，去殺病毒，不是以人爲本，是拆補零件的機械的生物醫學。我們是仁心仁術啊！是開發人的『生生之機』的辯證的人的醫學！這個理論就高得多。那醫院裏的ICU病房，全封閉的，空調還開得很猛，病人就遭殃了！只知道防病毒、細菌，燒傷的病人就讓你盡量地密封，結果越密封越糟糕，而中醫主

---

* 邱浩、王心遠、張勇根據鄧鐵濤老中醫二〇〇八年八月十日講話整理，經鄧老本人審閲。

張運用的外敷藥幾千年來療效非常好！但自近現代西醫占主導地位後就不被認可。相比而言，中醫很先進，治病因時、因地、因人制宜，這是中醫的優勢，這些是機械唯物論所不能理解的。

治未病是戰略，（對一般人而言）養生重于治病。（對醫生而言）有養生沒有治病也不行。我們治療就是把防線前移，而且前移很多。比西醫而言，免疫學最早是中醫發明的，人痘接種是免疫學的開端。醫學上很多領域都是我們中醫學領先世界而開端的呢！但是，西醫認死了，免疫學就是打預防針！血清治療也有過敏的，並非萬無一失。現在這個流感他們西醫就沒辦法免疫，病毒變異太多太快，沒法免疫！無論病毒怎麼變異，兩千多年來我們中醫都是辨證論治，效果很好。西醫沒辦法就只好抗病毒，所以是對抗醫學，人體當做戰場，病毒消滅了，人本身的正氣也被打得稀巴爛了。所以，中醫學還有很多思想需要發揚光大。這兩年『治未病』的思想被大家知道了，多次在世界大會上宣講。中醫落後嗎？要我說中醫很先進，是走得太快了，遠遠超出了現代人的理解範圍，大家只是看到模糊的背影，因爲是從後面看，現代人追不上中醫的境界，只能是遠遠地看，甚至根本就看不見，所以也沒法理解。現在，有人要把中醫理論西醫化，臨床簡單化，認爲是『中醫現代化』。背離中醫固有的理論，放棄幾千年來老祖宗代代相傳的有效經驗，就取得不了中醫應有的臨床療效，怎麼能說是發展中醫？

中醫的優勢就存在于《神農本草》、《黃帝內經》、《八十一難》、《傷寒卒病論》等中醫經典裏。讀經典就是把古代醫家理論的精華先拿到，學中醫首先要繼承好。例如：《黃帝內經》給我們講陰陽五行、臟腑經絡、人與天地相參等理論，《傷寒論》教我們怎麼辨證、分析病機和處方用藥，溫病學是中醫臨床適應需要、沿着《內經》《傷寒》進一步的發展。中醫臨床的發展促進了理論的不斷豐富，後世中醫要在這個基礎上發展。所以，我有幾句話：四大經典是根，各家學說是本，臨床實踐是生命線，仁心仁術是醫之靈魂。

中醫文獻很重要，幾千年來的中醫經典也不限于四大經典，只是有些今天看不到了。從臨床的角度，後世的各家學說都是中醫經典的自然延續。傷寒派、溫病派……傷寒派一直在發展，不是停留在張仲景時代。歷史上，傷寒派中有『錯簡』的說法，其實是要把自己對醫學的理解塞進去，這也是一種發展。因爲臨床上出現的新問題越來越多，前代注家的理論不能指導臨床，所以要尋找新的理論突破。

中醫發展的關鍵要在臨床實踐中去發展。因爲臨床是醫學的生命線！我們當年曾經遇到急性胰腺炎的患者用大承氣湯就治好了，胃穿孔的病人只用一味白芨粉就拿下。嬰兒破傷風，面如豬肝，孩子母親放下就走了，認爲死定了；我們用燈心草點火，一焠人中，孩子『哇』地哭出來了；孩子一哭，媽媽就回來了，孩子臉色也變過來了；再開中藥，以蟬蛻爲主，加上僵蠶等，就治好了。十三焠火，《幼科鐵鏡》就有，二版教材編在書裏，三版的刪掉了。十三焠火，是用燈心草點火焠穴位，百會、印堂、人中、承漿……，民國初年廣東名醫著作簡化爲七個穴位。

還有，解放後五十年代，石家莊爆發的乙腦就是用白虎湯清陽明内熱拿下的。北京發病時，當時考慮濕重，不能簡單重複，蒲輔周加用了化濕藥，治愈率百分之九十以上。過了一年廣東流行，又不一樣了。我參加了兒童醫院會診工作，我的老師劉赤選帶西學中班學員去傳染病醫院會診。當時，廣

重視還不夠。表、胃氣來復之兆。廣東治療利濕透熱，治愈率又在百分之九十以上。我們中醫有很多好東西，現在鍵在利濕透表，分消濕熱，濕去熱清，正氣自復。所以只要舌苔轉厚患者就死不了！這是伏濕由裏達東地區發的乙腦主要問題是伏濕，廣東那年先多雨潮濕、後來酷熱，患者病機濕遏熱伏。中醫治療關

我提倡要大溫課、拜名師。爲什麽要跟名師？名師臨床多年了，幾十年積累的豐富學術與經驗，半年就教給你了，爲什麽不跟？現在要多拜名師，老師們臨床多年了，經驗積累豐富，跟師學習起來就很快。讓中醫大夫們得到傳承，開始讀《内經》，可以先學針灸，學了針灸就可以立即去跟師臨床，老師點撥一下，自己親手取得療效之後就可以樹立強烈的信心，立志學習中醫。中醫思想建立起來、中醫理論鞏固了、中醫基本功紮實了，臨床才會有不斷提高的療效！之後有興趣可以學習些人體解剖等西醫的内容，中西彙通，必要時中西互補。但千萬别搞所謂的『中西結合』，中醫沒水平，西醫半吊子，那就錯了。在人類文明幾千年發展過程中，中醫、西醫是互爲獨立的兩個體系，都在爲人類健康長壽服務。我不反對西醫，但中醫更人性化，『以人爲本』。現在也有好多西醫來學習中醫，把中醫運用到臨床，取得了很好的療效。我們年輕中醫值得深思啊！

大溫課就是要讀經典、背經典、反復體會經典，聯繫實踐，活學活用。我們這一代是通過學校教育、拜師、家傳、自學學成的中醫。新一代院校培養出來的年輕人要學好中醫，我很早就提出過：拜名師，讀經典，多臨證。臨證是核心，經典是不會說話的老師，拜師是捷徑。在沒有遇到合適的老師可拜時，經典是最好的老師！即使遇到合適的老師，經典也不可不讀，《論語》上說『溫故而知

新』嘛！

在廣東我們已經很好地開展大溫課、拜名師活動。當年能夠戰勝非典，就是因爲通過我提倡的這種方式的學習，教育、培養出來了一批過硬的中醫大夫。現在，應該讓全中國、全世界了解中醫學的仁心仁術，使中醫學更好地爲人類健康長壽服務。希望年輕的中醫們沿著這個行之有效的方法加倍努力啊！

鄧鐵濤

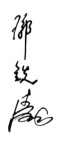